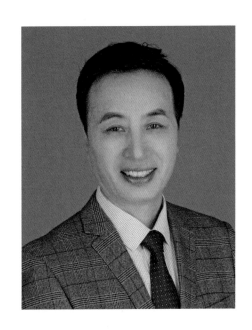

首届全国名中医　刘启泉

刘启泉，生于1956年，河北省河间人，主任医师，教授，博士生导师。首届全国名中医，河北省名中医。首批全国优秀中医临床人才，全国第五批、第六批老中医药专家学术经验继承指导老师，全国优秀中医临床人才研修项目学员指导老师，河北省第三批老中医药专家学术经验继承工作指导老师。

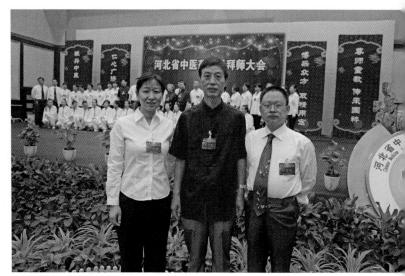

第五批全国老中医药专家学术经验继承拜师仪式

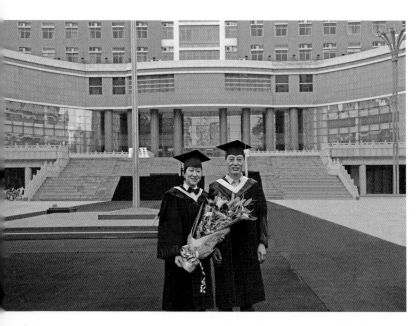

王志坤教授与导师全国名中医刘启泉

刘启泉

『一降·二调·三结合』治胃病

主编◎王志坤　刘启泉

中国健康传媒集团
中国医药科技出版社

内 容 提 要

本书系统论述了脾胃系病症的历代沿革、常见胃病的辨证分型与治疗、"一降、二调、三结合"治胃病,并整理了刘启泉教授丰富的临床验案。本书立意明确,内容翔实,主要适用于广大中医师尤其是脾胃病科医师提供临证思路及选方用药启发,同时也为中医院校在校学生、教师提供帮助和参考。

图书在版编目（CIP）数据

刘启泉"一降、二调、三结合"治胃病 / 王志坤,刘启泉主编. — 北京:中国医药科技出版社,2019.10（2024.9重印）

ISBN 978-7-5214-1322-9

Ⅰ.①刘… Ⅱ.①王… ②刘… Ⅲ.①胃疾病—中医疗法 Ⅳ.①R259.73

中国版本图书馆CIP数据核字（2019）第186590号

美术编辑　陈君杞

版式设计　南博文化

出版　**中国健康传媒集团** | 中国医药科技出版社

地址　北京市海淀区文慧园北路甲22号

邮编　100082

电话　发行：010-62227427　邮购：010-62236938

网址　www.cmstp.com

规格　710×1000mm $^1/_{16}$

印张　14 $^3/_4$

字数　193千字

版次　2019年10月第1版

印次　2024年9月第3次印刷

印刷　河北环京美印刷有限公司

经销　全国各地新华书店

书号　ISBN 978-7-5214-1322-9

定价　45.00元

获取新书信息、投稿、为图书纠错,请扫码联系我们。

序

　　脾胃为后天之本，气血生化之源，人体的一切生命活动都与之密不可分。中医脾胃之论奠基于秦汉，发展于晋隋唐，至宋金元时期，涌现出很多著名脾胃大家。明清及近现代以来，诸多医家对脾胃理论多有阐述，使其日臻完善。

　　启泉教授与刘完素同出河间，幼承家学，习读《濒湖脉学》《医学传心录》《本草备要》，并侍诊当地中医名家，少识医理。1977年国家恢复高考，当年考入河北新医大学中医系，毕业后分配至河北省中医院，从事临床医疗、教学、科研工作。

　　启泉教授乐读书，勤思考，重传承，善总结，有真知，勇创新。深研典籍，勤求古训，广拜名师，长于临床，学验俱丰，德艺双馨，系首批"全国优秀中医临床人才"，第五、六批"全国老中医药专家学术经验继承工作指导老师"，并于2017年5月荣膺由中华人民共和国人力资源和社会保障部、国家卫生和计划生育委员会、国家中医药管理局联合授予的"全国名中医"称号。

　　启泉教授乃我大学同窗好友，理论扎实，功底深厚，长于内科，尤擅脾胃，善抓主症，巧用名方，精于配伍，常收奇效。上遵《黄帝内经》"阳道实，阴道虚"之旨，下承叶氏香岩"胃宜降则和"之说，提倡"脾胃分治"之法，强调脾胃升降枢机之功，重视辨病与辨证相结合，善用通调五脏以和全身气血阴阳。

　　本书在继承前贤基础上，结合自身临证经验，提出"一降、二调、三结合"治胃病。阐述脾胃理论渊源，剖析其生理病理特点，提出独到的治疗体系，并附以临证病案。书中既有理论创新，又有实践经验，对启迪临证思路、丰富治疗方法、提高临床疗效有重要意义，实为广大中医医师，特别是脾胃病医师的圭臬。故为之序也。

中国工程院院士　吴以岭
2019年6月3日

脾胃为后天之本，脾与胃同居中焦，二者之间存在升降、纳运、润燥三方面相反相辅的关系，其中，升降关系是脾胃的核心关系。刘启泉教授根据40余年的医疗、教学、科研经验，在脾升胃降的基础上，依据脾胃分治，创立"一降、二调、三结合"治疗脾胃病，提倡"通调五脏安脾胃"及"调脾胃安五脏"，主张"病证结合，病下辨证"，重视中医腹诊，结合平脉辨证及现代诊疗手段，指导脾胃病的诊断、治疗并判断其转归。

自从2005年9月《中医杂志》刊发"一降二调三结合治疗慢性萎缩性胃炎胃癌前病变"，至今已经十几年了。我们以"一降二调三结合"为核心，围绕慢性胃炎、胃食管反流病、消化性溃疡、胃癌等很多脾胃系疾病展开研究，不断有新的进展，取得了较好的临床疗效。

《素问·太阴阳明论》载"阳道实，阴道虚"，《伤寒论》有"阳明之为病，胃家实是也"，叶氏《临证指南医案》言："脾宜升则健，胃宜降则和"。"降"是胃腑生理特点的集中体现，降则生化有源，出入有序，不降则传化无由，壅滞为病。在继承前贤的基础上，刘启泉教授提出"一降"，有广义之降和狭义之降，强调运脾以降；"二调"，一方面指通调五脏，另一方面指调和气血；"三结合"，指辨病与辨证相结合、整体治疗与阶段治疗相结合、治与养相结合。

本书系统论述了脾胃系病症的历代沿革、常见胃病的辨证分型与治疗、"一降、二调、三结合"治胃病，并整理了刘启泉教授丰富的临床验案。力争能够为广大中医师尤其是脾胃病科医师的临证思路及选方用药提供启发，同时也为中医院校在校学生、教师提供帮助。

本书历经数年，几易其稿，凝聚着大量的心血与努力，虽经反复推敲审核，仍难免有疏漏之处，恳请各位学者不吝赐教，以便再版时修订。

编者

2019年8月

编委会

目录

目录

第一章

概 述

第一节 脾胃为后天之本

《素问·五脏别论》指出"胃者，水谷之海，六腑之大源也"；《素问·灵兰秘典论》提出"脾胃者，仓廪之官，五味出焉"；张仲景提出"四季脾王"；李东垣指出"内伤脾胃，百病由生"；李中梓提出"脾胃为后天之本"，皆说明了脾胃的重要。藏象学说认为：脾胃五行属土，同居中焦，脾主运化，胃主受纳，一纳一运，共同完成饮食物的消化吸收、水谷精微的化生及输布。人体生命活动的持续和气血津液的生成都有赖于脾胃的受纳和运化，故称脾胃为气血生化之源，是"后天之本"。

一、脾的生理及病理

脾位于腹腔上部，膈膜下面，在左季胁的深部，附于胃的背侧左上方，其色紫赤，其形扁似马蹄，相当于现代解剖学中的脾和胰。其在志为思，在液为涎，在体合肌肉、主四肢，在窍为口，其华在唇，与自然界的长夏相通应。脾的主要生理功能为主运化，主升清，主统血。

（一）主运化

脾主运化是指脾具有把水谷（饮食物）化为精微，并将精微物质转输至全身的生理功能。脾的运化功能，可分为运化水谷和运化水液两个方面。

运化水谷，即脾对饮食物的消化、吸收、布散、转化等作用，即对饮食物的消化吸收、精微物质的转运输布及其转化为气血津液等一系列生命过程。饮食入胃，其消化吸收实际上是在胃和小肠内进行的。但是，必须依赖于脾的运化功能，才能将水谷化为精微。同样，也有赖于脾的转输和散精功能，才能把水谷精微"灌四傍"、布散至全身。如《素问·经脉别论》说的"食气入胃，散精于肝……浊气归心，淫精于脉"和"饮入于胃，游溢精气，上输于脾，脾气散精，上归于肺"等，都说明饮食物中营养物质的吸收依赖脾的转输和散精功能。脾的这种生理功能，即《素问·厥论》所说的"脾主为胃行其津液者也"。因此，脾运化水谷精微的功能正常，才能为化生精、气、血、津液提供足够的养料，使脏腑、经络、四肢百骸以及筋肉皮毛等组织得到充分的营养，从而进行正常的生理活动。反之，若脾运化水谷精微的功能减退，即称作脾失健运，则会出现腹胀、便溏、食欲不振，以致倦怠、消瘦和气血生化不足等病变。如李东垣在《脾胃论·脾胃盛衰论》中说："百病皆由脾胃衰而生也。"

运化水液，即脾对水液的吸收、转输和布散作用。脾对水液的运化作用包括两个方面：一是将摄入人体的水液气化成津液，通过心肺输布周身脏腑组织器官，发挥其濡养、温润作用；二是将代谢后的水液及废物，通过肺肾的气化作用化成汗、尿等排出体外。因此，脾运化水液的功能健旺，才能维持人体水液代谢的协调平衡。反之，脾运化水液的功能减退，必然导致水液在体内的不正常停滞而产生湿、痰、饮等病理产物，甚则导致水肿。正如《素问·至真要大论》中云："诸湿肿满，皆属于脾"，此即脾虚生湿，脾为生痰之源和脾虚水肿的发生机制，也与脾喜燥恶润的生理特性相合。

（二）主升清

"升"，是指脾气的运动特点，以上升为主，故又说"脾气主升"。"清"，指清阳，为轻清的精微物质。脾主升清，是指脾气具有把轻清的精微物质上输于心、肺、头及维持人体脏器位置恒定的生理功能。一方面，脾主升清可将精微上输头目、心肺，以滋养清窍，并通过心肺的作用化生气血，营养全身。另一方面，"升"和"降"是脏腑气机的一对矛盾运动。脾的升清，是与"胃的降浊"相对而言。脏腑之间的升降相因、协调平衡是维持人体内脏相对恒定位置的重要因素。因此，脾的升清功能正常，水谷精微等营养物质才能吸收和正常输布，正如李东垣在《临证指南医案》中言："脾宜升则健"。脾气升发，则元气充沛，人体始有生生之机；同时，也由于脾气的升发，才能使机体内脏不致下垂。反之，若脾不升清，则水谷不能运化，气血生化无源，可出现神疲乏力、面色无华、头目眩晕；清阳不升，水谷并走大肠，可见腹胀、泄泻等症。故《素问·阴阳应象大论》说："清气在下，则生飧泄。"脾气（中气）下陷，则可见久泄脱肛，甚或内脏下垂等病症。

（三）主统血

统，是统摄、控制，即脾有统摄血液在脉管之中运行，防止逸出脉外的功能。《难经·四十二难》说："脾主裹血，温五脏。"这里的裹，即指脾具有包裹血液，勿使外逸的意思，实际上也就是指脾有统血的功能。脾统血的主要机制，实际上是气的固摄作用。如沈目南《金匮要略注》说："五脏六腑之血，全赖脾气统摄。"脾之所以能统血，与脾为气血生化之源密切相关。脾的运化功能健旺，则气血充盈，气的固摄作用也较健全，血液也不会逸出脉外而致出血；反之，脾的运化功能减退，则气血生化无源，气血虚亏，气的固摄功能减退而致出血，称作脾不统血，可见便血、尿血、崩漏、皮肤发斑等症状。

二、胃的生理及病理

胃，又称胃脘，位于腹腔上部，上连食管，下通小肠，分上、中、下三部。胃的上部称上脘，包括贲门；胃的中部称中脘，即胃体的部分；胃的下部称下脘，包括幽门。胃的生理特性是喜润恶燥。胃的主要生理功能包括受纳与腐熟水谷和通降。

（一）受纳与腐熟水谷

受纳与腐熟水谷是指胃具有接受和容纳饮食水谷，并将饮食物初步消化，形成食糜的作用。饮食入口，经过食管，容纳于胃，故称胃为"太仓""水谷之海"。机体的生理活动和气血津液的化生，都需要依靠饮食物中的营养物质，故又称胃为"水谷气血之海"。如《灵枢·玉版》说："人之所受气者，谷也；谷之所注者，胃也；胃者，水谷气血之海也。"容纳于胃中的水谷，经过胃的腐熟后，下传于小肠，其精微经脾之运化而营养全身。所以，胃受纳与腐熟水谷的功能，必须和脾的运化功能配合，纳运协调才能使水谷化为精微，进而化生气血津液，供养全身。脾胃对饮食水谷的运化正常，对于维持机体的生命活动至关重要。如《素问·玉机真藏论》中说："五脏者，皆禀气于胃；胃者，五脏之本也。"李东垣在《脾胃论·脾胃虚实传变论》中说："元气之充足，皆由脾胃之气无所伤，而后能滋养元气。若胃气之本弱，饮食自倍，则脾胃之气既伤，而元气亦不能充，而诸病之所由生也。"故临床上诊治疾病，亦十分重视胃气，常把"保胃气"作为重要的治疗原则。故《景岳全书·杂证谟·脾胃》说："凡欲察病者，必须先察胃气；凡欲治病者，必须常顾胃气。胃气无损，诸可无虑。"

（二）通降

通降即胃有通利、下降的生理功能及特性。胃的通降作用主要体现于饮食物的消化及糟粕的排泄过程中。胃为"水谷之海"，饮食物入胃，经胃的腐熟后，必须下行入小肠，进一步消化吸收，所以说胃主通降，以降为和。由于在藏象学说中，以脾升胃降来概括机体整个消化系统的生理功能，因此，胃的通降作用，还包括小肠将食物残渣下输于大肠，以及大肠传化糟粕的功能在内。胃主通降功能失调，又称"胃失和降"或"胃气上逆"。胃的通降是降浊，降浊是受纳的前提。所以，胃失通降，不仅可以影响食欲，而且因浊气在上，常见口臭、纳呆、脘腹胀闷或疼痛以及大便秘结等症状。如《素问·阴阳应象大论》说："浊气在上，则生䐜胀。"胃气上逆，则可出现嗳气酸腐、恶心、呕吐、呃逆等证。

三、脾胃的关系

脾胃一脏一腑，一阴一阳，脾升胃降，同处中焦，既对立又统一。

解剖位置上，《素问·太阴阳明论》言："脾与胃以膜相连"；经脉络属上，脾与胃构成表里相合关系。生理上，脾胃相互联系，一纳一运，共同完成饮食物的消化吸收及其精微的输布，病理上二者亦相互影响。

（一）纳运相成

胃主受纳，将饮食物摄入到人体并进行初步的消化腐熟；脾主运化，将水谷精微之气及时输布于全身。纳运协调，方能完成对饮食物的消化吸收。病理上，脾主运化与胃主受纳相互影响，若脾胃不和，则出现恶心、呕吐、脘腹胀满、不思饮食等症状。

（二）升降相因

脾主升，胃主降，相反相成。脾气升，则水谷之精微得以输布；胃气降，则水谷及其糟粕才得以下行。故《临证指南医案》说："脾宜升则健，胃宜降则和。"病理上，脾气不升，可影响胃的受纳与和降，出现食少、呕吐、恶心、脘腹胀满等症。反之，若饮食失节，食滞胃脘，胃失和降，亦可影响脾的运化与升清，出现腹胀、泄泻等症。如《素问·阴阳应象大论》说："清气在下，则生飧泄；浊气在上，则生䐜胀。"

（三）燥湿相济

脾为脏，属阴，喜燥恶湿，得阳始运；胃为腑，属阳，喜润恶燥，得阴始安。脾胃燥湿相济，阴阳相合，方能完成饮食物的消化吸收。《临证指南医案》有："太阴湿土得阳始运，阳明燥土得阴自安。"临床上脾阳易为湿困，而导致水湿不运，见四肢倦怠乏力、食欲不振、大便溏或黏腻不爽；胃腑易见阴伤，而出现口干、烧心、易饥等。

脾胃为"后天之本"，运化水谷，化生气血，奉养生身，补充消耗，是人体一身正气的重要来源。脾胃的健旺与否直接关系到人体正气是否充盈，从而影响人体对疾病的抵抗能力。李东垣指出："元气之充足，皆由脾胃之气无所伤，而后能滋养元气；若胃气之本弱，饮食自倍，则脾胃之气既伤，而元气亦不能充，而诸病之所由生也。"

第二节 历代医家重脾胃

脾胃是人体十分重要的脏腑，人的一切生命活动都与之密不可分。历史上有许多相关记载，如《韩非子·五蠹》言："上古之世，人民少而禽兽众，人民不胜禽兽虫蛇。……民食果蓏蚌蛤，腥臊恶臭而伤害腹胃，民多疾病。有圣人作，钻燧取火，以化腥臊，而民悦之，使王天下，号之曰'燧人氏'"。远古之人，由于食用粗劣之物和生食，伤害脾胃而"民多疾病"，故燧人氏采用"钻燧取火，以化腥臊"，教人熟食，结束了远古人类茹毛饮血的历史，减少了胃肠疾病的发生。脾胃学说作为中医理论体系的重要组成部分，在漫漫历史长河中逐步形成、发展和完善起来。

一、秦汉时期

从先秦到两汉，是中医药学发展的奠基阶段，而始于春秋成书于西汉的《黄帝内经》是这一时期的代表作，它总结了我国早期医疗经验，首次论述脾胃病证，在《灵枢·五味》中提出了"五脏六腑皆禀气于胃"，比较系统地记载了脾胃的生理、病理及治法等方面的内容。

《黄帝内经》总结了脾胃的生理功能，《素问·灵兰秘典论》有"脾胃者，仓廪之官，五味出焉"，《素问·六节藏象论》言："脾胃……仓廪之本，营之居也，名曰器，能化糟粕，转味而入出者也"。胃主受纳，胃气主降，糟粕得以下行排出；脾主运化，脾气主升，水谷精气才能上行输布。脾胃一纳一化，一降一升，二者协调配合，共同完成饮食物的消化吸收和糟粕的排泄。脾胃关系密切，在人体生命活动中起着非常重要的作用。经络学说中，《素问·太阴阳明论》有"脾与胃以膜相连耳……足太阴者三阴也，其脉贯胃属脾络嗌……阳明者表也，五脏六腑之海也……脏腑各因其经而受气于阳明，故为胃行其津液"。病理方面，脾胃常相互影响，如《素问·太阴阳明论》记载："今脾病不能为胃行其津液，四肢不得禀水谷气，气日以衰，脉道不利，筋骨肌肉，皆无气以生，故不用焉"。脾病不能为胃行其津液，势必影响胃之受纳，反之阳明为病，则气机阻滞而碍脾之运化。

　　病因方面，首责于"六淫"，尤其寒、湿两邪。《素问·咳论》有"感于寒则受病……乘至阴则脾先受之"；《素问·至真要大论》言"诸湿肿满，皆属于脾"。另外还提出情志致病学说，如《素问·阴阳应象大论》提出"思伤脾"；又有伤食致病学说，如《素问·痹论》提出"饮食自倍，肠胃乃伤"。同时，还有在脾胃病的病理过程中寒、瘀等致病机制的记述，如《素问·痹论》有"寒气客于肠胃之间，膜原之下，血不得散，小络急引故痛"。《黄帝内经》奠定了脾胃学说的病因学基础。

　　治疗方面，《灵枢·口问》记载："胃不实则诸脉虚，诸脉虚则筋脉懈惰，筋脉懈惰则行阴用力，气不能复，故为軃。因其所在，补分肉间"。这里所说軃证，相当于现代医学的胃下垂类疾病，运用"补分肉间"的治疗方法，为后世用补中益气或补气升提法治疗各种脏器下垂提供了理论依据。《素问·奇病论》记载："有病口甘者，病名为何……名曰脾瘅……治之以兰，除陈气也"，指出脾胃积热之口甘病证，以兰草治之，排出体内郁热之气。如今临床治疗湿热壅脾，口甜苔腻之证，仍以佩兰等芳香化湿之品为主，以行气化湿泄热。《素问·痿论》提出"论言治痿者，独取阳明何也"，论及痿证多由阳明气血亏虚，筋脉失养所致，而阳明为多气多血之经，强调了脾胃在治疗痿证中的重要作用。

　　汉·张仲景著有《伤寒论》和《金匮要略》，首创完整的理法方药体系，它继承和发展了《黄帝内经》的脾胃理论，开创了辨证论治的先河。虽未列专篇讨论脾胃，但在六经辨证论治体系中如太阴病篇、阳明病篇皆详述脾胃病的辨证论治。如《伤寒论》第273条太阴病提纲证"太阴之为病，腹满而吐，食不下，自利益甚，时腹自痛。若下之，必胸下结鞕"，详述了脾虚的证候群，并在第277条论述治疗"当温之，宜服四逆辈"，即以四逆汤类温中止泻，"四逆辈"不单单指四逆汤类方剂，还包括理中汤。临床上视病情的虚寒程度，轻者单纯涉及脾胃虚寒宜理中汤，重者由脾及肾，治宜补火生土，四逆汤主之。

　　在《伤寒论》阳明病辨证论治篇，第180条阳明病提纲"阳明之为病，胃家实是也。"阳明为多气多血之腑，其病变每以热、实为特征。分而言之，阳明热盛证，津未伤，里未实，治以清中之白虎汤；阳明腑实证，热盛伤津，津伤化燥，燥而成实，治以泻中之承气汤类。另外对于中阳虚弱之脾胃病，仲景治以补中之建中汤类。同时仲景在《金匮要略》中强调脾胃在疾病预防中的作用，指出"四季脾王不受邪"，认为脾气健旺是人体抗病的基础。其一，未病须防损伤，"不令形体有衰，病则无由入其腠理"；其二，既病宜防传变，"见肝之病，知肝传脾，当先实脾"。后世李东垣"内伤脾胃，百病由生"之论，都是强调疾病的发生发展与脾胃功能的正常与否密切相关，与其一脉相承。

从《黄帝内经》到《伤寒论》《金匮要略》，奠定了中医学理论体系的基础，对于脾胃病的专科研究已露端倪，且列有脾胃病证及其理法方药，启发了后世对脾胃的重视，为脾胃学说的形成和发展奠定了基础。

二、晋隋唐时期

随着医学实践的进步，脏腑辨证不断充实完善，脾胃理论进入日趋成熟的阶段。隋·巢元方《诸病源候论》专列"脾胃病诸候"，以脏腑为核心，从病因、病机、证候等方面论述脾胃病，开拓了从病理角度研究脾胃病的新视角。

唐·孙思邈《备急千金要方》载有脾胃病方300余首，他的治疗特点是脱离六经直接从调理脾脏和胃腑的功能着手，将脾胃二者分而论之，开创了脏腑分类之先河，其著名方剂"温脾汤""地黄煎"等，至今仍然是临床治疗脾胃病的常用方。另外孙氏还提出用针刺和艾灸治疗脾胃病的方法，其"若要安，三里常不干"的保健疗法至今仍沿用。

宋·钱乙《小儿药证直觉》强调了在儿科疾病中调理脾胃的重要性，认为"脾胃虚衰，四肢不举，诸邪遂生"，针对"小儿易为虚实，脾虚不受寒温，服寒则生冷，服温则生热"的生理特点，制定了相应的治则与方药，"白术散""泻黄散""异功散"等都沿用至今，是脾胃理论应用于儿科的最早记载。

纵观晋隋唐这段历史，虽然许多医书都记载了脾胃病及其治疗，脾胃学说在不断发展，但是缺乏实质性的创新理论，仍旧延续《黄帝内经》和《伤寒论》确立的辨证论治体系。

三、宋金元时期

脾胃学说在此时期有重要突破和创新，很多名医家从不同角度对其进行了发挥。

刘完素在《素问玄机原病式》中提出："当以温补胃中阳火之虚，而退其阴水之实""退风散热，养液润燥，而救其已衰之阴湿"，这些观点开启了脾胃学说中"甘温升阳法""甘阳濡润法"之先河。

张子和主张攻下法治疗脾胃病，后世称之为"攻下派"鼻祖。张氏言："陈莝去而肠胃洁，癥瘕尽而营卫昌。不补之中，有真补者存焉"。

宋金元诸家中，张元素所创易水学派对脾胃学说的发展所做贡献甚为突出。他极其重视脏腑辨证，在前人的基础上总结出以脏腑为核心的辨证论治体系。同时在用药理论上，张元素进一步阐述了药物与五运六气的关系，分析了药物的四气五味、升降浮沉，另外重视引经药在组方中的应用，如"升麻，气平，味微苦，足阳明胃、足太阴脾引经药"，"柴胡，味微苦，性平微寒，气味俱清，阳也，升也，少阳经分药，引胃气上升"。他的脏腑辨证模式与药物理论体系极大地丰富了中医脾胃学说。

李东垣师从张元素，所著的《脾胃论》标志着脾胃学说的昌盛，在全面继承前人学术思想的基础上，总结了脾胃病的病因病机和相关疾病的辨证论治，提出"益气泻火、升清降浊"之治法，创立"补中益气汤"等名方，到此，脾胃学说基本形成。

（一）内伤脾胃，百病由生

李东垣从"内伤理论"出发，提出"内伤脾胃，百病由生"的观点，脾胃伤则气血化生乏源，"元气亦不能充，而诸病之所由生也"。导致脾胃内伤的病因主要有以下几点：饮食所伤，"夫饮食不节则胃病"；劳倦所伤，"形体劳役则脾病"；外邪所致，"至于经论天地之邪气，感则害人五脏六腑"；情志所伤，"喜怒忧恐，耗损元气"；肝胆失疏，"凡十一脏，皆取决于胆也……胆气不升……病从脾胃生者也"。

（二）五脏病机，皆涉脾胃

早在张仲景已有关于"脏腑相关"理论的简述，阐发了调理脾胃对其他脏腑有一定的治疗意义，东垣在此基础上又有新的发挥。《脾胃论·脾胃盛衰论》中以脾胃虚弱为中心总结了脾胃与他脏心、肝、肺及肾相关的发病机制，即心之脾胃病、肝之脾胃病、肺之脾胃病、肾之脾胃病。"大抵脾胃虚弱，阳气不能生长，是春夏之令不行，五脏之气不生""其治肝心肺肾有余不足，或补或泻，惟益脾胃之药为切"。

（三）益气升阳，潜降阴火

李东垣认为内伤脾胃，百病由生的病机关键在"阴火"。"阴火"一说在李东垣《脾胃论》《兰室秘藏》《内外伤辨惑论》等多部著作中均有提及。此处"阴火"乃内生之火，不同于现代中医基础理论认为的阴虚火旺之阴火，是对心、肝、肾、肺之火以及经脉之火、实火、虚火等多种内伤之火的概括。对于阴火的治疗，首提"温能除大热"，《脾胃论》言"惟当以甘温之剂，补其中、升其阳，甘寒以泻其火则愈……盖温能除大热，大忌苦寒之药损其脾胃！"用药上，李东垣在补益脾胃的同时少佐升阳之风药，如《内外伤辨惑论》有"脾胃不足之证，须用升麻、柴胡苦平味之薄者……又引黄芪、人参、甘草甘温之气味上行……凡治脾胃之药，多以升阳补气名之者此也"。

四、明清时期

李东垣之后至明清时期，脾胃学说日渐完善，主要有三个发展方向。

（一）温补理论

王好古论述了脾阳虚损导致的脾胃阴证，著有《阴证略例》。王氏起初师从张元素，后跟随李东垣学习，把李东垣的脾胃内伤学说与伤寒学说结合起来，在李东垣脾胃内伤热中证的基础上，重点阐述了脾胃内伤寒中证，重视脏腑内伤阳气虚损的一面。《阴证略例》详述了阴证的病因病机和辨证治疗，认为脾胃阴证的病机为脾阳虚损。饮冷内伤，伤在太阴脾经，治以理中汤、理中丸；阴气独盛，阳气暴绝之急危重症，当温养脾肾，回阳救逆。"阴证论"完善了李东垣升阳益气之法。

薛己是明代温补学派的先驱，他对脾胃病病因病机的认识继承东垣的观点，另外还强调了命门火衰的因素，"命门火衰，不能生土，土虚使之然也"。《内科摘要》记载："次命门火衰，不能生土而脾病，当补火以生土"，尤重补火生土，多用八味丸补之。其后孙一奎、张介宾、汪绮石等医家进一步补充发展，成为脾胃学说中温补派。

（二）脾阴学说

脾阴不足之说，明·王纶在《明医杂著》中有所论述，"近世论治脾胃者，不分阴阳气血……遂致胃火益旺，脾阴愈伤"。其后缪希雍详述了脾阴不足的诊断和治疗，《先醒斋医学广笔记》记载，王夫人产后腿疼，不能久立，缪氏将其诊断为"脾阴不足"之证，在治疗上认为"世人徒知香燥温补为治脾虚之法，而不知甘寒滋润益阴之有益于脾也"，遂以"甘寒滋润养阴"为大法。常用药物亦以酸甘柔润、甘寒益阴之药为主，如石斛、牛膝、白芍、酸枣仁、枸杞、生地黄等。至清初期，脾阴学说日趋完善，吴澄谓"古方理脾健胃，多偏补胃中之阳，而不及脾中之阴。然虚损之人多为阴火所烁，津液不足"（《不居集》），治疗用药强调"燥润合宜，两不相凝"，选用芳香甘淡之品以理脾阴，自创中和理阴汤、补脾阴正方等。

（三）胃阴学说

胃阴学说突出贡献者当属清·叶天士，他主张脾胃分治，力倡胃阴之说。养胃阴法起于仲景《金匮要略》，书中麦门冬汤可视为养胃阴之方祖，至叶氏进一步予以系统的完善。以往诸多医家以治脾之药笼统治胃，脾胃不分，阴阳不辨。叶天士对此予以纠正，他强调治胃不可用温燥治脾之法，"脾喜刚燥，胃喜柔润"，主张以甘平或甘凉濡润为主的养胃阴的方法。"所谓胃宜降则和者，非用辛开苦降，亦非苦寒下夺，以损胃气，不过甘平或甘凉濡润，以养胃阴，则津液来复，使之通降而已矣"。《临证指南医案》用药多取主胃津养胃液之品，如生地、麦冬、梨皮、玄参之类。由于五脏相关，叶氏擅长养胃阴以调他脏之疾，如对于风热犯肺伤津者，治疗以养胃阴而化肺热，选药于甘寒之品中加入清肺热之药，如"胃虚少纳，土不生金，音低气馁，当与清补。麦冬、生扁豆、玉竹、生甘草、桑叶、大沙参"。另外此方被吴鞠通称为叶氏养胃汤，广泛应用于治疗胃病阴虚证。

纵观脾胃学说的发展历程，《黄帝内经》奠定了脾胃学说的基础，张仲景《伤寒论》和《金匮要略》继承了《黄帝内经》理论，充实了脾胃辨证论治的理法方药体系。张元素的脏腑辨证模式与选方用药体系极大地丰富了中医脾胃学说。脾胃学说的昌盛以李东垣脾胃学说的发展为主要标志。明清时期以叶天士为代表的养阴派将脾胃学说日臻完善。

第三节 名医重脾胃

近代以来，脾胃学说受到越来越多的医家重视，在继承前贤的基础上，多位名医大家提出了创新性见解。

一、施今墨

施今墨（1881—1969）是我国近代中医的领袖人物，北京四大名医之一。在治疗疾病过程中重视对脾胃升降的调节。

首先，他不拘泥于中医传统思想，顺应科学发展潮流，博采当时西医学之长处，主张中西医汇通，率先把西医病名引入中医领域中，如"胃溃疡"。针对西医诊断的某种病，运用中医理论，总结出治疗方法，即先辨西医学疾病，再针对患者具体情况辨证施治。其次，施今墨总结了治疗脾胃病十法：温、清、补、消、通、泻、涩、降、和、生。即寒宜温，热宜清，虚宜补，食宜消，痛宜通，腑实宜泻，肠滑宜涩，呕逆宜降，嘈杂宜和，津枯宜生。另外，辨升降，制对药，调脾胃。如柴胡配伍升麻，治疗清阳下陷引起的泄泻、中阳不足引起的内脏下垂等病症。

二、邓铁涛

邓铁涛（1916—2019），国医大师，广州中医药大学教授。在学术上融贯古今，提出"五脏相关"学说，尤重脾胃。邓老在东垣"诸病从脾胃而生"的基础上，提出"脾胃病变会导致其他脏腑病变"，通过调节脾胃与肝、心、肺、肾的关系可以治疗脾胃系统以外的多种疾病。"中医五脏相关学说应用基础研究"作为2005年国家科技部重点基础研究发展计划中医理论基础研究专项，以"脾"为核心，分别论述了心脾、肝脾、肾脾、肺脾的相关性，并研究了从脾胃出发，应用"五脏相关"理论论治疾病，取得了重要成果。

以冠心病为例，邓老认为该病为"本虚标实"之证，心气虚和心阴虚为本，痰浊和血瘀为标。根据"五脏相通，心脾相关"理论，制定了益气健脾、化痰祛瘀的治疗大法，并以此指导选方用药。又如以补脾益损法治疗重症肌无力，重症肌无力是一种神经-肌肉接头处传递功能障碍引起的自身免疫性疾病。邓老认为本病主要表现为相关肌肉的无力，根据"脾主肌肉"的理论，本病的根本在脾胃，脾胃虚损为其主要病理环节，中气下陷证会出现呼吸困难，危及生命。在治疗上，从肺脾相关的角度出发，设立了"补脾益损，益气升陷"的治疗大法，组方"强肌健力饮"，疗效显著。邓老百岁时仍耳聪目明，精神矍铄，谈养生秘诀，他提到中医"药食同源"的理论，调养脾胃，饮食有节，杂食不偏。脾胃是人体气机升降的枢纽，抓住脾胃这个轴心，不管是治疗疑难杂症还是未病先防多可迎刃而解。

三、李玉奇

李玉奇（1917—2011），国医大师，辽宁中医药大学教授。从医六十余载，功善内、妇、儿三科，尤精胃疾。首先提出了"萎缩性胃炎以痈论治"的学术论点，打破了长期以来慢性萎缩性胃炎从"胃脘痛""胃痞"论治模式，总结出一套新的辨证施治体系，推翻了萎缩性胃炎不可逆转的论断。

李老早期治疗萎缩性胃炎沿用古方从寒热虚实论治，虽症减而病却经久不愈。后受张仲景"治疗五劳虚极羸瘦之证，不用大补气血之剂，反以大黄䗪虫丸攻坚破积，其意旨在化瘀而后生新"启迪，结合现代医学检查萎缩性胃炎在胃镜下胃黏膜充血水肿呈花斑状，甚至伴有糜烂出血等病理改变，与"痈"十分类似，遂提出"萎缩性胃炎以痈论治"。李老认为"胃痈之为病，乃胃阳之气不得宣发而受遏抑。所谓胃阳遏抑亦可视为胃之表证，即寒气隔阳；所谓胃的里证乃热聚于胃口，故治疗萎缩性胃炎，不以'胃痞''胃痛''九心痛'论治，是因脾胃俱病而出现的寒热交错诱发为瘤痈。虚寒则胀呕，实热则胃脘灼热而不适，瘀血则吐血便血，非调气所能治之于病本"。在治疗上，李老借鉴李东垣益胃汤和吴鞠通沙参麦冬饮，创立了"化腐复胃汤"，功效解毒消痈，去腐生新，扶正固本，为中医辨证提供了新的思路。

李老在临床工作中，不仅重视胃镜等诊断手法，更潜心研究中医四诊，尤其重视"舌诊"。他通过放大镜观察患者舌象变化，判定疾病的性质及预后，且与胃镜、病理诊断相比，总符合率高达90%以上，极大地丰富了中医舌诊的内容。

四、董建华

董建华（1918—2001），国医大师，中国工程院院士。对仲景方药娴熟于胸，把调理脾胃诸法总结为"通降"二字，继承和创新了脾胃学术思想。胃为水谷之腑，生理特点为以通为用，以降为顺。病理上因滞而病，降则和，不降则滞，反升则逆，一旦胃气壅滞，水谷不化，水反为湿，谷反为滞，就会形成气滞、血瘀、食积、湿阻、火郁、痰结等病理改变。治疗上以"通"祛疾，此为董老治疗脾胃病症乃至内科杂病的精髓和核心所在。

董老的通降法包括理气通降、化瘀通络、通腑泻热、滋阴通降、辛甘通阳、降胃导滞、升清降浊、辛开苦降、散寒通阳、平肝降逆十种方法。情志不遂，或饥饱失常导致胃气壅滞，治宜理气通降，以香苏饮为主方，适当加入通降之品，如枳壳、佛手、大腹皮。胃为多气多血之腑，胃病初起在气，以胀为主，董老自拟金延香附汤，药选金

刘启泉『一降·二调·三结合』治胃病

铃子、延胡索、香附、枳壳、陈皮、大腹皮等；久则入络，以痛为主，治以化瘀通络止痛为则，拟猬皮香虫汤治之，选药刺猬皮、九香虫、金铃子、五灵脂、延胡索、制乳香、制没药、香附等。幽门梗阻是消化性溃疡的常见并发症，症见胃脘胀痛，恶心呕吐，舌苔厚腻。董老认为，本病起于脾胃气虚，通降失权，痰饮停积，壅滞为患，为本虚标实之证。以旋覆代赭汤合大黄甘草汤治之，旋覆代赭汤益气降逆化痰，治疗胃虚痰阻气逆，心下痞硬；大黄甘草汤通腑泻热，治疗胃肠积热，食已即吐，两方合用，攻补兼施，屡用屡效，病症缓解后，再予黄芪建中汤加失笑散从本治之。

有学者归纳董老的脾胃学术思想为"湿热论""气血论""胃热学说"等，细究之可发现这些在董老通降十法中均有所涉及，因此以"通降"二字简而概之。

五、路志正

路志正（1920—），国医大师，中国中医科学院资深研究员。在学术思想上继承了东垣"内伤脾胃，百病由生"和叶天士"养胃阴"等学说，同时对周慎斋"诸病不愈，必寻到脾胃之中，方无一失"和喻嘉言的"理脾则百病不生，不理脾则诸疾续起"甚为赞许，并在此基础上进一步阐发，提出调理脾胃的核心即"持中央，运四旁，怡情志，调升降，顾润燥，纳化常"。路老通过"调中央以运四旁"，不仅治疗脾胃疾病，还应用于其他系统疾病的治疗。

以胸痹为例，路老治疗胸痹突出了中医整体观念，治病求本，辨证论治，调理后天之本以治疗心病，具有独特的见解，治疗分为五法。中气不运者，当健脾胃补中气，中气盛则宗气自旺，治以异功散加味，药如党参、白术、茯苓、炙甘草、陈皮、枳壳、桂枝等；营血亏虚者，当调脾胃助运化，脾运健则营血丰，治以调理心脾，归脾汤加减，药用黄芪、当归、白芍、龙眼肉、枣仁、党参、生姜、大枣等；湿浊痹阻者，当芳香化浊，湿祛则胸阳自展，方用三仁汤加减，药用藿香梗、荷梗、厚朴花、杏仁、白蔻仁、薏米等；痰浊壅塞者，当健脾化痰，痰消则血脉自通，用栝蒌薤白半夏汤，或枳实薤白桂枝汤合小陷胸汤加减，药用栝蒌、枳实、半夏、薤白、桂枝、厚朴等；中焦虚寒者，当温中散寒，寒散则阳气自运，营血畅行，治用附子理中汤加桂枝、良姜、半夏等，以温中散寒、降逆通络而止痛。

另外重视湿邪亦是路老一大学术特色，著有《中医湿病证治学》，认为"湿邪不独南方，北方亦多湿病""百病皆由湿作祟"，扩展了叶天士关于"吾吴湿邪害人最广"的观点，充实和完善了中医湿病理论。《素问·至真要大论》言"诸湿肿满，皆属于脾"，路老认为湿为阴邪，重浊黏滞，易阻遏气机，损伤脾阳。湿有内湿、外湿之别，外湿就是自然界的水湿，如雨、雾等；内湿的产生多与脾胃关系密切，多因饮食不节，嗜食肥甘厚腻之品，损伤脾胃，水津输布失常所致。在治疗湿邪方面，提出"湿邪伤人缓而去之宜缓"，因势利导，顺其性而去其根源，常用代茶饮频服缓和之性，以缓治缓。多选甘、平、淡、酸的药物，如玉米须、白术、藿香、佩兰、西瓜翠衣、白茅根、西洋参等，而不选用辛燥苦寒之品。

综上，诸位名医大家不仅对脾胃学说进行了概括，而且对其见解有所创新和发展，为中医脾胃学说的发展提供了广阔的空间，保证了学说的可持续性发展。

第二章

常见胃病的辨证分型与治疗

第一节　胃脘痛

胃脘痛是由于胃气阻滞，胃络瘀阻，胃失所养，不通则痛导致的以上腹胃脘部疼痛为主症的脾胃肠病证。

一、寒邪客胃

临床表现：胃痛突然发作，有受寒饮冷史，得温则舒，进食寒凉食物或者吸凉气后疼痛加重，恶寒喜暖，渴喜热饮，舌淡苔薄白，脉弦紧。

治法：温胃散寒，行气止痛。

方药：香苏散合良附丸加减。方中高良姜、吴茱萸温胃散寒，香附、紫苏叶、柴胡、乌药、陈皮、木香理气止痛。

常用药物：若兼头痛加羌活、藁本以止痛；咳嗽加前胡以止咳；若咽红、咽痛加黄芩、苦参、金银花。兼见胸脘痞闷、食纳不佳、嗳气者，可加枳实、鸡内金、制半夏以消食导滞；寒重者，可加干姜、小茴香以温中散寒；气滞重者，可加佛手、香橼、延胡索。

二、饮食伤胃

临床表现：胃脘疼痛，胀满拒按，嗳腐吞酸，有暴饮暴食史，可伴有呕吐，呕吐物为胃内容物，可见未消化的食物，气味酸腐，吐后疼痛减轻，不欲饮食，饮食后疼痛加剧，排便不畅，得矢气及便后稍舒，舌苔厚腻，脉滑。

治法：消食导滞，和胃止痛。

方药：保和丸加减。方中鸡内金、炒麦芽、枳实、山楂、莱菔子、神曲以消食导滞；茯苓、陈皮、制半夏以化湿和胃；连翘散结清热；白芍、川楝子和胃止痛。

常用药物：胀满甚者，可加川朴、乌药、荔枝核以行气消滞；反酸者，可加乌贼骨、煅瓦楞子；胃痛较剧，伴有便秘，舌苔黄燥，可合用大承气汤。

三、肝气犯胃

临床表现：胃脘部胀痛，伴有两侧胁肋部疼痛，疼痛受情志影响，心情不舒畅时疼痛加重，胸脘痞闷不舒，喜叹息，每于嗳气或矢气后胀痛减轻，舌苔薄白，脉弦。

治法：疏肝解郁，理气止痛。

方药：柴胡疏肝散加减。主中柴胡、佛手、陈皮、香附、郁金疏肝解郁；川芎、白芍、枳壳、甘草理气和中。

常用药物：胃痛较剧者，可加川楝子、延胡索以加强理气止痛的功效；嗳气频繁者，可加沉香、旋覆花以降逆；反酸者，可加乌贼骨、煅瓦楞子以制酸。

四、湿热中阻

临床表现：胃脘部疼痛伴有烧灼感，痛势急迫，心烦易怒，嘈杂反酸，口干口苦，口渴不欲饮水，不欲饮食，小便赤涩，大便不畅，舌红，苔黄腻，脉滑数。

治法：清化湿热，理气和胃。

方药：清中汤加减。方中生石膏、黄连、栀子清热燥湿；龙胆草、佩兰、薏苡仁、制半夏、茯苓、草白豆蔻健脾祛湿；陈皮、甘草理气和中；天花粉养阴益胃。

常用药物：若湿偏重者，可加苍术、藿香以燥湿；热偏重者，可加蒲公英、黄芩清胃泄热；伴有恶心呕吐者，可加竹茹以和胃降逆；伴有便秘者，可加大黄以泄热通便。

五、瘀血停胃

临床表现：胃脘部有针刺样疼痛，严重者可呈刀割样疼痛，疼痛部位固定，痛处拒按，疼痛时间长，夜间疼痛加重，进食后疼痛加剧，舌质紫暗或有瘀点瘀斑，脉涩。

治法：化瘀通络，理气和胃。

方药：失笑散和丹参饮加减。方中蒲黄、五灵脂、丹参、三七活血化瘀止痛；檀香、砂仁、川芎行气和胃；白芍缓急止痛；三棱、莪术行气活血止痛。

常用药物：胃痛剧烈者，可加延胡索、木香、枳壳以加强活血行气止痛的功效；若伴有吐血或者黑便，可加白及化瘀止血；若伴有口干舌燥，可加麦冬、生地以滋阴润燥。

六、胃阴亏耗

临床表现：胃脘部隐隐作痛伴有灼热感，有饥饿感，但不欲进食，五心烦热，疲乏无力，口干，渴欲饮水，形体消瘦，大便干结，舌红少津，脉细数。

治法：养阴益胃，和中止痛。

方药：一贯煎和芍药甘草汤加减。方中北沙参、浙贝母、麦冬、生地、枸杞子养阴益胃；当归养血活血，川楝子理气止痛；白芍、甘草缓急止痛。

常用药物：若胃脘灼痛，嘈杂反酸者，可加煅牡蛎、黄连、吴茱萸以制酸止痛；胀痛明显者，可加厚朴、佛手；大便秘结者，可加柏子仁、瓜蒌仁润肠通便；阴虚胃热者，可加石斛、知母以养阴益胃。

七、脾胃虚寒

临床表现：胃脘部隐痛，绵绵不休，喜温喜按，饥饿时疼痛加剧，进食后疼痛减轻，受凉或劳累后疼痛加重，呕吐清水痰涎，神疲乏力，不欲饮食，四肢欠温，大便溏薄，舌淡，苔白，脉虚弱或迟缓。

治法：温中健脾，和胃止痛。

方药：黄芪建中汤加减。方中黄芪补中益气；桂枝、生姜温脾散寒；炙甘草、饴糖、大枣缓急止痛；附子、白术温中补脾。

常用药物：泛吐清水较多者，可加干姜、制半夏以温胃化饮；反酸者，去饴糖，加乌贼骨、煅瓦楞子；若有形寒肢冷、腰膝酸软者，可加干姜、白术以温肾暖脾。

第二节　痞满

痞满是指脾胃功能失调，升降失司，胃气壅塞而成的以胸脘痞塞、满闷不舒、触之无形、按之柔软、压之不痛为主症的病症。按发生的部位可划分为胸痞和心下痞。心下即胃脘部，故心下痞又称为胃痞。

一、饮食内停

临床表现：胃脘堵胀、满闷，食后尤甚，嗳腐吞酸，不欲食，或呕吐不消化之物，或矢气频作，大便不爽，气味臭秽，舌苔厚腻，脉滑。

治法：消食导滞，和胃消痞。

方药：保和丸加减。方中山楂、神曲、莱菔子消食导滞，健胃下气；半夏、陈皮和胃降逆，理气除痞；茯苓健脾渗湿，和中止泻；连翘清热散结除痞，共奏消食导滞和胃之功。本方为治疗饮食停滞的通用方。

常用药物：可加入谷芽、麦芽、隔山消、鸡内金等药。若脘腹胀甚者，可加枳实、厚朴、大腹皮行气消滞；若食积化热者，可加蒲公英、黄芩、黄连清热泻火；若大便秘结，可合用小承气汤；若兼有大便溏泄者，加白术、葛根健脾升阳助运。

二、痰湿中阻

临床表现：胃脘痞塞、满闷，身重困乏，头昏沉，纳呆，嗳气频作，口淡不渴，舌苔白厚腻，脉沉滑。

治法：祛湿化痰，理气和胃。

方药：平胃散合二陈汤加减。方中苍术、厚朴燥湿运脾，行气除满；半夏、陈皮燥湿化痰，理气调中；甘草健脾和中。诸药合用，共奏化痰健脾、利湿行气之效。

常用药物：若痰湿盛而满闷甚者，加佩兰、白豆蔻宣湿化浊，兼以行气；若嗳气不止者，加紫苏叶、藿香、八月札调达气机；若神疲乏力明显者，要兼以补益，加砂仁、太子参、仙鹤草之类，使补而不腻；若痰湿郁久而化热，伴口苦、大便秘者，加黄连、瓜蒌，取"小陷胸"之义。

三、湿热蕴结

临床表现：胃脘胀闷不舒，嘈杂灼热，口干口苦，渴不欲饮，嗳气呕恶，身重肢倦，小便色黄，大便黏腻不爽，舌红，苔黄腻，脉滑数。

治法：清热化湿，理气和中。

方药：泻心汤合连朴饮加减。方中大黄、黄芩、黄连泄热和胃，开痞散结；厚朴、半夏理气燥湿，降逆除胀；石菖蒲化湿醒脾开胃；栀子、淡豆豉清宣郁热；芦根清热和胃，除烦止呕。诸药合用辛开苦降，共奏清热祛湿、散结除痞之功。

常用药物：若胃脘灼热明显者，加蒲公英、瓦楞子清热制酸；若热盛便秘者，加金银花、白花蛇舌草、大黄、枳实；若热盛伤津、口干苦明显者，佐以沙参、石斛清热生津；若寒热互结、干噫食臭、心下痞硬者，可用半夏泻心汤加减。

四、肝胃不和

临床表现：胃脘胀满，时及胸胁，心烦易怒，善长太息，呕恶嗳气，或吐苦水，恼怒郁忿后尤甚，嗳气或矢气后得舒，舌苔薄白，脉弦。

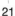

治法：疏肝理气，和胃除痞。

方药：越鞠丸合枳术丸加减。方中香附、川芎疏肝解郁，活血行气；苍术、神曲燥湿醒脾，消食散滞；栀子清泻郁热；枳实、白术健脾消痞。诸药合用消补共施，共奏疏肝解郁、行气消痞之功。

常用药物：若胀重者，可加青皮、柴胡、木香助理气解郁之功；若兼有痛者，可加延胡索、荔枝核理气止痛；嗳气频作者，可加半夏、旋覆花和胃降逆；若心烦难以入寐者，加合欢花、郁金、酸枣仁解郁安神。

五、脾胃虚弱

临床表现：胃脘满闷，喜温喜按，时轻时重，不敢多食，多食后症状加重，神疲乏力，少气懒言，怕凉喜暖，大便稀溏，舌淡，苔薄白，脉细或弱。

治法：补气健脾，升清降浊。

方药：补中益气汤加减。方中黄芪、白术、党参益气健脾，鼓舞脾胃清气滋生；升麻、柴胡升举阳气；当归养血和营，以助脾运；陈皮健脾理气。诸药合用脾得健，脾阳升。

常用药物：纳呆者，加砂仁、神曲醒脾开胃；大便溏泄者，加葛根、仙鹤草、豨莶草补脾气，升阳气；如寒盛者可用附子理中汤，或大建中汤温中散寒；若兼见腰膝酸软、四肢不温等肾阳虚证者，可加附子、肉桂、巴戟天、仙茅，或合用肾气丸、右归丸之类助肾阳以温胃健脾。

六、胃阴不足

临床表现：胃脘痞闷，嘈杂，饥而不欲食，口燥咽干，心烦，消瘦，乏力，大便干结，舌红少津，苔少，或有裂纹，脉细数。

治法：养阴益胃，和中消痞。

方药：益胃汤加减。方中沙参、麦冬、生地、玉竹养阴益胃；陈皮、枳壳疏肝理气消痞。诸药合用，共奏养阴益胃、行气除痞之功。

常用药物：若胃阴亏虚，火旺明显者，可酌加石斛、百合；若兼饮食停滞，加神曲、山楂、麦芽开胃消食；若胀满甚者，可加香橼、佛手；若脘腹灼痛，嘈杂反酸，可加左金丸；若胃热偏盛，可加生石膏、芦根清胃泄热；大便干结者，佐以玄参、麦冬、火麻仁；若日久肝肾阴虚，可加山茱萸、黄精、女贞子、墨旱莲滋补肝肾。

第三节　烧心

烧心是指胸骨后剑突下的烧灼感，常由胸骨下段向上伸延。烧心是脾胃病的常见症状之一，多与其他胃部症状同时出现，如反酸、胃痛、嗳气、痞满等。

一、肝胃郁热

临床表现：烧心，胃脘或胸骨后不适，心烦易怒，胃脘灼痛，口干口苦，或牙龈肿痛，大便干，小便短赤。舌质红，苔黄少津，脉弦滑。胃镜检查多见胃黏膜充血、水肿明显，甚则糜烂，或有胃、十二指肠溃疡。幽门螺杆菌（Hp）多为阳性。

治法：泻肝清胃。

方药：泻肝清胃汤加减。生石膏、麦冬、黄连、栀子、蒲公英、当归、生地、天花粉、板蓝根、黄芩、知母、金银花。方中以生石膏泄胃、栀子清肝，配合黄连、蒲公英清热泻火，生地、天花粉滋阴清热。

常用药物：若热盛阴伤者可于方中加入沙参、石斛养阴润胃；若夹湿邪可加入石菖蒲、芦根、生薏苡仁化湿和胃。

二、胃阴不足

临床表现：烧心、口干口渴，胃脘隐隐作痛，尤以饥饿时甚，纳呆或恶心，似饥而不食，心烦少寐。舌质嫩红少津，少苔或无苔，脉细或弦细。胃镜检查多见胃黏膜红白相间，以白为主，胃液量少，胃酸偏低，甚则胃酸分泌功能测定胃酸 pH 为 0。

治法：养阴润胃。

方药：滋阴润胃汤加减。麦冬、生地、白芍、北沙参、乌梅、石斛、百合、乌药、女贞子、旱莲草、佛手、炙甘草。本方以甘苦微寒沙参为主药，养阴润胃生津。白芍、炙甘草、乌梅酸甘合用，取甘守津回、酸甘化阴之义。若阴伤日久肾阴必亏，方中女贞子、旱莲草意在补肾阴，先安未受邪之地。

常用药物：若肝肾阴虚较甚者，可于方中加入熟地、玄参、山萸肉补益肝肾之品。

三、肝气郁结

临床表现：烧心，胃脘堵闷胀满，嗳气频作。每因情志刺激而致烧心加重。后背疼痛、沉紧不适，两胁发胀。大便不爽。舌质暗红、苔薄白，脉弦或弦滑。胃镜检查可见胃黏膜充血水肿，以白为主，胃内滞留液较多，胃内黏液浑浊，或见胆汁反流。幽门螺杆菌检查可出现阳性。

治法：理气降逆。

方药：理气和胃汤加减。柴胡、黄芩、枳实、香附、白芍、沉香、紫苏梗、石菖蒲、元胡、川楝子、青皮、郁金。本方以柴胡、黄芩为主药，方取小柴胡汤之义，配以香附、石菖蒲、青皮理气和胃、豁浊气以复清降。

常用药物：若气机郁滞日久，有化热之势者，可于方中加入蒲公英、黄连、沙参等以清热养阴润胃。

四、湿浊阻胃

临床表现：烧心、纳呆，胃脘痞满，进食后加重，口中黏腻，头身困重，口渴不欲饮。小便不利，大便不爽或大便溏。舌质暗红，苔腻，脉滑或弦滑。胃镜检查可见胃黏膜糜烂或伴有溃疡，胃内黏液糊浑浊，或见胆汁反流。幽门螺杆菌检查可出现阳性。

治法：化湿和胃。

方药：化湿和胃汤加减。藿香、芦根、石菖蒲、生薏苡仁、滑石、半夏、佩兰、茯苓、川朴、瓜蒌、白蔻仁、陈皮。本方以藿香、芦根为主药，芳香化浊，祛湿和胃。藿香、芦根均气味芳香而喜化湿浊，二者一温一寒，化湿和中，为湿浊阻胃之圣药。方中佩兰、薏苡仁、白蔻仁、滑石等亦均为化浊利湿之品，诸药相辅，可使湿浊得化，烧心自止。

常用药物：若湿浊有化热之征象者，可于方中加入蒲公英、黄连、茵陈等清热化湿和胃之品。

五、胃络瘀滞

临床表现：烧心，胃脘部隐痛，进食后烧心加重，或烧心定时发作，一般多见于夜间发作，或伴黑便。舌质紫暗或有瘀斑，脉弦涩。胃镜检查多见胃黏膜粗糙，或有陈旧性出血点或出血斑。病理示伴有肠上皮化生或不典型增生。胃酸分泌功能测定胃酸偏低。

治法：化瘀通胃。

方药：化瘀通胃汤加减。丹参、蒲黄、五灵脂、郁金、当归、川芎、元胡、桃仁、枳壳、柴胡、大黄、香附。方中以丹参、蒲黄、五灵脂为主药，丹参活血凉血消瘀，蒲黄、五灵脂行血，有推陈致新之功。佐以当归、桃仁等活血化瘀润降，枳壳、柴胡、香附等理气，气行则血行。配以少量大黄，活血而有通降之功，用之可荡涤肠胃，推陈致新，通利水谷，调中化食，安和五脏。

常用药物：若胃络受损，伴黑便者，可加入三七、地榆、仙鹤草凉血止血。若伴有肠上皮化生、不典型增生者，加入莪术、姜黄以活血消坚。胃酸缺乏者，可加乌梅、天花粉、石斛等养阴生津。

第四节　反酸

反酸又称吐酸，是指当胃内容物经食管反流到达口咽部时，患者自觉口中酸涩不爽，故又称泛酸。若随即咽下者称为吞酸，若随即吐出称为吐酸。多由于贲门功能不全和脾胃功能障碍逆蠕动所致酸性胃液反流至口腔。反酸是脾胃病常见的症状之一，常与烧心并见。

一、肝胃郁热

临床表现：反酸，烧心，或吐苦水，或伴有胸骨后烧灼感，嗳气，口苦，心烦易怒，夜寐欠安，舌红，苔黄，脉弦。

治法：疏肝泻热，和胃降逆。

方药：柴胡疏肝散合左金丸加减。方中柴胡、白芍、川芎、香附疏肝解郁，调气和血；黄连、吴茱萸疏肝泻火；陈皮、枳壳、甘草理气和中，诸药合用肝气疏，郁热泻，胃气和，酸自止。

常用药物：若反酸甚者，加瓦楞子、海螵蛸、浙贝母清热制酸；嗳气频发者，加佛手、砂仁理气和胃；若心烦不寐者，加合欢皮、酸枣仁、栀子清心解郁安神。

二、气郁痰阻

临床表现：反酸，胃脘部堵闷胀满，嗳气频作，因情志不遂后反酸加重，纳呆，咽部堵闷，后背沉重、疼痛，时及两胁不舒。舌红，苔白腻，脉弦。

治法：开郁化痰，理气降逆。

方药：旋覆代赭汤合半夏厚朴汤加减。旋覆花、代赭石、半夏、厚朴、茯苓、紫苏叶、枳壳、香附、太子参。

常用药物：若胃脘堵闷明显，气郁甚者，加青皮、川楝子增强疏肝和胃之效；若咽部堵闷，吞吐不得者，加僵蚕、蝉衣，取清降散之义，以助气机通降；若痰气郁结日久，有化热之势，加蒲公英、茵陈、沙参清热化湿润胃。

三、脾胃湿热

临床表现：反酸，胃脘胀满或疼痛，口中黏腻，头身困重，口渴不欲饮，小便不利，色黄，大便不爽或大便溏。舌暗红，苔黄腻，脉滑或弦滑。

治法：化湿和胃，清热宽中。

方药：泻心汤合乌贝散加减。方中黄芩、黄连、大黄苦寒燥湿清热；海螵蛸制酸止痛；浙贝母散结消痈；陈皮疏肝健脾。诸药合用，共奏清湿泻热、制酸止痛之用。

常用药物：若伴有肠上皮化生者，可加白花蛇舌草、藤梨根、半枝莲清热解毒利湿；若周身沉重、神疲乏力者，加芦根、薏苡仁、白术着重化湿健脾；若胃镜糜烂严重者，加地榆、三七收敛止血，修复糜烂面。

四、瘀血阻络

临床表现：反酸，嘈杂，胃脘部隐痛，常于夜间发作或加重，口渴而不欲饮，或有黑便。舌暗红或有瘀斑，脉弦涩。

治法：化瘀行气，制酸止痛。

方药：血府逐瘀汤合失笑散加减。方中丹参、蒲黄、五灵脂活血凉血行血，有推陈致新之义；桃仁、红花、当归、赤芍活血化瘀，以助胃气通降；元胡、枳壳、半夏、陈皮理气和胃，以助血行。诸药合用，共奏化瘀行气、理气和胃之效。

常用药物：若胃脘痛发作时，加徐长卿、姜黄活血通络定痛；若胃镜下胃黏膜变薄变白者，加百合、乌药、黄精养阴益气；若便血者，加三七、仙鹤草凉血化瘀止血；若胃酸缺乏者，加五味子、乌梅养阴生津。

五、胃阴不足

临床表现：反酸，胸骨后及胃脘部烧灼不适，口干、咽干、饥不欲食，时有恶心、干呕，大便质干。舌红欠津，有裂纹，苔少，脉弦细涩。

治法：益胃养阴，生津制酸。

方药：沙参麦冬汤加减。方中沙参、麦冬、玉竹、天花粉、桑叶养阴生津润胃；扁豆、山药、陈皮健脾助运；瓦楞子、海螵蛸制酸护胃。

常用药物：若胃痛明显者，加佛手、香橼理气和胃；若阴虚有郁热之势者，加蒲公英、石见穿、栀子清热行郁；若大便干结者，加生地、玄参、火麻仁增液润燥。

六、脾胃虚寒

临床表现：反酸，胸骨后及胃脘部烧灼不适，时吐清水痰涎，纳呆，四肢欠温，怕凉，神疲乏力，大便稀溏。舌淡或淡胖，脉沉细。

治法：温中健脾，制酸和胃。

方药：小建中汤加减。方中饴糖甘温质润，温补中焦；桂枝温阳气，祛寒邪；白芍养营阴，缓肝急；生姜温中散寒；大枣补脾益气；炙甘草益气和中，调和诸药。诸药合用，温中补虚缓急，蕴有柔肝理脾，益阴和阳之意。

常用药物：如肠鸣漉漉、便溏者，加豨莶草、仙鹤草、葛根升阳健脾；若平素怕冷怕凉者，加炮姜增强温中散寒之力；若胃镜示黏膜苍白，胃酸量少者，加乌梅、白芍酸甘化阴，以促进胃酸分泌。

第五节　嗳气

嗳气又称噫气，是指胃中浊气冲逆而上，经食管由口不自禁呼出为主要表现的病症，一般有声无物，其声沉长，不似呃逆之声短促，多见于饱食之后。嗳气一证有轻重之别，可单独出现，亦可与痞满、胃痛等证并见。若一时气逆而作，无明显兼证，病证轻微者，可不药而愈，若持续或反复发作，兼证明显者，则应用药治疗。

一、食滞停胃

临床表现：嗳气伴有酸腐臭味，嗳声闷浊，恶心欲呕，胸脘痞闷，不思饮食，大便臭秽不爽或秘结。舌苔厚腻，脉滑实。

治法：消食化滞，和胃调中。

方药：保和丸加减。方中山楂、神曲、莱菔子消食健脾，下气除满；半夏、陈皮行气化滞；茯苓健脾渗湿，和中止泻；连翘清热散结除痞。诸药合用，使食积得化，胃气得和，共奏消食导滞和胃之功。

常用药物：若脘腹胀满者，加枳实、厚朴行气宽中消痞；若嗳气频作，加旋覆花、代赭石化痰降逆；若舌苔厚腻、口干不欲饮者，加砂仁、白豆蔻芳香化湿；若食积郁而化热、大便秘结不通者，可合用小承气汤通腑泄浊、荡涤肠热。

二、气机郁滞

临床表现：嗳气频繁、声响，咽堵，胃脘不适，胸胁胀满，每因情绪变化而诱发或加重，大便不爽。舌淡红，苔薄白，脉弦或弦滑。

治法：疏肝和胃，调达气机。

方药：柴胡疏肝散加减。方中柴胡、白芍、川芎、香附疏肝解郁；陈皮、枳壳、甘草理气和中。诸药合用，共奏疏肝理气、通降胃气之效。

常用药物：若胸胁胀痛重者，可加青皮、郁金、木香、延胡索助理气解郁之功；若后背沉重，乃肺气津不足，加威灵仙、沙参补肺胃之阴、宣通经络；若肝郁日久，阳明胃腑易从热化，热则伤阴，故常配以败酱草、茵陈、沙参、麦冬、白芍等清热养阴之品。

三、火郁脾土

临床表现：嗳气，脘腹疼痛，心胸满闷，心悸，心烦不安，失眠、多梦，口咽干燥。舌尖红，舌质暗，舌苔薄黄，脉细或弦细。

治法：清心降火，和胃降逆。

方药：菖蒲郁金汤加减。方中石菖蒲、郁金、连翘、黄连、栀子等物，并配以合欢皮、合欢花、酸枣仁、夜交藤、玫瑰花等养心解郁安神之品。诸药合用，助心火降行，气机升降得司。

常用药物：若心火亢盛，耗伤阴液，伴见口干咽燥、潮热盗汗，加百合、石斛、麦冬滋阴降火安神；若脘腹疼痛有定处，舌紫暗者，为心血瘀阻之象，加用丹参、姜黄、甘松活血行郁散瘀。

四、湿浊中阻

临床表现：嗳气频频，声沉闷，脘腹痞塞不舒，头晕目眩，心悸胸闷，呕恶，纳呆，身重困倦，大便不爽。苔厚腻，脉沉滑。

治法：化湿泄浊，和胃降逆。

方药：平胃散加减。方中苍术、白术燥湿运脾；茯苓淡渗泄湿；陈皮、香附、厚朴疏理气机；藿香、桔梗宣化助运；甘草调和药性。诸药合用湿浊化、气机通，中州复运。

常用药物：若嗳气不止、胸脘痞闷不舒者，加香橼、佛手理气和胃兼能化湿；若口中黏腻、舌苔厚腻者，重用化湿辟浊之类，如佩兰、薏苡仁等；若纳呆者，加炒谷芽、炒麦芽消化水谷，健运脾胃；若大便溏泄，加用风药如葛根、防风之品，升举清阳，分利湿浊；若湿浊有化热之势，加竹茹、芦根清化湿热痰浊。

五、脾胃虚寒

临床表现：嗳气声低，脘腹隐痛，绵绵不休，畏寒怕冷，口淡不渴，宿食不化，喜唾涎沫，大便溏泄。舌淡，苔白，脉象沉迟。

治法：温中散寒，健脾益胃。

方药：黄芪建中汤加减。方中黄芪补中益气；小建中汤温中补虚、和里缓急；陈皮、广木香、砂仁理气助运，使补而不滞。诸药合用，共奏温脾阳、健脾气之功。

常用药物：泛吐清水较重者，可加半夏、白豆蔻温胃化饮；吞酸者，去饴糖，加用左金丸；如寒盛者，可用附子理中汤，或大建中汤温中散寒；若伴有恶心呕吐者，加藿香、佩兰健脾化湿；大便溏薄者，可加薏苡仁、葛根健脾升阳。

第六节　嘈杂

嘈杂俗名嘈心或烧心症，是指胃脘部似痛非痛、似饥非饥、莫名难受、时作时止的一种症状。嘈杂可以单独出现，亦可与吐酸、胃痛等并见。

一、脾胃积热

临床表现：嘈杂而兼恶心吐酸，口渴喜冷，心烦易怒，或胸闷痰多，多食易饥，或似饥非饥，胸闷不思饮食，舌质红，舌苔黄或干，脉多滑数。

治法：清胃降火，和胃除痰。

方药：黄连温胆汤加减。方中以黄连、半夏为君，黄连直泻胃火，半夏降逆和胃化痰，与黄连配伍辛开苦降，宣通中焦；以寒凉清降的竹茹、枳实为臣清胆胃之热，降胆胃之逆，既能泄热化痰，又可降逆和胃；佐以陈皮理气燥湿，茯苓健脾渗湿，使湿祛而痰消；少量生姜辛以通阳，甘草益脾和胃，调和诸药，共为使药。诸药合用，可使痰热清，胆胃和，诸症可愈。

常用药物：胃痛者加延胡索；腹胀者加厚朴、莱菔子；嗳气者加旋覆花；反酸者加瓦楞子；便秘者加大黄；苔腻湿重者加苍术、佩兰。

二、肝胃不和

临床表现：胃脘嘈杂如饥，似有烧灼感，胸闷懊憹，嗳气或反酸，两胁不舒，发作与情绪关系较大。妇女可兼经前乳胀，月经不调，舌质红，苔薄白，脉细弦。

治法：抑木扶土。

方药：四逆散加减。方中佛手、枳壳、白芍、绿萼梅疏肝抑木；石斛、白术、茯苓、甘草健脾胃补中气；瓦楞子、蒲公英抑酸护膜清热。

常用药物：妇女兼经前乳胀，月经不调者，可予丹栀逍遥散加减；两胁胀痛明显者，可加香橼、元胡以增强疏肝理气作用。

三、脾胃气虚

临床表现：嘈杂时作时止，兼口淡无味，食后脘胀，体倦乏力，舌淡，苔白，脉虚。

治法：补益胃气。

方药：四君子汤加味。方中党参、白术、茯苓、甘草长于补中气，健脾胃；山药、白扁豆增强健脾之效。

常用药物：兼气滞者，加木香、砂仁调气和中；胃寒明显者，加干姜温胃散寒。

四、脾胃虚寒

临床表现：嘈杂，多见泛吐清水或酸水，或兼恶心，呕恶，食少，腹胀，便溏，甚则形寒，中脘冰冷感，水声漉漉。面色萎黄或少华，舌质淡，苔白，脉细弱。

治法：温中健脾，理气和胃。

方药：四君子汤合二陈汤加减。方中党参、白术、茯苓、甘草、山药等益气健脾；陈皮、半夏、木香、砂仁理气和胃；炒薏苡仁、白扁豆健脾渗湿。

常用药物：若脾胃虚寒，停饮作酸嘈杂者，宜六君子汤；若寒痰停蓄胸膈，或为胀满少食而为嘈杂者，宜和胃二陈煎。

五、胃阴不足

临床表现：嘈杂时作时止，饥而不欲食，食后饱胀，口干舌燥，大便干燥，舌质红，少苔或无苔，脉细数。

治法：滋养胃阴。

方药：益胃汤加减。方中沙参、麦冬、生地、玉竹、石斛甘凉濡润，益胃生津，胃阴得复而嘈杂自止。

常用药物：胃脘胀痛者，可加佛手、绿萼梅、香橼等理气而不伤阴之品；大便干燥者，加火麻仁、郁李仁等润肠通便。

第七节　呃逆

呃逆是指气从胃中上逆，喉间频频作声，声音急而短促，难以自制的一种病症。其中与饮食有关，特别是饮食过快、过饱，摄入过冷或过热的食物、饮料、酒水，外界温度变化和过度吸烟等因素引起的横膈膜痉挛收缩的称为生理性呃逆，是健康人群常见的症状。非进食因素引起的呃逆多为病理性呃逆，呃逆频繁或持续24小时以上的，称为难治性呃逆。

一、胃中寒冷

临床表现：呃声沉缓有力，胸膈及胃脘不舒，得热则减，遇寒则甚，纳食减少，喜食热饮，口淡不渴，舌红，苔白润，脉迟缓。

治法：温中散寒，降逆止呃。

方药：丁香柿蒂散加减。方中丁香、柿蒂降逆止呃；青皮、陈皮理气止痛；高良姜、甘草温中散寒；人参、茯苓健脾益气；半夏降逆止呕。

常用药物：若寒气较重，胸脘胀痛者，加香薷、羌活、乌药散寒降逆；若寒凝食滞，脘闷嗳腐者，加莱菔子、半夏、枳实行气导滞；若寒凝气滞，脘腹痞满者，加枳壳、厚朴、陈皮；若气逆较甚，呃逆频作者，加青皮、连翘以理气降逆；若外寒致呃者，可加紫苏、生姜。

二、胃火上逆

临床表现：呃声洪亮有力，冲逆而出，口臭烦渴，多喜饮冷，脘腹满闷，大便秘结，小便短赤，苔黄燥，脉滑数。

治法：清胃泄热，降逆止呃。

方药：竹叶石膏汤加减。方中竹叶、生石膏清泻胃火；人参、麦冬养胃生津；半夏和胃降逆；粳米、甘草调养胃气。

常用药物：可加八月札、佛手以助降逆止呃之力；若腑气不通，痞满便秘者，可用小承气汤通腑泄热；若阳明燥热甚者，亦可再加生石膏、白芷，使腑气通，胃气降则呃逆自止；若胸膈烦热，大便秘结，可加黄连配瓜蒌，取"小陷胸"之义。

三、气机郁滞

临床表现：呃逆连声，常因情志不畅而诱发或加重，胸胁满闷，脘腹胀满，纳减嗳气，肠鸣矢气，苔薄白，脉弦。

治法：顺气解郁，降逆止呃。

方药：五磨饮子加减。方中木香、乌药解郁顺气；枳壳、沉香、槟榔宽中行气；枳实破气消滞。

常用药物：可加半夏、瓜蒌、厚朴、枳实、陈皮、蒲公英、砂仁等和胃降逆止呃；川楝子、郁金、柴胡疏肝解郁；若心烦口苦，气郁化热者，加黄芩、黄连泄肝和胃；若气逆痰阻，昏眩恶心者，可用石菖蒲、白豆蔻、薏苡仁降逆化痰；若痰涎壅盛，胸胁满闷，便秘伴苔浊腻者，可加白花蛇舌草、生地黄、牡丹皮、金银花、蒲公英等清热化痰；若瘀血内结，胸胁刺痛，久呃不止者，可加延胡索、三棱、莪术、大血藤、当归、败酱草以活血化瘀止痛。

四、脾胃阳虚

临床表现：呃声低长无力，气不得续，泛吐清水，脘腹不舒，喜温喜按，面色白，手足不温，食少乏力，大便溏薄，舌质淡，苔薄白，脉细弱。

治法：温补脾胃，和中降逆。

方药：理中汤加减。方中人参、白术、甘草甘温益气；干姜温中散寒。

常用药物：可加枳实、八月札、紫苏梗、厚朴、大腹皮以加强理气化湿、和中降逆之功；若内寒重者，可加附子、肉桂；若嗳腐吞酸，夹有食滞者，可加山楂、麦芽、隔山消；若脘腹胀满，脾虚气滞者，可加香附、木香；若呃声难续，气短乏力，中气大亏者，可加黄芪、党参、大枣、炙甘草；若病久及肾，肾阴不足，腰膝酸软，呃声难续者，可加女贞子、墨旱莲、熟地黄、石斛等滋补肾阴。

五、胃阴不足

临床表现：呃声短促而不得续，口干咽燥，烦躁不安，不思饮食，或食后饱胀，大便干结，舌质红，苔少而干，脉细数。

治法：益胃养阴，和胃止呃。

方药：益胃汤合橘皮竹茹汤加减。方中沙参、麦冬、玉竹、生地甘寒生津，滋养胃阴；橘皮健脾和胃；竹茹清热化痰；生姜温胃止呕；人参、大枣益气生津；甘草清热解毒，调和诸药。

常用药物：可加半夏、竹茹、藿香、芦根以增强降逆止呃之力；若神疲乏力，气阴两虚者，可加人参、白术、山药、茯苓；若咽喉不利，胃火上炎者，可加麦冬、沙参；若日久及肾，腰膝酸软，五心烦热，肝肾阴虚者，可加墨旱莲、女贞子、山茱萸、黄精滋补肝肾等。

第八节 呕吐

呕吐是指胃失和降，气逆于上，胃内容物经食管、口腔吐出的一种病症。临床以有物有声谓之呕，有物无声谓之吐，无物有声谓之干呕。呕与吐常同时发生，故合称为呕吐。

一、外邪犯胃

临床表现：突然呕吐，起病较急，发热恶寒，头身疼痛，无汗，脘腹胀满，不欲饮食，苔薄白，脉浮紧。

治法：解表散寒，和胃降逆。

方药：藿香正气散加减。方中半夏、陈皮理气燥湿，和胃降逆止呕，为君药；白术、茯苓健脾化湿，助藿香内化湿浊而止吐，俱为臣药。佐以大腹皮、厚朴行气化湿，畅中行滞，取郁气行则湿化之义；紫苏、白芷辛温发散，助藿香外散风寒，紫苏尚可醒脾宽中，行气止呕，白芷兼能燥湿化浊；桔梗宣肺利膈，既益解表，又助化湿；兼用生姜、大枣，内调脾胃，外和营卫。使药甘草调和药性，并协姜、枣以和中。

常用药物：如饮食不节，见脘腹胀满，可加鸡内金、麦芽；若风寒偏重，可加羌活、防风；若表邪偏重，寒热无汗者，可加香薷、紫苏以助解表；兼气滞脘腹胀痛者，可加罗勒、柴胡、木香、延胡索以行气止痛。

二、食滞内停

临床表现：呕吐酸腐，吐后反觉舒服，脘腹胀满，嗳气厌食，腹痛，大便或溏或结，苔厚腻，脉滑。

治法：消食化滞，和胃降逆。

方药：保和丸加减。方中山楂消油腻之积，健胃消食；神曲消酒食陈腐之积；莱菔子消面食痰浊之积；陈皮、半夏、茯苓理气和胃，燥湿化痰；连翘散结清热。诸药合用，有消食导滞、理气和胃之功。

常用药物：若脘腹积滞，腹满便秘者，可加大黄、枳实；若积滞久郁化热，腹胀便秘，可用大承气汤通腑泄热，导气下行。

三、痰饮内阻

临床表现：呕吐痰涎清水，胸脘痞闷，不思饮食，头眩心悸，舌苔白腻，脉滑。

治法：温化痰饮，和胃降逆。

方药：二陈汤合苓桂术甘汤加减。方中半夏辛温性燥，燥湿化痰，和胃降逆，陈皮理气行滞，燥湿化痰，共为君药，二药相辅相成，体现治痰先理气、气顺则痰消之意；茯苓健脾利水，渗湿化饮，桂枝温阳化气，平冲降逆为臣药；白术健脾燥湿；炙甘草合桂枝辛甘化阳，合白术健脾益气，又可调和诸药，兼为佐使之用。

常用药物：若痰郁化热，困阻中焦，而胸闷不舒，恶心呕吐，口苦，苔黄腻，可加竹茹、半夏、枳实、橘皮以清热和胃，除痰止呕；若痰湿热盛，聚集成毒，可加冬凌草、藤梨根、石见穿。

四、肝气犯胃

临床表现：呕吐吞酸，嗳气频繁，胸胁胀痛，舌质红，苔薄腻，脉弦。

治法：疏肝理气，和胃降逆。

方药：四七汤加减。方中以半夏、厚朴散结除满；茯苓、紫苏叶利湿宽中；生姜、大枣为使，调和诸药，湿祛则痞消。

常用药物：若胸胁胀满疼痛较甚，加川楝子、郁金、香附、佛手、香橼、八月札、白梅花等疏肝解郁；如呕吐酸水、心烦口渴，可加黄连、黄芩、野葡萄藤等辛开苦降，清肝和胃；若见胸胁刺痛，或呕吐不止，舌有瘀斑者，可加桃仁、红花、红景天、鬼箭羽等活血化瘀。

五、脾胃气虚

临床表现：食欲不振，恶心呕吐，脘腹痞闷，大便不畅，舌苔白滑，脉象虚弦。

治法：健脾益气，和胃降逆。

方药：香砂六君子汤加减。方中黄芪、白术、党参益气健脾和胃；升麻、柴胡升举阳气；当归养血和营；陈皮健脾理气。诸药合用则脾气升，脾阳得健。

常用药物：若呕吐频作，噫气脘痞，可酌加半夏、竹茹降逆止呕；若呕吐清水较多，脘冷肢凉者，可加黄芪以补气升阳、益气固表，配伍党参、红景天加强益气补中、扶正固脱之力；可兼加厚朴、枳实理气和胃，使补而不滞。

六、脾胃阳虚

临床表现：饮食稍多即吐，时作时止，面色㿠白，体倦无力，喜温恶寒，四肢不温，口干而不欲饮，大便溏薄，舌质淡，脉濡弱。

治法：温中健脾，和胃降逆。

方药：理中汤加减。本方以干姜为君药，温胃散寒；人参补气健脾，白术健脾燥湿为臣药；甘草和中补脾，为使药。

常用药物：若呕吐甚者，加砂仁、半夏等理气降逆止呕；若呕吐清水不止，可加吴茱萸、生姜以温中降逆止呃；若久呕不止，呕吐物完谷不化，汗出肢冷，腰膝酸软，舌质淡胖，脉沉细，可加山茱萸、黄精、白芍、肉桂、女贞子、墨旱莲等温补脾肾之品。

七、胃阴不足

临床表现：呕吐反复发作而呕吐物不多，口干咽燥，饥不欲食，嘈杂，舌红少津少苔，脉细数。

治法：养阴润燥，降逆止呕。

方药：麦门冬汤加减。本方重用麦冬为君，甘寒清润，既养肺胃之阴，又清肺胃虚热。人参益气生津为臣药。以甘草、粳米、大枣益气养胃，合人参益胃生津为佐药，此为"培土生金"之法。肺胃阴虚，虚火上炎，不仅气机逆上，而且进一步灼津为涎，故又佐以半夏降逆下气，化其痰涎，虽属温燥之品，但用量很轻，与大剂量麦门冬配伍，则其燥性减而降逆之用存，且能开胃行津以润肺，又使麦门冬滋而不腻，相反相成。甘草并能润肺利咽，调和诸药，兼作使药。

常用药物：如胃气逆甚，呕吐频作者，加竹茹、橘皮等；兼见阴伤津亏肠燥，大便不畅者，加沙参、麦冬、火麻仁、郁李仁等；阴伤过甚，减半夏用量，酌加石斛、乌药、百合等。

第九节　噎膈

噎膈是指吞咽食物困难，饮食难下，或食入即吐的一种疾病。多见于中老年男性。噎是吞咽之时，食物难以下咽；膈即格拒，指食管狭窄，食物不能下咽到胃，食入即吐。噎与膈相比，噎可单独出现，是膈的前驱症状，比膈的症状轻，而膈常由噎发展而成，故临床中常并称为噎膈。

一、痰气交阻

临床表现：吞咽困难，脘腹痞满，甚则疼痛，情志舒则症减，精神抑郁则加重，嗳气呃逆，呕吐痰涎，口干咽燥，大便艰涩，舌质红，苔薄腻，脉弦滑。

治法：开郁化痰，润燥降气。

方药：启膈散加减。方中丹参、郁金、砂仁理气化痰解郁，沙参、浙贝母、茯苓润燥化痰，杵头糠和胃降逆。

常用药物：可加瓜蒌、半夏以助化痰之力；若肝气郁结，可加柴胡、木香、延胡索、八月札疏肝解郁；若郁久化热，心烦口苦者，可加黄芩、黄连、野葡萄藤以清热；若津伤便秘，可加沙参、麦冬以助生津润燥之力；若胃失和降，呕吐痰涎，加石菖蒲、郁金以行气化浊；藤梨根、冬凌草以清热解毒抗癌；虚者，加人参；若伴瘀血阻络，加鬼箭羽、大血藤、莪术、当归；若兼痰积，加陈皮、青皮、厚朴；若兼食积，加隔山消、炒麦芽、山楂、炒谷芽等以加强健脾消食功能。

二、津亏热结

临床表现：进食格拒不下，食后复吐，水饮可下，胃脘灼热，胸背灼痛，形体消瘦，肌肤枯燥，心烦口干，大便干结如羊屎，舌红而干，或有裂纹，脉细数。

治法：滋阴养血，润燥生津。

方药：沙参麦冬汤加减。方中沙参、麦冬、玉竹滋养津液；桑叶、天花粉养阴泄热；扁豆、甘草安中和胃。

常用药物：可加玄参、生地、石斛以助养阴之力；可加当归以养血润肠；加蒲公英、黄连、黄芩以清肺胃之热；若肠中燥结，大便不通可加火麻仁、郁李仁、升麻以润肠通便；若腹中胀满，大便不通，胃肠热盛，可用大黄甘草汤泻热存阴，但应注意大黄的用量，以免重伤津液。

三、瘀血内结

临床表现：进食困难，胸膈疼痛，进食格拒，口渴不欲饮，呕吐物如赤豆汁状，肌肤枯燥，形体消瘦，便中有血，舌质紫暗，脉细涩。

治法：破血通瘀，滋阴养血。

方药：通幽汤加减。方中桃仁、红花活血化瘀，破结行血；当归、生地、熟地滋阴养血润燥；槟榔破气消滞，升麻升清而降浊，一升一降，其气乃通，噎膈得开。

常用药物：可加枳实、青皮以加强其破气消滞之功；可加丹参、赤芍、三七、三棱、莪术、大血藤、鬼箭羽破结行瘀；加半夏、玄参以化痰散结，僵蚕、蝉衣祛风散结；加沙参、麦冬、白芍滋阴养血；若气滞血瘀，胸膈胀痛者，可加柴胡、延胡索、八月札；若服药即吐，难于下咽，可服玉枢丹。

四、气虚阳微

临床表现：水饮不入，面色㿠白，精神衰惫，脘腹胀满，呕吐物大量黏液白沫，面浮足肿，大便稀溏，舌淡苔白，脉细弱。

治法：温补脾肾，益气敛阳。

方药：温脾用补气运脾汤加减，温肾用右归丸加减。前方以人参、黄芪、白术、茯苓、甘草补脾益气，砂仁、陈皮、半夏和胃降逆。后方用附子、肉桂、鹿角胶、杜仲、菟丝子补肾助阳，熟地、山茱萸、山药、枸杞子、当归补肾滋阴。

常用药物：可加芦根以清热止呕，加附子、干姜温补脾阳；若气阴两虚加石斛、麦冬、沙参以滋阴生津。若中气下陷，少气懒言，可加黄芪、人参；若脾虚血亏，心悸气短，可用十全大补汤加减。

第十节　胃凉

胃凉是指患者感觉胃脘部发凉，惧怕寒冷刺激或进食生冷之物即引起胃脘部胀满或疼痛不适，甚者触之胃脘部局部皮肤温度低于正常体温。胃凉常伴见胃脘痛、痞满等多种脾胃病证。

一、气机郁滞

临床表现：胃凉，胃脘怕冷或伴手足不温，胃脘痞满、胀满，嗳气频作，得热则轻，喜热饮食，症状时轻时重，纳呆，烧心，进食后则嗳气更甚，大便不爽，舌淡红，苔薄白或薄黄，脉弦或弦滑。

治法：疏肝理气，开郁和胃。

方药：四逆散加减。方中柴胡入肝经，生发阳气，疏肝解郁为君药；白芍敛阴养血柔肝为臣药，与柴胡合用，以补养肝血，调达肝气，使柴胡升散而无耗伤阴血之弊；佐以枳实理气解郁，与白芍相配，又能理气和血；使以甘草，调和诸药，益脾和中。

常用药物：两胁胀痛明显者，可加香橼、元胡以增强疏肝理气作用；妇女兼经前乳胀，月经不调者，可予丹栀逍遥散加减。

二、瘀阻胃络

临床表现：胃凉，胃脘怕冷，胃脘满闷或疼痛，痛有定处，按之加重，痛处喜温怕冷，甚至吃水果也需用热水加温，胸满口燥，或低热，或胃脘部有抽缩感、针刺感，舌质紫暗或青紫，或有瘀斑，脉涩。

治法：理气活血，化瘀通络。

方药：失笑散合丹参饮加减。前方二药活血祛瘀，通利血脉以止痛；后方重用丹参活血化瘀，檀香、砂仁行气止痛；两方合用，共奏活血化瘀通络之功。

常用药物：疲乏无力者，加黄芪、党参健脾益气以助血行；口干明显者，加沙参清热生津；痛甚者，加元胡、川芎、当归活血止痛。

三、湿热中阻

临床表现：胃凉，胃脘怕冷，胃脘局部发凉，甚至在盛夏也在胃脘增加保暖措施，如戴肚兜等，有堵闷、嘈杂感，口干，口苦，纳呆，恶心或呕吐，头重身重，或有低热，小便黄，大便不爽或便溏，舌暗红或舌红，苔黄腻，脉滑或弦滑。

治法：化湿清热，理气和胃。

方药：泻心汤合连朴饮加减。方中大黄、黄芩、黄连泄热和胃；厚朴、半夏理气燥湿，降逆除胀；石菖蒲化湿醒脾开胃；栀子、淡豆豉清宣郁热；芦根清热和胃，除烦止呕。诸药合用辛开苦降，共奏清热祛湿之功。

常用药物：热盛便秘者，加金银花、白花蛇舌草、枳实；若热盛伤津，口干明显者，佐以沙参、石斛清热生津；若嘈杂明显者，加浙贝母、瓦楞子清热制酸。

四、胃热炽盛

临床表现：胃凉，胃脘怕冷怕凉、痞闷，或伴隐痛，口干喜冷饮，或口臭不爽，口舌生疮，咽喉堵塞感或伴疼痛，或牙龈肿痛、口腔溃疡，或心烦不寐、大便秘结，舌红苔黄，脉滑或滑数。

治法：清胃泄热，和胃降逆。

方药：清胃散加减。方中黄连苦寒泻火为君；生地凉血滋阴，丹皮凉血清热，共为臣；佐以当归养血和血；升麻散火解毒，与黄连相伍，使上炎之火得散，内郁之热得降。诸药合用，共具清胃泄热之功。

常用药物：口舌生疮者，加金银花、连翘清热解毒；口干明显者，加沙参、麦冬清热养阴；大便秘结者，加大黄导热下行。

五、寒邪客胃

临床表现：胃凉，胃脘怕冷疼痛，胃凉如冰，恶寒喜暖，得温痛减，遇寒加重，口淡不渴，或喜热饮，小便清长，大便溏，舌淡，苔薄白，脉弦紧。

治法：温胃散寒，行气止痛。

方药：香苏散合良附丸加减。前方紫苏叶辛温散寒，香附行气和血，陈皮理气和胃，甘草和中，共奏行气和胃止痛之功；后方高良姜、附子温中祛寒止痛。两方合用，温胃散寒，行气止痛。

常用药物：胃凉甚者，加炮姜温胃散寒；便溏者，加葛根、山药、白扁豆健脾止泻。

六、脾胃虚寒

临床表现：胃凉，胃脘怕冷，胃痛隐隐，绵绵不休，喜温喜按，空腹痛甚，劳累或受凉后发作或加重，食后缓解，泛吐清水，食少脘痞，口淡不渴，神疲纳呆，四肢倦怠，畏寒肢冷，大便溏薄，舌淡苔白，脉虚弱或迟缓。

治法：温中健脾，和胃止痛。

方药：黄芪建中汤加减。方中黄芪补中益气，小建中汤温中补虚、和里缓急，陈皮、广木香、砂仁理气助运，使补而不滞。诸药合用，共奏温脾阳、健脾气之功。

常用药物：泛吐清水较重者，可加半夏、白豆蔻温胃化饮；如寒盛者，可用附子理中汤，或大建中汤温中散寒；若伴有恶心呕吐者，加藿香、佩兰健脾化湿；大便溏薄者，可加薏苡仁、葛根健脾升阳。

第十一节　口疮

口疮也称"口糜""口疳"，是以唇、颊、舌、上腭等处黏膜发生黄白色溃烂点，周围明显红肿或兼有不同程度的发热为主要特征的病症。顽固性口疮具有周期性发作特点，反复发作，久治难愈。

一、脾胃积热

临床表现：口疮多发生于唇、颊、舌、面等处，口疮初起较小，单发或是丛集溃疡较多，呈点状分布，基底呈鲜红色，周围黏膜充血，烧灼疼痛，严重时甚至融合成片，病程表现为起病急，病程短。小便黄赤，大便秘结，口干，舌红，苔黄，脉数有力。

治法：清热泻火。

方药：竹叶石膏汤加减。方中竹叶清热除烦、清心利尿；石膏清热泻火、止渴消烦，主治一切急性热病。两者相配，相得益彰，能清心热、泻胃火。麦冬养阴生津。诸药合用清热泻火，补虚护阴，使邪去而不伤正气，祛除口疮，防止复发。

常用药物：胃脘嘈杂、胃痛者，加元胡、香附；大便秘结者，加瓜蒌、黄连、生地；口干、唇干者，加天花粉、沙参、元参；肝风偏旺伴耳鸣、目赤者，加龙胆草、柴胡、泽泻。

二、脾胃湿热

临床表现：口疮好发于口唇，多处黄色糜点，口臭，疼痛明显，影响进食。初起较小，多发，逐渐发展扩大。不思饮食，口干口苦，渴不欲饮，身体困重，四肢倦怠，大便溏薄，小便不利，色黄，舌红，苔黄腻，脉滑数。

治法：清利湿热。

方药：甘露饮加减。方中生地、熟地、天冬、麦冬、石斛养胃阴生津液，且生地、麦冬、石斛善于除胃热，茵陈、黄芩清利脾胃湿热，枇杷叶、枳壳宣通脾胃气机。诸药合用清利湿热，养阴生津，使热去湿化，口疮治愈。

常用药物：胸闷纳呆呕恶者，加紫苏叶、佩兰；小便不利者，加泽泻、白茅根。

三、湿邪困脾

临床表现：溃疡基底呈灰白色，初发时口腔黏膜出现小泡或斑点，后期破裂而致溃疡，溃疡面呈灰黄色或灰白色，伴疼痛灼热感。纳差、疲乏、大便溏薄，舌胖有齿痕，舌苔白腻，脉濡缓。

治法：健脾化湿。

方药：参苓白术散加减。方中黄芪补中益气，升麻升举清阳，当归活血止痛、排脓生肌。诸药合用，共奏健脾和胃、渗湿敛疮之功。

常用药物：湿重者，加砂仁、白豆蔻；眩晕者，加白蒺藜、夏枯草、桑叶；失眠者，加合欢皮、合欢花、酸枣仁。

四、阴虚火旺

临床表现：溃疡较为分散，多见于舌尖、舌根或两颊黏膜处，疮面中央凹陷灰白色，周围黏膜轻度红肿，灼热疼痛，昼轻夜重，反复发作或此愈彼发，每过于劳累、情绪波动、更年期、失眠之后而发作或症状加重。口干，失眠，手足心热，小便黄，大便干结，舌红，少苔，脉细数。

治法：滋阴泻火。

方药：知柏地黄汤加减。方中熟地黄滋肾阴，益精髓；山茱萸滋肾益肝，山药滋肾补脾；泽泻泻肾降浊，丹皮泻肝火；茯苓渗脾湿，知母、黄柏清肾中伏火，清肝火。诸药合用，共奏养阴清热、泻火敛疮之效。

常用药物：牙龈肿疼出血者，加地榆、仙鹤草、旱莲草、酒大黄；心火偏盛者，加连翘、石菖蒲；口疮疼痛较甚者，加姜黄。

五、溃疡后期

临床表现：口疮伴发黏膜腺体周围炎，溃疡大而深"弹坑"样改变，兼见口干、唇干，渴而不欲饮。舌质紫暗或有瘀斑，脉结或涩。

治法：活血化瘀。

方药：解毒活血汤加减。方中连翘、葛根、柴胡、甘草清热解毒；生地清热凉血；当归、赤芍、桃仁、红花活血祛瘀；气为血帅，气行血行，故复佐少量枳壳理气，以助活血之力。全方共奏清热解毒，凉血活血之效。

常用药物：溃疡较重者，加白及、仙鹤草、莪术、地榆；兼气虚者，加黄芪、太子参、茯苓；瘀血重者，加五灵脂、丹参、莪术。

第十二节　不寐

不寐，亦称失眠，是以经常不能获得正常睡眠为特征的一类病证。主要表现为睡眠时间、深度的不足，轻者入睡困难，或寐而不酣，时寐时醒，或醒后不能再寐，重则彻夜不寐。正常的睡眠依赖人体的"阴平阳秘"，脏腑调和，气血充足，卫阳能入于阴。脾胃为气血生化之源，气机升降之枢，气血津液的输布与充盈对营卫阴阳的调和有重要的影响。

一、饮食内停

临床表现：难以入寐，嗳腐吞酸，胃脘胀满，口苦口臭，大便不爽或秘结。苔厚腻，脉滑。

治法：消食化滞，和胃安神。

方药：保和丸加减。方中山楂、神曲、莱菔子消食导滞，健胃下气；半夏、陈皮和胃降逆，理气除痞；茯苓健脾渗和中湿；连翘清热化滞。诸药合用荡涤胃肠邪气，阴阳自通而能寐。

常用药物：若胃脘饱胀不适，嗳气频发者，重用木香、厚朴等理气除痞之品；若伴有心胸烦闷，郁郁不解者，加栀子、丹皮、郁金清心行郁；若大便秘结者，加用柏子仁既可养心安神，又能润肠通便。

二、痰热内扰

临床表现：心烦不寐，胸闷，脘腹痞满，口苦口干，头重目眩。舌偏红，苔黄腻，脉滑数。

治法：清热化痰，和中安神。

方药：黄连温胆汤加减。方中陈皮、半夏、茯苓健脾祛湿化痰；黄连、竹茹、枳实清热化痰兼以行气；珍珠母镇心安神。诸药合用清热化痰，调心神，和中州。

常用药物：若胃脘痞满，食后难消者，加用厚朴、莱菔子、麦芽宽中理气，消食和胃；若痰火扰心，痰阻血脉者，加石菖蒲、远志、郁金、丹参以痰瘀并治，清心安神。

三、瘀血内停

临床表现：夜寐不安，辗转反侧，梦多，胃脘满闷或刺痛，痛有定处，夜间加重，口渴不欲饮。舌暗红，有瘀斑，脉弦涩。

治法：活血化瘀，行气调神。

方药：血府逐瘀汤加减。方中桃仁破血行滞而润燥，红花、赤芍、川芎、牛膝活血通经，祛瘀止痛，牛膝兼能引血下行；生地、当归养血益阴；桔梗、枳壳一升一降，宽胸行气；柴胡疏肝解郁，升达清阳。诸药合用，使血活瘀化气行，阴阳调和，则诸症可愈。

常用药物：若胃脘刺痛甚者，加徐长卿、姜黄、莪术活血通络止痛，并可配伍行气之品；若伴有口干口渴者，用丹参配百合活血、清心、柔阴。

四、肝胃不和

临床表现：不寐多梦，甚则彻夜不眠，胸胁胀满，嗳气吞酸，急躁易怒，咽部有异物感，伴有头晕、头胀，目赤耳鸣，口干口苦，大便秘结，小便短赤。舌红，苔黄，脉弦数。

治法：疏肝理气，清肝泻火。

方药：龙胆泻肝汤加减。方中龙胆草泄肝经湿热；黄芩、栀子苦寒泻火，清热燥湿；车前子、泽泻导热下行；当归、生地养血滋阴；柴胡疏肝解郁行气，引诸药入肝经。诸药合用，邪去而不伤正，泻火而不碍胃。

常用药物：若肝气郁结明显，而未化火者，用柴胡疏肝散加减，伍以合欢皮、合欢花疏肝解郁，安神助寐之品；若虚烦不得眠者，加川芎、知母、酸枣仁以疏肝清热、除烦安神；对于肝火上炎重证，头晕头痛，大便秘结者，可用当归龙荟丸加减。

五、脾胃阴虚

临床表现：虚烦不寐，脘腹隐痛，嘈杂不适，口干唇红，口舌生糜，厌食不饥，大便干结或泻下如酱。舌干红，苔少欠津，脉细数无力。

治法：甘润养阴，调中安神。

方药：麦门冬汤加减。方中麦冬、石斛甘寒清润，养阴兼能清虚热；太子参益气生津；甘草、粳米、大枣顾护脾胃；茯苓、薏苡仁健脾助运，少量佐以半夏，开胃降逆行津。诸药合用，共奏滋阴安神之功。

常用药物：若津伤甚者，加沙参、玉竹滋养阴液；胃脘隐痛难忍，夜间明显者，加用白芍酸甘敛阴止痛；若心中烦恼，彻夜不眠者，加石菖蒲、珍珠母镇静安神。

六、心脾两虚

临床表现：不寐，多梦易醒，神疲乏力，心悸健忘，头晕目眩，面色少华，四肢倦怠，纳呆，腹胀便溏。舌淡，苔薄，脉沉细无力。

治法：健脾养心，养血安神。

方药：归脾丸加减。方中党参、白术、黄芪、当归补气健脾养血；远志、酸枣仁、茯神、龙眼肉补益心脾安神；木香行气舒脾。诸药合用，补而不滞，健脾气，养心血，安心神。

常用药物：若心悸失眠严重者，加珍珠母镇心安神，甘松醒脾养心；若脘腹胀满甚者，加茯苓、苍术健脾利湿；肠鸣漉漉，大便溏泄者，加扁豆、炮姜温中健脾；对于心肝气血不足，虚热征象明显者，可予酸枣仁汤加减。

第三章

一降、二调、三结合

脾胃病病因多端，病机复杂，病程较长，缠绵难愈，且容易反复，刘启泉教授致力于脾胃病研究40余年，根据多年临床经验提出"一降、二调、三结合"的治疗原则，疗效显著。该原则是刘启泉教授治疗脾胃病的核心思想，其中"一降"是指和胃降逆，通降胃腑；"二调"一是指调理脾胃，调和肝胃，二是指调和其他脏腑与胃的生理功能，以及生克乘侮的病理变化；"三结合"是指辨病与辨证相结合，基础治疗与阶段治疗相结合，药物治疗与调护相结合。

第一节 一降

所谓"一降"，是指在胃病诊疗过程中，首先强调一个"降"字，即重视"胃主通降"。"胃主通降"是对胃生理功能的高度概括。何为"通降"？通，《说文解字》曰"达也"，《周易·系辞传》曰："往来不穷谓之通"。《列子·汤问》云"吾与汝毕力平险，指通豫南，达于汉阴，可乎？"，通即到达，通畅之义；降，《说文解字》曰"下也"，《诗经·小雅·节南山》云："昊天不惠，降此大戾"，降即下降，落下之义。"胃主通降"即指胃气机宜通畅、下降的特性。

一、历史沿革

（一）秦汉时期——奠定了理论基础

秦汉时期是脾胃学说的萌芽时期。脾胃的生理病理及"胃主通降"的理论最早见于《黄帝内经》与《难经》。《灵枢·肠胃》云："胃纡曲屈，伸之，长二尺六寸，大一尺五寸，径五寸，大容三斗五升。"《难经·四十二难》有："脾重二斤三两，扁广三寸，长五寸，有散膏半斤，主裹血，温五脏，主藏意。"鉴于当时的社会条件，这是古人对于脾和胃的原始解剖认识。《素问·灵兰秘典论》："脾胃者，仓廪之官，五味出焉。"《灵枢·五味》："胃者，五脏六腑之海也。水谷皆入于胃，五脏六腑皆禀气于胃。"脾胃同居中焦，共司水谷之运化，同为人体气血生化之源，为后天之本，承担着为人体提供水谷精微，濡养五脏六腑，四肢百骸，五官九窍的任务。《素问·经脉别论》中提到"饮入于胃，游溢精气，上输于脾。脾气散精，上归于肺，通调水道，下输膀胱。水精四布，五经并行。"脾为阴土，主升清，喜燥恶湿，胃为阳土，主降浊，喜润恶燥，脾胃是气体升降之枢纽，饮食水谷在人体内的腐熟传化依赖于胃的降浊作用。《素问·五脏别论》曰："六腑者，传化物而不藏，故实而不能满也。所以然者，水谷入口，则胃实而肠虚；食下，则肠实而胃虚。"《灵枢·平人绝谷》云："胃满则肠虚，肠满则胃虚，更虚更满，则气得上下，五脏安定，血脉和利，精神乃居"。这种虚实更替是对胃主通降，胃气下行，推动饮食水谷传化作用的体现，也反映了胃肠的协调运动。根据藏象学说，小肠将食物残渣下输于大肠及大肠传化糟粕的功能，也是胃降浊作用的延伸。胃、小肠、大肠的胃肠运动的调节作用均可用"胃降"来概括。脾胃的升降与胃肠动力关系非常密切，脾气健旺，精微得运，始能升清，以助胃通降。脾升是胃降的前提，胃降是脾升的保证，只有清气正常上升，浊气方得以更好地下降，而浊气之降更促使清气之上升，相得益彰。脾升胃降协调作用，共同完成水谷的受纳、腐熟、运化、输布全部生理过程。升降有序是胃肠道运动的根本。简而言之，胃为六腑之一，水谷之海，以通为补，以降为顺，通降则生化有源，出入有序；失之通降则传化无由，壅滞而病。正如《素问·逆调论》所讲："阳明者胃脉也，胃者六腑之海，其气亦下行，阳明逆不得从其道，故不得卧也。"亦从另一个方面说明，胃主通降，胃气喜降，胃气上逆则卧不安。而对于四时之病的发生，则有赖于胃气是否充盛平和，通降有序。正如《难经·十五难》所言："胃者，水谷之海也，主禀四时，故皆以胃气为本，是谓四时之变病，生死之要会也。脾者，中州也，其平和不可得见，衰乃见耳。来如雀之啄，如水之下漏，是脾衰之见也。"《素问·阴阳应象大论》提到"清气在下，则生飧泄；浊气在上，则生䐜胀。"脾胃气机不调，脾气不升清气在下，胃气不降浊气在上，则容易引起腹痛腹胀，烧心反酸，嗳气打嗝，腹泻便秘等临床症状。

在《黄帝内经》奠定了"脾升胃降"的理论基础上，汉代张仲景著《伤寒杂病论》，仲景法遵《黄帝内经》之旨，即《素问·太阴阳明论》中所提到的"阳者，天气也，主外；阴者，地气也，主内。故阳道实，阴道虚。故犯贼风虚邪者，阳受之；食饮不节，起居不时者，阴受之。阳受之则入六腑，阴受之则入五脏。入六腑则身热不时卧，上为喘呼；入五脏则䐜满闭塞，下为飧泄，久为肠澼。故喉主天气，咽主地气。故阳受风气，阴受湿气。"之理，提出了《伤寒论·辨阳明病脉证并治》："阳明之为病，胃家实是也。"并针对"胃家实"的阳明病中的燥热内结之病机，运用通降胃腑，泄热降浊的治法，创立了三个承气汤分以治之。

仲景的三个承气汤，厚朴三物汤、三物备急丸及麻子仁丸等均体现了泄热降浊之思想。如《金匮要略·腹满寒疝宿食病》第11条："痛而闭者，厚朴三物汤主之。"第13条："腹满不减，减不足言，当须下之，宜大承气汤。"第23条："下利不欲食者，有宿食也，当下之，宜大承气汤。"宿食内停，气机不畅，胃失和降，宜用大承气汤，方中大黄清泄里热，枳实苦泄性寒，能破结气、除积热；厚朴苦辛性温，行气、降气之力较强。二药配伍，温凉并行，其行气之力大增。用大黄配伍二药，既能行气消胀满，又能增强大黄之泻下之功，里热去，气机通畅，胃之和降正常。"实热内结，气闭不行，滞重于积，腹满痛、便秘而矢气全无"者，则用厚朴三物汤，重用厚朴、枳实行气除满、通腑去闭；而"燥热初结阳明，燥结偏甚，痞满较轻"者，宜用调胃承气汤，软坚泻热，通腑和胃。又如《金匮要略·呕吐哕下利病》第17条："食已即吐者，大黄甘草汤主之。"因胃肠实热积滞，腑气不降，上逆为呕吐，因而用大黄甘草汤通腑泻热，和胃止呕。《伤寒论·太阳病篇》第157条："伤寒汗出解之后，胃中不和，心下痞硬，干噫食臭，胁下有水气，腹中雷鸣，下利者，生姜泻心汤主之。"伤寒病，脾胃气弱，邪气内陷，寒热错杂互阻于脾胃，使脾不升清而下利，胃失和降而干噫，生姜泻心汤用生姜和胃降逆，配半夏则其功更著，黄芩苦寒泄热，苦辛合用，辛开苦降，恢复脾胃升降之性。其他如甘草泻心汤、半夏泻心汤，皆属此法。仲景用"胃主降浊"之理，创泄热降浊、辛开苦降之法治疗脾胃病的经验被后世医家奉为圭臬，影响深远。

（二）隋唐两宋时期——完善了理论框架

隋唐时期，许多综合性的医学专著面世，如《诸病源候论》《外台秘要》《备急千金要方》《备急千金翼方》等，都较为完备地论述了脾胃的生理功能，对胃主通降的理论做了更深层面的阐释。

《诸病源候论》卷十五设"胃病候"，并言："胃象土，旺于长夏。足阳明其经也，脾之腑也，为水谷之海。诸脏腑皆受水谷之气于胃"对胃的生理功能进行了概括。《诸病源候论》卷二十一专列"脾胃病诸候"一门，提到："脾者，脏也；胃者，腑也。脾胃二气，相为表里。胃为水谷之海，主受盛饮食者也；脾气磨而消之，则能食。"又一次对脾与胃的关系进行了阐述，强调了胃为食物运化的场所，而脾气则为运化的能量。并且设立了"脾胃气虚弱不能饮食候""脾胃气不和不能饮食候""胃反候"等关于脾胃病的证候，还具体讨论了脾胃之间生理功能上互补互用的关系，以及这种关系破坏后造成的病症表现。

《备急千金要方》开启五脏六腑分而治之的先河，分设"脾脏方"与"胃腑方"两门，并对脾脏、胃腑的形态，生理功能，经络走形，病因病机特点，疾病的发展、转归和预后做了详细的论述。孙真人在"胃腑方"中提出了"胃满则肠虚，肠满则胃虚，更满更虚""饮食不下膈塞不通，邪在胃脘"的论述，并且孙真人还强调"五脏不足调于胃"，胃主通降，胃气足则通降有序，气机协调，纳运得当，饮食得下，排泄有序。故真人曰："气得上下，五脏安定，血脉和利，精神乃居"。

两宋时期学术氛围活跃，脾胃学说快速发展，设立"脾胃专科"治疗脾胃病。宋代官修、私刻的方书洋洋大观，其中记载了大量治疗脾胃病的方剂，《圣济总录》《太平惠民和剂局方》等方书均记载了许多治疗脾胃病的方剂，许多方剂遵"胃主通降"之法，如木香槟榔丸、降气汤等流传千古。钱乙的儿科著作《小儿药证直诀》、陈自明的妇科著作《妇人大全良方》在治疗专科疾病之时，亦受"胃主通降"论的影响，重视调理脾胃，气机通畅，升清降浊。如：益黄散、异功散、橘皮竹茹汤、丁香柿蒂汤等。

（三）金元时期——丰富了理论内涵

金元时期，百家争鸣，名家云集，出现了以"金元四大家"为代表的众多的中医界的巨擘，丰富和发展了脾胃学说，对"胃主通降"有了更深层次的理解和认识。

张元素在《医学启源》中写道："胃者，人之根本，胃气壮，则五脏六腑皆壮也，足阳明是其经也。"强调了胃气充盛的重要性，胃气盛，纳运得，浊阴降，五脏安。

其弟子李杲，深谙其旨，先后著《内外伤辨惑论》《脾胃论》，更加强调了"人以胃气为本""百病皆由脾胃衰而生也"，使中医对脾胃的认识达到了一个新的高度。李杲认为脾胃乃"阴阳升降"之枢纽，为人身之本，脾胃升清降浊的功能通达无碍，则人体周身通泰而无疾，否则百病由生。《脾胃论·脾胃虚则九窍不通论》："夫脾者，阴土也，至阴之气，主静而不动；胃者，阳土也，主动而不息。"脾静胃动之言，表示李氏非常重视胃中气机流动畅达。他还强调脾胃在精气升降中的重要作用，如《脾胃论·天地阴阳生杀之理在升降沉浮之间论》中曰："盖胃为水谷之海，饮食入胃，而精气先输脾归肺，上行春夏之令，以滋养周身，乃清气为天者也。升已而下输膀胱，行秋冬之令，为传化糟粕转味而出，乃浊阴为地者也。"可见脾胃健运，升则上输心肺，降则下归肝肾，才能维持正常升降运动。若脾胃升降失常，则内而五脏六腑，外而四肢百骸，皆不得营运之气，而百病生焉。"脾受胃禀，乃能熏蒸腐熟五谷者也。胃者，十二经之源，水谷之海也，平则万化安，病则万化危。五脏之气，上通九窍。五脏禀受气于六腑，六腑受气于胃。"胃为水谷之海，五脏六腑皆受气于胃，所以李杲非常重视胃气的充盈强盛与否，故其又云"真气又名元气，乃先身生之精气，非胃气不能滋之"。而且他认为脾胃是元气之本，并以脾胃为元气之所出，相火为元气之贼，"火与元气不两立，一胜则一负"，因而创制了"升阳泻火"和"甘温除热"的治疗大法，升阳散火汤和补中益气汤是其代表方。方中主要体现了补脾益气，升阳调中，使脾气健运升降有序，气机畅达，阳郁得解则身热自除，浊阴自降。故补中益气汤堪称升清降浊之典范。脾升胃降，两者互相为用，共同调畅气机。只有脾胃保持正常的通降，才能使升清的功能顺利体现。

张从正，著《儒门事亲》，并深得《黄帝内经》"中满者，泻之于内"的要旨，对仲景承气汤证之论述甚为赞赏，认为"邪祛则正安"，倡导"人体以气血流通为贵，陈莝去而肠胃洁，癥瘕尽而营卫昌"的理论。并提出"凡下行者皆谓下法，诸如催生法，下乳法，磨积法，逐水法，破经法，泄气法，不限于通便才是下法"。张从正的攻下理论，不仅对纠正当时滥用补益药起到积极作用，更重要的是丰富了脾胃学说，使仲景"除其滞，顺其肠胃"的学术观点发扬光大，并进一步明确了降胃气，通胃肠是治疗肠胃病的重要方法。

（四）明清时期——完成了理论构建

明清时期，脾胃学说进一步发展，提出了"脾阴学说"和"脾胃分治"的思想，其中对胃主通降论的影响巨大，且执牛耳者，乃叶天士是也。叶氏明确指出"仲景急下存津，其治在胃，东垣大升阳气，其治在脾"。强调脾胃分治，对于胃的治疗重在润养胃阴，通降胃腑。《临证医案指南·脾胃》云："纳食主胃，运化主脾。脾宜升则健，胃宜降则和。太阴湿土，得阳始运。阳明阳土，得阴自安。以脾喜刚燥，胃喜柔润也。"故"若脾阳不亏，胃有燥火，则当遵叶桂养胃阴之法。"

此乃其养胃阴学说的主要内容。叶氏养胃阴的通降法，既非一般的辛开苦降，也不是苦寒下夺，乃指"甘平或甘凉濡润以养胃阴""津液来复使之通降"。适用于"脾阳不亏，胃有燥火"的病证。凡见"痞、不食、舌绛、咽干、烦渴、不寐、燥热、便不通爽"等"九窍不和"之证，皆宜甘养胃阴，以使通降。方从《金匮要略·肺痿肺痈咳嗽上气病篇》麦门冬汤化裁。"脾胃之病，虚实寒热，宜燥宜润，固当详辨。其于升降二字，尤为紧要。盖脾气下陷固病，即使不陷，而但不健运，已病矣。胃气上逆固病，即不上逆，但不通降。"叶氏所创养胃阴学说，强调脾升胃降的治则，完善了养胃阴以制胃气上逆，使通降胃气的理论有更深层次的发展。

（五）近现代时期——进行了理论创新

《黄帝内经》立降胃气之理，《伤寒论》明降胃气之法，李东垣力主健脾胃之气，从正另辟降脾胃之滞，叶氏补养胃阴之不足，经过历代医家的不断论证及反复实践，降胃气的理论体系已日趋完善。现代名老中医董建华教授，不囿于前人提出的脾胃理论、治则和方药，集历代医家之大成，运用科学思维，进行新的探索。董老认为："通降乃治胃之大法"。"胃的生理特点集中在一个'降'字，降则和，不降则滞，反升则逆；胃的病机突出在一个'滞'字，一旦气机壅滞，水反为湿，谷反为滞，便形成气滞、血瘀、湿阻、食积、火郁等实滞；胃病的治疗着眼于一个'通'字，就是调畅气血，疏其壅滞，消其郁滞，并承胃腑下降之性，推陈出新，导引食浊瘀滞下降，给邪以出路。"董老运用把握验证、发展、探索和掌握规律等科研思路，进行系统的综合分析和比较，逐步掌握了胃脘痛产生发展和变化过程的规律，一般符合气滞→血瘀→虚痛三步曲。并将临床运用通降治则诊治胃病的方法归纳为十法：理气通降、化瘀通络、通腑泻热、降胃导滞、滋阴通降、辛甘通降、升清降浊、辛开苦降、平肝降逆、散寒通降，灵活运用以上十法治疗胃病，发展了对胃脘病的治疗规律，大大地拓宽了临床思路，在辨证论治的前提下，疗效显著。

总之，追古溯源，从秦汉到明清时期，胃主通降之理论源远流长，并经过历代医家承前启后的补充与完善，胃主通降的内涵不断被丰富，为脾胃病的临床治疗提供了更加广阔的思路和方法。脾胃疾病的病证众多，临床表现各不相同，但只要立足于调理脾胃气机升降，活用胃主通降的理论内涵，诸如温通驱寒以降气滞，消食降积满自除，疏肝降气逆自消，健脾淡渗湿自降，甘温升阳浊自降，甘淡滋阴火自降，破气通腑火自降，辛开苦降痞自除，活血通络痛定除等，可谓治脾胃诸疾，万法不离通降胃气。

二、调脾以"降"胃

脾胃为后天之本，气血生化之源；同居中焦，为气机升降之枢；互为表里，而宜升降之性。《素问·六微旨大论》云："非出入，则无以生长壮老已；非升降，则无以生长化收藏。是以升降出入，无器不有。"说明人体脏腑经络、气血津液各种功能活动和相互之间的平衡变化，均需依赖气机的升降、出入、上下变化。脾胃功能的发挥必因于脾胃气机的升降正常，此关乎人体脏腑的整体机能的协调。李东垣言："真气又名元气，乃先身之精气也，非胃气不能滋之。"又说："况脾全藉胃土平和，则有所受而生荣，周身四脏皆旺，十二神守职，皮毛固密，筋骨柔和，九窍通利，外邪不能侮也。"则表明人体以脾运胃纳为基础，而脾胃是以胃纳脾运为枢纽，形成了以五脏为主体的人与自然和谐统一。因此脾胃功能的正常依赖于脾升胃降，而胃降则有赖于脾升。

（一）升脾以降胃

1.脾升胃降理论渊源

脾升胃降理论源于《黄帝内经》。《素问·经脉别论》曰："饮入于胃，游溢精气，上输于脾。脾气散精，上归于肺……水精四布，五经并行，合于四时五脏阴阳，揆度以为常也"；《素问·逆调论》"胃者六腑之海，其气亦下行"。《黄帝内经》的阐述奠定了脾升胃降在精微输布中的作用。

金元时期李东垣所著《脾胃论》为脾胃学说之经典论著，将"脾升胃降"理论作为脾胃学说的核心思想。在书中李东垣指出："万物之中，人一也。呼吸升降，效象天地，准绳阴阳"。他阐发《黄帝内经》"人与天地相参"的观点，认为人体呼出吸入，升清降浊进行新陈代谢，人生长壮老的过程，是符合"天地阴阳生杀之理"的。李东垣说："《经》言岁半以前天气主之，在乎升浮也；岁半以后地气主之，在乎降沉也。升已而降，降已而升，如环无端，运化万物，其实一气也。"一年四季春升夏浮秋降冬沉，符合阴阳运动规律。又言："盖胃为水谷之海，饮食入胃，而精气先输脾归肺，上行春夏之令，以滋养周身，乃清气为天者也。升已而下输膀胱，行秋冬之令，为传化糟粕转味而出，乃浊阴为地者也。"故人与天地相参，四季沉浮有序，而人体随之升降。脾胃为中土，升降有常，则气化有司，故人体以脾胃为枢纽，体现出升降浮沉的运动。

脾升胃降理论发展至明清时期以臻完善。叶天士明确提出"脾脏居中，为上下升降之枢纽""脾宜升则健，胃宜降则和"，明确了脾胃在气机运转的中枢地位。治疗上创立胃阴学说，主张脾胃分治，弥补东垣学说之不足。

2.脾升胃降相辅相成

脾胃同居中焦，胃主受纳而降浊，脾主运化而升清。两者相辅相成，共同完成饮食的消化吸收及水谷精微的输布。升降相宜则气机调畅而清浊各行其道。"人之中气，左右回旋，脾主升清，胃主降浊。在下之气，不可一刻而不升，在上之气，不可一刻而不降。一刻不升，则清气下陷，一刻不降，则浊气上升。"（清·黄元御《长沙药解》）脾胃居于中焦，连通上下，既为气机之枢，又主受纳、运化，是水谷精气之源，亦为气血生化之所。当其升降有序之时，则精微不断化生，气血阴阳协调，五脏六腑安和。脾胃一升一降，一润一燥，一运一纳，一阴一阳，二者相互依赖，相互制约，脾气上升可吸收和传输水谷，使诸脏安其位，也促使胃气下降，保证饮食水谷受纳下行，令脾有物可化，精微上奉心肺、布散周身，为人体生命活动提供必需的物质基础。因而胃气下行，有赖于脾气上升。

3.脾升胃降临证应用

（1）升脾降胃，风药先行

风药性轻浮而具凉润、温通、窜透之功，最具升阳之效。李东垣从调脾胃升降治脏腑疾病，尤擅以风药轻浮之性已达升脾之功，如其言"补之以辛甘温热之剂及味薄者，诸风药是也，此助春夏之升浮也。"且无论虚实，均可以风药升发脾阳，"大抵脾胃虚弱，阳气不能生长，是春夏之令不行，五脏之气不升……""汗之则愈，下之则死。若用辛甘之药滋胃，当升当浮，使生长之气旺。言其汗者，非正发汗也，为助阳也。"是故以升麻、柴胡、葛根、防风等辛温轻浮之性而使脾胃之气升浮。风药不仅能够升脾且有助肝胆之气的升发，如"泻阴火，以诸风药升发阳气，以滋肝胆之用，是令阳气生，上出于阴分，末用辛甘温药接其升药，使火发散于阳分，而令走九窍也。"故虽治胃病以"通降"为第一要义，药多以甘寒凉润，而如此则悖脾之喜升喜燥之性，故每于凉润通降之中，佐以辛温之风药，以升发脾气。如在石膏、连翘、蒲公英、栀子等清热药中加入白芷、防风之类，使泻火而无寒凉遏邪之弊，散邪而无升焰助火之虞。又于香附、当归、元胡、莪术等理气活血药中加荆芥、羌活等风药，使有形之血得无形之风，气而畅达。每于石斛、沙参、麦冬、生地黄等养阴润燥药中伍以桑叶、威灵仙，使润而不滞，行而不燥。若泄泻者常于陈皮、茯苓、白术、薏苡仁等健脾化湿药中加防风、葛根之属，以风能胜湿故也。《温热论》指出"挟风加入薄荷、牛蒡之属"，故取风药轻浮、凉润、温通、窜透之性，既可疏利肝胆，又可宣利肺气，并可达"火郁发之"之效，使三焦气畅，而脾胃升降有序。

（2）疏肝助脾，土得木达

肝主疏泄而调达气机，气血和畅有赖肝之疏泄，过之则横逆脾胃而乘之；不及则无可疏泄而郁之，木壅土郁则脾胃困遏，无力升降。如《血证论》言："木之性主于疏泄，食气入胃，全赖肝木之气以疏泄之，而水谷乃化，设肝之清阳不升，则不能疏泄水谷，渗泄中满之证，在所不免"，故脾胃升降有序，则需肝之条达。然而肝之疏泄不可太过又不能不及，常以柴胡、白芍配伍以调理肝气，升发脾气。肝体阴而用阳，以白芍养阴柔肝，太过则重用，以滋肝阴敛肝气，少佐柴胡以顺肝性；不及则重用柴胡，疏理肝气，少佐白芍以防劫阴伤肝。尤以风药入肝，而调畅肝气，长以菊花、防风入药，既可疏肝又能悦脾，条达肝气而升发脾气，以求和降胃气。

（3）健脾益气，燥润相济

脾主升清，胃主降浊，升降有序则维持"清阳出上窍，浊阴出下窍；清阳发腠理，浊阴走五脏；清阳实四肢，浊阴归六腑"之生理功能。一旦脾气不足，升清无力，则出现肢软神疲，面色萎黄，气短乏力，大便溏泄，甚或脏腑下垂；脾不升清，必影响胃之和降，而出现脘腹胀满，嗳气，不思饮食或纳食不馨，久必胃津亏虚，故对此不可一味甘温或温燥之品补气健中，但遵脾喜燥胃喜润之性，补以燥润相济。常用红景天、山药、仙鹤草、太子参之类，以补脾之不足。《本草纲目》记载"红景天，本经上品，祛邪恶气，补诸不足……已知补益药中所罕见。"《中药大辞典》谓其"性寒，味甘涩，活血止血，清肺止咳"，既可清热健脾，防温燥伤及胃阴，又可活血化瘀，使补益之中加祛邪之力，一药多用，健脾不碍中。每于健脾益气药中佐少许百合、石斛、沙参以益胃之性，同时配以防风，则既可升发脾气，又可防甘寒药碍中腻胃。

4.典型病案

患者姓名：李某某　　　　性别：男　　出生日期：1970年12月
初诊日期：2016年5月26日　发病节气：小满
主诉：间断嗳气5年，加重1个月。

［现病史］患者缘于5年前因情志不畅出现嗳气、胃脘堵闷，就诊于当地医院，间断口服中药汤剂、胃苏颗粒、气滞胃痛颗粒治疗，症状时轻时重。1个月前因饮食不节出现嗳气加重，自述用手捏按肢体亦可引起嗳气，于南京某医院查电子胃镜示：慢性萎缩性胃炎伴糜烂，病理结果示：胃窦、胃角黏膜慢性炎症，腺体中度肠上皮化生。于当地医院口服中药、泮托拉唑钠肠溶片、枳术宽中胶囊治疗，症状无明显缓解，遂慕名前来我处就诊。现主症：嗳气频作，捏肢体亦可引起

嗳气，胃脘堵闷，自觉有气在胸腹窜动，口干口苦，无烧心反酸，无恶心呕吐，乏力，纳少，不思饮食，寐差，易烦躁。大便干，小便调。

[既往史] 平素健康状况一般，既往体健。否认肝炎、结核或其他传染病史，预防接种史不详。否认外伤史。否认手术史。否认输血史。

[过敏史] 否认食物及药物过敏史。

[体格检查] 发育正常，营养中等。腹平坦，全腹触之柔软，剑突下无压痛，肝脾肋缘下未触及，无腹肌紧张及反跳痛，墨菲氏征阴性，麦氏点无压痛，全腹扣鼓音，肝区无叩痛，双肾区无叩击痛，移动性浊音阴性，肠鸣音正常存在。舌暗红，苔薄黄，脉弦。

[辅助检查] 电子胃镜示：慢性萎缩性胃炎伴糜烂。病理结果示：胃窦、胃角黏膜慢性炎症，腺体中度肠上皮化生。

[中医诊断] 胃痞病。

[证候诊断] 肝胃不和，气滞络瘀。

[西医诊断] 慢性萎缩性胃炎，腺体中度肠上皮化生。

[治　法] 疏肝和胃，理气活络。

[处　方]

柴胡 6g	佛手 12g	香橼 15g	清半夏 6g
黄芩 9g	莪术 6g	桑叶 12g	防风 6g
白芍 20g	百合 15g	合欢皮 15g	石菖蒲 12g
炒麦芽 15g			

7付，每日1剂，水煎取300ml，早晚温服。

二诊：2016年6月2日，患者诉嗳气减少，胃脘堵闷缓解，但仍在捏肢体后出现嗳气，仍觉有气在胸腹窜动，口干口苦减轻，无烧心反酸，无恶心呕吐，乏力较前好转，纳食增加，食欲增强，睡眠较前好转，偶有烦躁，大便干，每日1次，小便调。舌暗红，苔薄黄，脉弦。原方加当归9g。7付，煎服法同前。

三诊：2016年6月10日，患者诉嗳气明显减少，胃脘堵闷缓解，捏肢体后嗳气减少，偶觉有气在胸腹窜动，口干口苦明显减轻，无烧心反酸，无恶心呕吐，乏力好转，纳食增加，食欲增强，睡眠改善，偶有烦躁，大便稍干，每日1次，小便调。舌暗红，苔薄黄，脉弦。上方去防风，患者仍有口干、大便干等症，加北沙参12g，具体处方如下。

柴胡 6g	佛手 12g	香橼 15g	清半夏 6g
黄芩 9g	莪术 6g	桑叶 12g	白芍 20g
百合 15g	合欢皮 15g	石菖蒲 12g	炒麦芽 15g
当归 9g	北沙参 12g		

7付，每日1剂，水煎取300ml，早晚温服。

四诊：2016年6月17日，患者诉嗳气、胃脘堵闷缓解，捏肢体后偶有嗳气，偶觉有气在胸腹窜动，口干口苦明显减轻，无烧心反酸，无恶心呕吐，乏力好转，纳食增加，食欲增强，睡眠改善，虽偶有烦躁但精神愉悦，大便可，每日1次，小便调。舌暗红，苔薄白，脉弦。遵效不更方，原方继服7剂。

后随证加减治疗2月余，患者诉无明显不适，于2017年1月6日在南京某医院查电子胃镜示：慢性萎缩性胃炎。病理检查结果示：（胃窦）腺体灶性肠上皮化生。

按语：本案患者以嗳气为主症就诊，法当和胃降逆，然胃降有赖于脾升。脾气不升，则胃气不降，然而徒以降逆和胃则脾气难升而中焦痞塞，过于升脾则胃气更不得降，故降逆则需升脾，方可使脾胃升降有序。本方以柴胡、佛手、香橼疏肝解郁理气，以半夏降逆，配黄芩辛开苦降以消痞，是为治疗嗳气、痞满之常法。妙在以柴胡、桑叶、防风等诸风药入方，借其轻浮之性而达到升脾气之功，且有疏肝之功，条达肝气，以助气血和畅，但用量宜小，过重则易引动上浮之逆气，而重用白芍滋阴养血柔肝，以防升发太过或肝气过盛乘土。百合清心除烦、生津益胃，合欢皮除烦安神。凡嗳气难愈，诸法不得效者，可从心论治，如清代张志聪《黄帝内经素问集注》曰："阴气而上走于阳明，阳明络属心，故上走心为噫。盖此因胃气上逆于心，故为噫"。故以百合清心、合欢皮悦心、石菖蒲宁心，而从心论治嗳气。莪术血中气药，既可活血通络，又可行气降逆。二诊加当归，配合莪术自血分调气机，而使上逆之气下归正途。诸药相合而使脾升胃降，肝气条达，气血顺畅而嗳气自除。

（二）运脾以降胃

1.脾运胃纳，生化如常

脾为己土，乃阴中之至阴，司湿，主静。而脾主司"运化"，所谓"脾具坤静之德，而有乾健之运"，故属阴主静之脾，而有运化之功。李中梓《医宗必读》言："后天之本在脾，脾胃中宫之土，土为万物之母。"胃为戊土，体阳而用阴，多气多血，主司受纳、腐熟水谷。张景岳《类经·脏象论》云："土为万物之本，脾胃为脏腑之本。"故脾胃同居中焦，一纳一化，完成饮食物的消化吸收，输布水谷精微、化生气血津液，滋养五脏六腑，调节气机升降。

脾主运化，胃主受纳，两者相辅相成。脾所运化之水谷精微来源于胃。胃主要生理功能是受纳、腐熟水谷，"游溢精气，上输于脾"。而胃受纳、腐熟水谷所游溢之精气要输送五脏六腑、四肢百骸，必赖"脾为之行其津液"，然后由"脾气散精，上归于肺""散精于肝，淫气于筋，浊气归心，淫精于脉"，可见脾运胃纳之水谷精微，若脾不运化则胃纳壅滞，不得化生；胃纳则脾有所运，若胃无所受纳，则脾亦无所运化。"脾为胃行其津液"亦需"受气于胃"，如《灵枢》云："中焦亦并胃中……此所受气者，泌糟粕，蒸津液，化其精微"。胃气资助脾气，使脾运水谷精微源源不断地输布于五脏，洒陈于六腑，滋养于四肢百骸，濡润于五官九窍，"以奉生身，莫贵于此"，故胃气为脾运之助。

2.纳运失常，多责于滞

胃腑疾病其基本病机在于胃失和降，而胃失和降则必然引起脾失健运。治胃病首要为"降"，而通降胃气必须保证脾主运化功能正常，对于脾失健运则提出"健脾不在补而在运"的观点。明·王肯堂《证治准绳》中说："脾居四脏之中，生育营卫，通行津液，一有不调，则失所育所行矣。"故而一旦脾不能运化，则"谷反为滞，水反为湿"，成积成滞壅塞气机，阻碍气血，影响脏腑，变生他病，故而纳化失常，其关键病机在于"滞"，其治在于降胃运脾。

3.运脾临证应用

（1）运脾首当醒脾

脾为阴土，其性喜燥恶湿，正如明·吴昆《医方考·脾胃门》中云："脾胃喜甘而恶苦，喜香而恶秽，喜燥而恶湿，喜利而恶滞"。清·章楠《医门棒喝·医论》言："脾为阴土，喜香燥而温暖，暖则阳和敷布，健运不停。"脾气壅滞首当醒脾，药以芳香之品，常以砂仁、白豆蔻、藿香、佩兰入药，但芳香温燥之品虽有醒脾运滞之效，但易燥而伤津，耗伤胃阴。临证中则深研叶天士《外感湿热篇》中"夹湿，加芦根、滑石之流"之深意，以芳香温燥之品配以甘寒利湿之物，以芦根、白茅根、荷叶等入药，用其甘寒利湿，既可佐制温燥又可益养胃阴，醒脾开胃。

（2）脾困不运，风药行之

脾主运化，若失其健运，则水反为湿，谷反为滞，湿浊阻滞而致使脾之清阳不展。《医学求实》："湿困脾土，清阳不展则脾运失司，可致水谷不化、气机不畅、清浊不分、升降失调，证见身重倦怠、清窍如蒙，纳差腹胀、呕恶泄泻等。"治疗重在运脾化湿，用药以芳香化湿、苦温燥湿为主。在此基础上除加以甘寒利湿外，还以风药入伍，借其善行不居之性而引动停滞之脾气，借其辛散之性而发散困遏之清阳，借其轻浮之性而升发脾气，且风能胜湿，故以风药祛湿，一举而多得。

（3）脾虚不运，慎用补益

脾虚者常法当以参、芪补之。然脾胃一阴一阳，《黄帝内经·太阴阳明论》曰："太阴阳明为表里，脾胃脉也，生病而异者何也？阴阳异位，更虚更实……阳道实，阴道虚。"脾喜燥恶湿，胃喜润恶燥，多以甘温之品入药，虽有健脾之效但逆胃之性，久用必伤及胃腑，化热生火。若长服温燥之品，不但不利于疾病的治疗，反会加重病情。故而临床若见脾虚者多用红景天、山药、砂仁、仙鹤草、太子参之类，以补脾之不足。《滇南本草》称仙鹤草为脱力草，我国江浙一带常用仙鹤草与大枣合用治疗脱力劳伤，此为取其健脾益气之效，其味苦、涩，苦能泄痞，涩能敛肌，性平和，使益气而不碍脾运，常于方中遣之。

且补益之中，又每多佐以行气不伤正之品，如白梅花、预知子、佛手等，而使补不滞。

4.典型病案

患者姓名：陈某某　　　　性别：女　　　出生日期：1976年2月

初诊日期：2017年3月22日　发病节气：春分

主诉：间断胃脘疼痛2年，加重1周。

[**现 病 史**] 患者缘于2年前因与爱人发生口角后出现胃脘疼痛，就诊于当地医院，给予泮托拉唑钠肠溶片、气滞胃痛颗粒及中药汤剂治疗，症状略有缓解。之后间断口服上述药物治疗，症状时轻时重。1周前因劳累、作息无规律后出现胃脘疼痛加重，于河北某医院查电子胃镜示：慢性萎缩性胃炎伴糜烂，病理结果示：黏膜慢性炎症。于当地医院口服中药、雷贝拉唑钠肠溶片、胶体果胶铋胶囊治疗，症状无明显缓解，遂慕名前来我处就诊。现主症：胃脘疼痛，无明显规律，嗳气，胃脘堵闷，饱胀感明显，口干无口苦，恶心无呕吐，无烧心反酸，倦怠乏力，纳少，不思饮食，寐差，大便每日2~3次，不成形，小便调。

[**既 往 史**] 平素健康状况一般，既往体健。否认肝炎、结核或其他传染病史，预防接种史不详。否认外伤史。否认手术史。否认输血史。

[**过 敏 史**] 否认食物及药物过敏史。

[**体格检查**] 发育正常，营养中等。腹平坦，全腹触之柔软，剑突下压痛，肝脾肋缘下未触及，无腹肌紧张及反跳痛，墨菲氏征阴性，麦氏点无压痛，全腹扣鼓音，肝区无叩痛，双肾区无叩击痛，移动性浊音阴性，肠鸣音正常存在。舌暗红，苔黄腻，脉细数。

[**辅助检查**] 电子胃镜示：慢性萎缩性胃炎伴糜烂。病理结果示：黏膜慢性炎症。

[**中医诊断**] 胃脘痛病。

[**证候诊断**] 湿热中阻，脾虚气滞。

[**西医诊断**] 慢性萎缩性胃炎。

[**治　　法**] 清热化湿，理气运脾。

[处 　 方]

柴胡 12g	黄芩 9g	白豆蔻 9g	砂仁 6g
茯苓 15g	红景天 12g	延胡索 15g	白芍 15g
荷梗 12g	葛根 15g	防风 6g	炒麦芽 15g

7付，每日1剂，水煎取300ml，早晚温服。

二诊： 2017年3月30日，胃脘疼痛减轻，嗳气减少，胃脘堵闷好转，仍有饱胀感，口干无口苦，恶心无呕吐，无烧心反酸，倦怠乏力，纳食增多，仍不思饮食，寐差，大便每日1~2次，不成形，小便调。舌暗红，苔黄腻，脉细数。上方加芦根15g、白茅根15g，煎服法同前。

三诊： 2017年4月8日，患者诉咽部不利，胃脘疼痛明显减轻，嗳气缓解，胃脘堵闷好转，饱胀感减轻，口干明显改善，无恶心呕吐，无烧心反酸，倦怠乏力好转，纳食增多，食欲增强，寐差稍有改善，大便每日1~2次，质偏稀，小便调。舌暗红，苔薄黄腻，脉细。上方去延胡索、白芍，加炒白术10g，具体处方如下。

柴胡 12g	黄芩 9g	白豆蔻 9g	砂仁 6g
茯苓 15g	红景天 12g	荷梗 12g	葛根 15g
防风 6g	炒麦芽 15g	芦根 15g	白茅根 15g
炒白术 10g			

7付，每日1剂，水煎取300ml，早晚温服。

四诊： 2017年4月15日，患者咽部无不适感，胃脘疼痛及嗳气缓解，胃脘堵闷明显好转，无口干口苦，无恶心呕吐，无烧心反酸，倦怠乏力明显好转，纳食增多，食欲增强，寐差较前改善，大便每日1~2次，质尚可，小便调。舌淡红，苔薄黄，脉细。遵效不更方，继服上药7付。调畅情志，饮食作息规律，如无明显不适，服完7付药后可停药观察。后随访半年，患者无明显不适。

按语：胃脘疼痛是脾胃系疾病的常见症状，究其病因无外乎"不通"与"不荣"两端。本案患者两者兼具，故而法当清热利湿以治其"不通"，健脾运脾以治其"不荣"。方中柴胡、黄芩清热化湿，疏调脾胃气滞；砂仁、白豆蔻醒脾化湿；红景天补益脾气，茯苓健脾祛湿，给邪以出路。治疗胃脘疼痛，无论虚实，先以延胡索、白芍配伍入药以治其疼痛之症状。其中延胡索辛苦而温，功在活血行气止痛。《本草纲目》言其："能行血中气滞，气中血滞，故专治一身上下诸痛，用之中的，妙不可言。盖延胡索活血化气，第一品药也。"由此观之，延胡索长于治疗气血不通之疼痛。《神农本草经》云白芍："主邪气腹痛……止痛，利小便，益气。"功于养血敛阴，柔肝止痛，故白芍擅长于治疗气血不荣之疼痛。二药相配，延胡索得白芍，活血行气不伤阴；白芍得延胡索，养阴止痛不敛邪。相须为用，可治疗多种原因引起的胃痛症状。方中以荷梗、葛根升清，配以防风运脾，使清阳升、脾气行而湿邪化，炒麦芽则消食和胃以助胃之受纳。二诊加芦根、白茅根以增强利湿之效，且甘寒之品又防诸药温燥伤阴，且二药有生津止呕之效，切合本案患者。首诊先以红景天补益脾气，随邪气渐去而加白术以增强健脾之功。故而诸药相合可使湿热得解，脾气健运，纳化正常，而胃痛自愈。

三、"降"的理论内涵及临证实践

"降"作为治疗胃病的核心要素，根据不同的病因病机，针对不同的病势，有多种诊疗方法，具体包括：通降法、清降法、升降法、润降法、和降法、透降法。

（一）通降法

1. "通"之释义

"通"是形声字，甲骨文以"彳"为形旁，"甬"为声旁，篆文以"辶（辵chuò）"为形旁，"甬"为声旁。《说文·辵部》："通，达也"，"通"本意为到达。《素问·病机气宜保命集》："通可去滞"中指通剂；《周易·系辞传》："往来不穷谓之通"中为没有阻塞之意；《玉台新咏·古诗为焦仲卿妻作》："主簿通语言"中为传达之意；晋·陶渊明《桃花源记》："阡陌交通，鸡犬相闻"中为连接之意；《后汉书·张衡传》："因入京师，观太学，遂通五经"中为了解、懂得之意；《汉书·夏侯胜传》："先生通正言，无惩前事"中为陈述之意；此外尚有调和、透彻、全部之意。

2. 胃以通为用，以降为和

《素问·灵兰秘典论》云："脾胃者，仓廪之官"，胃为"水谷之海""气血生化之源"。胃的主要生理功能是受纳与腐熟水谷。胃主通降；以通为顺，以降为和。在藏象学说中，以脾升胃降来概括整个消化系统的生理功能，所以胃的通降功能还包括小肠将食物残渣下输于大肠，以及大肠传化糟粕的功能。胃为六腑之一，六腑以通为用，以降为顺。因此只有胃气和降，腑气才能通畅，胃才可受纳，气血方有生化之源。胃的通降是降浊，降浊是受纳的前提条件。若胃气不降反而上逆或胃气不降致清气不升，浊阴不降，进而壅阻中焦，都可导致胃病的发生。

3. "通降"理论发展

脾胃"通降"理论的源头可追溯至《素问·五脏别论》"六腑者，传化物而不藏，故实而不能满。所以然者，水谷入口，则胃实而肠虚；食下，则肠实而胃虚。故曰实而不满，满而不实也。"《素问·太阴阳明论》云："黄帝问曰：太阴阳明为表里，脾胃脉也，生病而异者何也？……故阳道实，阴道虚。故犯贼风虚邪者，阳受之；食饮不节，起居不时者，阴受之。阳受之则入六腑，阴受之则入五脏。入六腑则身热不时卧，上为喘呼；入五脏则䐜满闭塞，下为飧泄，久为肠澼……故阳受风气，阴受湿气。"其中"阳"指阳明胃腑，"阴"指太阴脾脏，胃主降浊，推陈致新，胃病则腑气不通，浊气不降，糟粕不行，且阳明之病，易于化热燥结，故病则多从燥化、热化，以热证、实证多见；脾主运化、升清，病则水谷精微不能化生，清阳不升，脾气易虚，且湿易伤脾，故病多从湿化、寒化，以寒证、虚证多见。《黄帝内经》关于脾胃生理病理的论述，为后世脾胃理论的形成奠定了基础。

东汉医圣张仲景《金匮要略》对于腹满胀痛等证的治疗，特别强调脏腑气机的通畅，所用的方药均体现了"六腑以通为用""通则不痛"的原则。如清热攻下、行气导滞之大小承气汤，温阳散寒通腑之大黄附子汤，清胃滋脾润肠之麻子仁丸等，组方严谨，临床疗效显著。

金元时期，由于特殊的历史背景与大环境，"补土派"逐渐兴起，李东垣阐发《黄帝内经》之微旨，吸收仲景之精要，著《脾胃论》并提出了"内伤脾胃，百病由生"的著名论点。在脾胃升降的问题上，着重强调生长和升发的一面，而对"通降"一面的论述相对较少。其强调脾胃不足及脾气的升发，在治疗上重视甘温补益、升阳益气，如其创制的代表方剂"补中益气汤"，便充分体现了这一治疗思想。

明清时期，"通降"理论在一定程度上重新得到了诸多医家的重视，其中《温热经纬》提到："盖胃以通降为用"，《临证指南医案》指出："治脾之药，腑宜通，即是补""总之脾胃之病，虚实寒热，宜燥宜润，固当详辨。其于升降二字，尤为紧要。盖脾气下陷固病，即使不陷，而但不健运，已病矣。胃气上逆，固病，即不上逆，但不通降，亦病矣"。清代高士宗《医学真传》有言："通之之法，各有不同。调气以和血，调血以和气，通也；上逆者使之下行，中结者使之旁达，亦通也；虚者助之使通，寒者温之使通，无非通之之法。"更是对"通降"理论的进一步拓展与深化。

当代脾胃"通降理论"的创立，是在传承传统中医学对脾胃生理病理认知的基础上，结合现代医学对胃肠疾病的认识深化、发展而成。"通"为通畅、无障碍，"降"为和降、下降之意。我国著名中医学专家董建华院士在长期临床实践的基础上，提出了"通降理论"。其以脾胃的动态功能正常为核心，并以脾胃通降失常的病理表现为补充，认为脾胃生理上以降为顺，病理上因滞而病，治疗上以通祛疾，治则方面则以"脾胃分治"与"脾胃合治"为主。全国名老中医单兆伟教授指出通降即调畅中焦气机，借脾胃升降及肠腑蠕动下承之性推陈出新。临证用药方面则常常取通降药对，意在通过药物之间的阴阳、寒热、性味之配伍，顺应胃腑通降下承之性，进而恢复人体中焦气机的正常升降出入，而给邪以出路也。

胃病病机虽繁杂多变，但总不离气（气机郁滞）、湿（湿浊中阻）、热（热毒蕴结）、瘀（瘀血停滞）、虚（阴液亏虚）五种，故临证用药当谨遵其病机，根据胃宜降则和的生理特点来处方用药。

4."通降"临证应用

（1）调气之通，药取轻灵

脾胃为气机升降之枢纽，气机不畅，胃失和降，则纳化失常。自古便有"治胃病不理气非其治也"之言，而在临床遣方用药时，当避用温燥，慎用开破，选药以不伤胃、不伤阴、不破气为原则，多选用佛手、八月札、香橼、白梅花等理气而不伤阴之品。此外，虽此病病位在胃，但与肝、脾、肺关系密切。胃属土，肺属金，二者为土金相生的母子关系。若肺宣发肃降失常，则使胃气失和。肝属木，肝木易克脾土，若肝失疏泄，则横逆犯土，反侮肺金，而造成肝郁、肺闭、胃滞的病理状态，故当以通降为法解郁、宣肺、调中。因此，在和降胃气的同时，还可酌加调达肝气、宣达肺气之品，如柴胡、薄荷、防风、桑叶等，可起事半功倍之效。

（2）化湿之通，芳香为用

脾胃为水谷之海，若其失于和降，运化无权，水反为湿，谷反为滞，则会蕴生湿浊。湿浊中阻又会反制脾胃的升清降浊功能，故每遇湿浊为患的患者，化湿和胃为首要通降之法。湿性黏滞，胶着难解，此时应用芳香化湿之品，如罗勒、茵陈、砂仁、白豆蔻、佩兰等，其气味芬芳，化湿之效均佳。罗勒一药，气味芳香，药食两用，味辛性温，《嘉祐本草》言其："调中消食，去恶气，消水气。"配伍方中，化湿效果颇佳。

（3）清热之通，慎用苦寒

胃腑气机阻滞，日久郁而化热，胃中热盛，故需投入清热之品，以清泻胃火、通利胃腑。当选用清热药物，如金银花、连翘、石膏、蒲公英、败酱草、白花蛇舌草、石见穿等，苦寒降胃而不伤胃。其中蒲公英为清胃热而不伤胃气的首选药物。石膏，其性非大寒，乃属微寒，临床如遇热邪损伤胃络，气血郁闭其间，阳郁不达，失于敷布温养而出现胃凉的患者，投以石膏，清热通腑开郁，可收奇功。

（4）化瘀之通，气血并行

叶天士《临证指南医案》云："病初在经，久病入络，以经主气，络主血。"气机郁滞便可化热生火，日久便由气及血，由经入络，导致气血俱病，瘀血阻络。治疗胃病病程日久，具或不具有瘀血之象的患者，当于方中配伍理气活血、化瘀通络之品以复胃腑气机通降。如郁金、延胡索、当归、川芎、三七、莪术等。其中延胡索辛苦性温，功在活血行气止痛。《本草纲目》言其："能行血中气滞，气中血滞，故专治一身上下诸痛……盖延胡索活血化气，第一品药也。"故遣入方中，使气血行，瘀血活，胃络通。

（5）养阴之通，防用过腻

胃分阴阳，胃阴者，胃之津液也，为胃腑之根本。多数胃病患者病程较长，反复缠绵，日久化热，耗伤胃阴，或患病后过服温燥药物，损伤胃阴，而表现出胃阴不足之证。清代叶天士尤倡甘润通降的养胃阴之法，胃的受纳、腐熟功用，有赖于阴液之濡润，叶天士主张："腑宜通即是补，甘凉濡润，胃气下行，则有效验。"在临床遣方用药时当遵《临证指南医案》中所言："所谓胃宜降则和者，非用辛开苦降，亦非苦寒下夺，以损胃气，不过甘平，或甘凉濡润，以养胃阴，则津液来复，使之通降而已矣。"选药须避用滋腻，可选沙参、麦冬、石斛、玉竹、生地黄、天花粉等甘寒柔润之品养阴生津。沙参，体轻气和，升而微降，伍入方中可起清胃热、养胃阴之功。石斛甘淡微寒，性属清润，功善益胃生津、滋阴清热。清中有补，补中有清。此类甘寒柔润之品，滋阴生津，胃得阴液之濡润，而复其通降之性，意在寓通于清、润之中。

5. 典型病案

患者姓名：陈某某　　　　性别：男　　　出生日期：1956年8月
初诊日期：2017年4月11日　发病节气：清明
主诉：间断胃脘不适7年，加重伴发热1天。

[现病史] 患者7年前无明显诱因出现胃脘部不适，伴大便色黑，就诊于河北某医院，查电子胃镜示：十二指肠癌，行Whipple手术，病情好转后出院，出院后又于河北某医院做了4次规律化疗。6年前患者间断出现胃脘不适、胃胀，伴有烧心反酸、皮肤黄染、尿色发黄，就诊于河北某医院，诊断为胆肠吻合口狭窄，行经皮肝穿刺术，术中于胆总管及左右肝管置入支架，症状好转后出院。2年余前患者出

现上腹隐痛，皮肤轻度黄染，尿色发黄，再次就诊于河北某医院，查腹部CT示胆管狭窄，再次行经皮肝穿刺胆道支架置入术。术后黄疸缓解，仍反复有寒战、高热，予抗炎治疗后缓解。1年余前患者因高热于北京某医院行内镜逆行性胰胆管造影术（ERCP），术中行狭窄扩张成形术，胆道冲洗术，术后给予抗炎、补液等对症治疗后，症状缓解出院。出院后仍反复出现寒战、高热，1年前就诊于北京另一医院，以慢性胆管炎收入院，住院期间行左半肝切除术、胆管空肠Roux-Y吻合术、肝管内支架取出术，术后给予常规抗炎、补液保肝、止血、营养支持等对症治疗及熊去氧胆酸胶囊口服，好转后出院。出院后患者出现胃胀、烧心反酸、反复发烧，自服左氧氟沙星胶囊、甲硝唑片，时轻时重，10个月前患者着凉后症状加重，胃脘不适，胃胀，偶有烧心反酸，伴发热，最高达38.5℃，在我处住院治疗，患者病情好转后出院。出院后间断于我处门诊口服中药，期间偶有发热，自服左氧氟沙星胶囊后可缓解。1天前患者因外出再次出现胃脘部不适，胃胀，无烧心反酸，伴发热、寒战，体温最高达40.5℃，自服左氧氟沙星胶囊，仍有发热，就诊于我处门诊。现主症：胃脘不适，胃胀，伴发热，体温37.5℃，偶有喷嚏，无烧心、反酸，纳差，寐一般，大便3日一行。

[**既 往 史**]平素健康状况一般。既往糖尿病病史9年，现每晚皮下注射甘精胰岛素12U，血糖控制可。否认肝炎、结核或其他传染病史，预防接种史不详。否认外伤史。7年前于我处行胰十二指肠切除术；6年前于我处行胆总管及左右肝管置入支架术；2年前于我处行经皮肝穿刺胆道支架置入术；1年余前于北京某医院行狭窄扩张成形术，胆道冲洗术；1年前于北京某医院行左半肝切除术、胆管空肠Roux-Y吻合术、肝管内支架取出术。有血液制品输入史。

[**过 敏 史**]否认食物及药物过敏史。

[**体格检查**]腹平坦，沿右肋下可见一长约30cm左右手术瘢痕。全腹触之较柔软，剑突下无压痛，肝脾肋缘下未触及，无腹肌紧张及反跳痛，墨菲氏征阴性，麦氏点无压痛，肝区无叩痛，双肾区无叩击痛，移动性浊音阴性，肠鸣音正常存在。舌暗红，苔黄腻，脉弦滑。

[**辅助检查**]腹部CT示：十二指肠术后胆管狭窄；胆道支架置入

术后改变；肝内胆管扩张、积气；脾大，副脾结节。

[**中医诊断**] 胃痞病。

[**证候诊断**] 湿热中阻，胃失和降。

[**西医诊断**] 十二指肠Ca术后；肝脓肿；慢性胆管炎；Whipple术后吻合口狭窄；胆道金属支架置入术后；2型糖尿病；前列腺增生；肾囊肿。

[**治　　法**] 清热化湿，降逆除痞。

[**处　　方**]

柴胡 12g	黄芩 15g	连翘 20g	石菖蒲 20g
郁金 12g	佩兰 12g	芦根 20g	白茅根 15g
叶下珠 15g	茯苓 20g	白豆蔻 6g	青蒿 15g

7剂，每日1剂，水煎取汁300ml，分早晚饭后2小时温服。

二诊：2017年4月20日，患者诉胃脘不适，胃胀明显减轻，体温波动在36.4~37℃，易汗出，仍乏力，无烧心、反酸，纳可，寐一般，二便可。舌暗红，苔黄腻，脉弦滑。去佩兰、青蒿，加薏苡仁、太子参、山萸肉，具体处方如下。

柴胡 12g	黄芩 15g	连翘 20g	石菖蒲 20g
郁金 12g	芦根 20g	白茅根 15g	叶下珠 15g
茯苓 20g	白豆蔻 6g	薏苡仁 20g	太子参 12g
山萸肉 15g			

7剂，每日1剂，煎服法同前。

以上方加减治疗2月后，患者症状明显好转。

按语：《素问·刺法论》曰："正气存内，邪不可干。"《素问·评热病论》云："邪之所凑，其气必虚。"《医宗必读·积聚》指出："积之成者，正气不足，而后邪气踞之。"本案患者为十二指肠Ca术后、胆道金属支架置入术后，中医辨证为湿热中阻证。病机重点是本虚标实，治疗原则当扶正祛邪，攻补兼施。但要明了攻补关系，同时应把顾护胃气的指导思想贯穿于治疗的始终，以期调理脾胃，滋养气血生化之源，扶助正气。故治以柴胡、黄芩、连翘清热泻火；石菖蒲、郁金、佩兰

刘启泉「一降·二调·三结合」治胃病

化湿和胃，使湿去脾自安，杜绝生痰之源；湿热为患，取清热化湿之法，叶天士治温热病，言"夹湿，加芦根、滑石之流"，使得"渗湿于热下"，受此启发，取芦根、白茅根相合，芦根走气分而清热，白茅根入血分而凉血，均入肺、胃经，甘寒清热而不伤津。芦根，清泄胃热而降逆止呕。《新修本草》谓："疗呕逆不下食，胃中热"。白茅根能清肺胃膀胱之热而凉血。《本草正义》"白茅根，寒凉而味甚甘，能清血分之热，而不伤于燥，又不黏腻，故凉血而不虑其积瘀……泄降火逆，其效甚捷。"叶下珠能清热解毒健脾，现代药理学研究证实其有抗肿瘤作用；青蒿入肝、胆经，清透虚热；茯苓、白豆蔻、薏苡仁增强全方健脾和胃化湿之功；太子参健脾益气养阴，山茱萸滋补肝肾，扶正祛邪，诸药相合，针对主病机和兼病机的特点，以清热、化湿、行气等多法通降胃腑，又时时不忘调理脾胃，顾护胃气，益气健脾养阴补后天脾胃不足，并配伍解毒抗癌、理气活血之品，如此攻补兼施，使扶正不碍邪，祛邪不伤正，攻补兼施而见奇效。

（二）清降法

1."清"之释义

清，《说文解字》注："朖也。澂水之皃。从水青聲。"《说文解字注》云："朖也。澂水之皃。朖者、明也。澂而後明。故云澂水之皃。"引伸之、凡潔曰清。凡人潔之亦曰清。同瀞，主要是指明、澈的意思。《孟子》曰："沧浪之水清兮"；《诗·魏风·伐檀》云："河水清且涟漪"主要表示与"浊"相对。《淮南子·原道》："圣人守清道而抱雌节"；《楚辞·离骚》"伏清白以死直兮"，表示清洁、洁净的意思。此外还有清冷、凄清的意思，如宋·柳永《雨霖铃》"更那堪冷落清秋节"。《灵枢·大惑论》"其气不清则欲暝"；《管子·轻重己》"清神生心，心生规，规生矩"，此处通"精"，表纯粹之义。此外还有清净、清白、清廉、清香等含义。

2.清降法历史沿革

关于脾胃的生理病理的记载，最早可见于我国古代的经典著作《黄帝内经》，《灵枢·平人绝谷》记载："胃满而肠虚，肠满而胃虚，更虚更满，故气得上下，五脏安定，血脉和利，精神乃居。"胃的特点就是通降，胃以通为顺，以降为和，通降是胃腑主要的生理特点。若胃失通降，就会出现脾胃不适，如《灵枢·胀论》记载："胃胀者，腹满，胃脘痛，鼻闻焦臭，碍于食，大便难。"此时对清降法的概念及应用尚不明显。

东汉·张仲景《金匮要略》中的清法主要应用于治疗胃肠实热、腑气不通，胃气不降所引起的胃脘部不适。如清补和胃治疗胃虚致呕逆者，用橘皮竹茹汤；清热升津以治消渴，用白虎加人参汤；清热凉血止痢，用白头翁汤；清热止痢降逆以治痢疾兼呕，用黄芩加半夏生姜汤等。仲景在使用清法时特别注意顾护胃气，用药精当，力专效宏，所制之方皆短小精悍，中病即止，使邪去而正安，皆体现了实则清之的治疗原则。

金元时期战乱频繁，百姓食不果腹，生活苦不堪言，故药物以多温补为主，如李东垣提出"内伤脾胃，百病由生"的观点，重在温补脾胃。其在著作《内外伤辨惑论》及《脾胃论》中所创的补中益气汤、升阳益胃汤、升阳汤、益胃汤、补脾胃泻阴火升阳汤等，所用药物多为黄芪、白术、人参、茯苓、甘草等，多以补益气血为主。刘完素则认为"法之与术，悉出《黄帝内经》之玄机"，创造性地发挥了《黄帝内经》病机十九条的理论，认为疾病多因火热而起，倡"六气皆从火化"说，治疗多用寒凉药，世称"寒凉派"。他提出"降心火，益肾水"为主的治疗火热病的一套方法，给后世温病学派以很大启示。

明清时期，热病盛行，温病学派逐渐兴起。此时处方用药以"轻、清、灵、巧"见长，如金银花、连翘、薄荷、桔梗等。而清代程钟龄提出的"汗、吐、下、和、温、清、消、补"之医门八法，对后世影响深远。其在著作《医学心悟》中提到："清者，清其热也。脏腑有热则清之。《经》云热者寒之是也。然有当清不清误人者，有不当清而清误人者，有当清而清之不分内伤外感以误人者，有当清而清之不量其人、不量其证以误人者，是不可不察也"。其又云"然又有清之不分内伤外感者何也？盖风寒闭火，则散而清之。《经》云火郁发之是也。暑热伤气，则补而清之，东垣清暑益气汤是也。湿热之火，则或散、或渗、或下而清之。开鬼门、洁净府，除陈莝是也。燥热之火，则润而清之，通大便也。伤食积热，则散而清之，食去火自平也。"对清法的具体应用做出了详细的解释。

后至近代，国医大师徐景藩教授据前人理论，总结出"升、降、润、燥、消、补、清、化"的治疗脾胃病八字要诀，其中清即清热，其作用有四：一是调整胃肠的异常蠕动，二是抑制植物神经功能的亢进，三是作用于消化道的病原体，四是有利于消炎并促进溃疡、糜烂的修复、愈合，促进凝血机制。清热包括清胃、肠、肝经之热。

我国著名脾胃病专家田德禄教授在董建华院士"通降"理论的基础上，基于临床实践以及对现代疾病中医病机的再分析和再认识，针对当代脾胃疾病多实、多郁、多热（火）的特点，提出应用"清降"理论治疗脾胃疾病，在临床中取得了良好疗效。并认为"清降法"是在脾胃疾病治疗中对"和降法"的延伸，为现代医家所尊崇。

3."清降"临证应用

（1）清热理气

胃病往往病机复杂，病程漫长，迁延难愈，易致患者情志不舒，肝气郁结，进而郁而化热。症见：胃脘痞闷，胀满，上肢两胁，胸闷不舒，纳呆，烧心，嗳气，甚则小腹、后背均胀满不适，遇烦恼郁怒则痞闷更甚，善太息，精神抑郁，夜寐不安，大便不爽，舌暗红，苔薄白，脉弦或弦滑。治当以清肝热、疏肝气，但应用理气药应慎重选择，因理气药多为辛燥香窜，耗散气阴之品，应用不当反而会助热伤阴，这样对患者往往有害而无益。以自拟胃安方治疗，药物组成：柴胡、白芍、木香、香附、川芎、青皮、陈皮、当归、荔枝核。其中木香，能调诸经之气，且药性平稳，为理气之佳品；陈皮苦辛温，《本草纲目》云："橘皮苦能泻能燥，辛能散，温能和……同补药则补，同泻药能泻，同升药则升，同降药则降……但随所配而补泻升降也。"可见用陈皮调理脾胃气机，切中肯綮。

（2）清热化湿

脾胃病患者多本虚标实，其中脾胃虚弱为本。脾胃虚弱则运化失职，水湿内生，湿浊郁阻中焦，日久化热，而生湿热之邪。"湿热两合，其病重而速；湿热两分，其病轻而缓"，故治疗上宜分解湿热，临证常用祛湿和清热药物治疗湿热病证。清热化湿过程中，尤其重视祛湿。一方面，湿性黏腻停滞，易滞留体内，胶着不化，使病势缠绵不解；另一方面，热处湿中，湿蕴热生，湿热交混，遂成蒙蔽，斯时不开，则热无由达。此即叶氏"热自湿中而出，当以治湿为本治""热从湿中而起，湿不去则热不除也"。症见：胃脘堵闷，肢体困重，胸闷，纳呆，口中黏腻无味，头重身重，小便黄，大便不爽或便溏，舌暗红，苔黄腻，脉弦滑。治以清热化湿。以自拟胃安方加减，药物组成：石菖蒲、郁金、茵陈、厚朴、蒲公英、连翘、枳壳、芦根、黄连、白豆蔻仁、薏苡仁。若纳呆加佩兰、炒谷芽、炒麦芽；恶心加半夏、藿香化湿降逆。

（3）清热解毒

青壮年患者，平素嗜食膏粱厚味及辛辣刺激之物，致胃火炽盛，热毒充斥三焦。而"气有余便是火"，平素心情郁结，日久亦可化热。症见：胃脘灼热痞闷，或伴隐痛，口干喜冷饮，或口臭不爽，口舌生疮，或牙龈肿痛，口腔溃疡，或心烦不寐，大便秘结。舌红，苔黄，脉滑或滑数。治以清热解毒。以自拟胃安方治疗，药物组成：金银花、连翘、蒲公英、白花蛇舌草、黄连、沙参、麦门冬。若伴牙龈肿痛加栀子、生石膏清热泻火；咽部堵塞感，咽痛加板蓝根、苦参清热利咽；大便秘结加用瓜蒌、生地黄、大黄清热润燥通便；热盛阴伤加天花粉、百合、生地黄等。

（4）清热化瘀

胃乃多气多血之腑，气为血帅，血随气行。若忧愁郁闷日久，可使气机郁滞，进而血流滞涩，日久成瘀，亦可因热伤于血而致。症见：胃脘满闷或疼痛，夜间或食后痛甚，痛有定处而拒按，胸满口燥，或低热，或胃脘部有抽缩感、针刺感，舌质紫暗或青紫，或有瘀斑，脉涩。治当活血化瘀、通络止痛。药物组成：生蒲黄、五灵脂、当归、川芎、延胡索、桃仁、枳壳、柴胡。若瘀血而兼气虚加党参、白术健脾益气；瘀血兼血虚加红花、女贞子、熟地黄、山茱萸养血活血。胃病患者病程漫长，而久病必瘀，故活血化瘀是本病的必用之则，或主或次，随证而施。

（5）清热养阴

胃为阳明燥土，喜润恶燥，热邪易从阳化热化燥伤阴；胃痛日久不愈，气郁化热亦易伤阴。临床中慢性胃病的虚证最常见的是胃阴亏虚和脾胃虚弱证，且病机往往虚实夹杂，在治疗中应不拘泥于某法某方，灵活应用。根据六腑以通为用的原则，在治疗胃肠疾病时常佐以理气通腑之法，即使虚证亦强调"补中兼疏"，反对一味滋补而使脾胃呆滞，一定要补中有泻，兼顾祛邪、导滞、化湿、理气等法。症见：胃脘满闷不舒或隐痛，似饥而不欲食，口燥咽干，五心烦热，消瘦乏力，大便干结，舌红少津，苔少花剥，脉细或细数。此时用药一忌过于苦寒，二忌过于滋腻，治宜甘凉濡润、行气化滞。药物组成：沙参、麦冬、生地黄、五味子、天花粉、白芍药、炙甘草、佛手。若兼气滞加香橼、八月札理气消痞；兼郁热加蒲公英、芦根清热生津；大便干结加柏子仁、瓜蒌、玄参等养阴润燥。

4. 典型病案

患者姓名：张某某　　　　性别：男　　　出生日期：1972年9月

初诊日期：2017年6月27日　发病节气：夏至

主诉：间断胃脘不适2年，加重1个月。

[现病史] 患者缘于2年前饮食不节出现胃脘不适，于当地间断口服中药汤剂治疗，症状时轻时重。6个月前复因情绪不畅后出现胃脘不适症状加重，伴嗳气，于南京某医院查电子胃镜示：萎缩性胃炎伴糜烂。病理结果示：（胃窦、胃角）中度慢性萎缩性胃炎伴肠化生。于当地医院口服中药治疗，具体用药不详，症状稍有好转。1个月前患者无明显诱因胃脘不适症状加重，后间断于当地医院口服中药汤剂，症状缓解不明显，慕名前来我处就诊。现主症：胃脘部胀闷，嗳气、肠鸣频，胃脘部疼痛，串及胁肋部，口苦口黏，伴胸骨后烧灼感，剑突、胸骨后及后背间断疼痛（自述可耐受），易生闷气，乏力，纳一般，量少，不能食凉物，寐安，大便不规律，或便秘或腹泻，大便不成形，小便调。

[**既 往 史**] 平素健康状况一般，既往体健。否认肝炎、结核或其他传染病史，预防接种史不详。否认外伤史。胆囊切除术后。否认输血史。

[**过 敏 史**] 否认食物及药物过敏史。

[**体格检查**] 发育正常，营养中等。腹平坦，全腹触之柔软，剑突下压痛，肝脾肋缘下未触及，无腹肌紧张及反跳痛，墨菲氏征阴性，麦氏点无压痛，肝区无叩痛，双肾区无叩击痛，移动性浊音阴性，肠鸣音正常存在。舌暗红，苔黄腻，脉弦滑。

[**辅助检查**] 电子胃镜示：萎缩性胃炎伴糜烂。病理结果示：（胃窦、胃角）中度慢性萎缩性胃炎伴肠化。

[**中医诊断**] 胃痞病。

[**证候诊断**] 湿热内蕴，气滞络瘀。

[**西医诊断**] 慢性萎缩性胃炎伴中度肠上皮化生。

[**治　　法**] 清热化湿，理气活血。

[**处　　方**]

连翘 15g	蒲公英 15g	白花蛇舌草 15g	芦根 15g
白茅根 15g	石菖蒲 15g	郁金 10g	川芎 6g
当归 10g	薏苡仁 20g	石见穿 12g	

7付，每日1剂，水煎取汁300ml，分早晚饭后2小时温服。

二诊：2017年7月16日，服药半月后，患者诉胃胀、嗳气症状有所改善，仍有胃脘部疼痛，间断咽痛，口苦口黏缓解，胸骨后烧灼感，剑突、胸骨后及后背疼痛改善不明显，乏力，易生闷气，纳增，寐安，大便质稀，不成形，每日2~4次，小便调。舌暗红，苔黄腻，脉弦滑。去连翘、白花蛇舌草，加葛根健脾止泻，白梅花疏肝理气，牡蛎、瓦楞子制酸，具体处方如下。

蒲公英 15g	芦根 15g	白茅根 15g	石菖蒲 15g
郁金 10g	川芎 6g	当归 10g	薏苡仁 20g
石见穿 12g	葛根 15g	白梅花 6g	牡蛎 15g
瓦楞子 15g			

每日1剂，水煎取汁300ml，服法同前，继服7剂。

三诊：2017年8月5日，服药半月后，患者诉胃胀、嗳气症状明显改善，胃脘部及咽部疼痛缓解，口干口黏，欲饮水，胸骨后烧灼感不明显，剑突、胸骨后部及后背疼痛明显改善，纳增，寐安，大便质稀，不成形，每日2~4次，小便调。舌暗红，苔薄、黄腻，脉弦滑。去蒲公英、川芎、白梅花，加仙鹤草、炮姜，具体处方如下。

芦根15g	白茅根15g	石菖蒲15g	郁金10g
当归10g	薏苡仁20g	石见穿12g	葛根15g
牡蛎15g	瓦楞子15g	仙鹤草15g	炮姜9g

每日1剂，水煎取汁300ml，服法同前，继服7剂。

后随证加减治疗2月余，患者诉无明显不适，于2017年10月23日在江苏省南京某中医院查电子胃镜示：慢性胃炎伴糜烂。于南京某医院行病理检查结果示：（胃窦）轻度慢性浅表性胃炎。

按语： 胃腑疾病尤其是慢性萎缩性胃炎（或伴肠化及不典型增生者），病程较长，病机复杂。正如《临证指南医案》云：“病初在经，久痛入络，以经主气，络主血。”“热为毒之渐，毒为热之极”，热毒常兼血瘀，且热毒易伤阴致瘀。此案中患者即为热毒与瘀血相合为病。方中应用连翘、蒲公英、白花蛇舌草，清热解毒之功著。《本草衍义补遗》载：蒲公英“解食毒，散滞气，化热毒”。连翘清热解毒，兼疏散风热之功，取“入营尤可透热转气”及“火郁发之”之意。郁金入气入血，清热活血。湿热为患，便取清热化湿之法，叶天士治温热病，言“夹湿，加芦根、滑石之流”，使得“渗湿于热下”，受此启发，取芦根、白茅根相合，芦根走气分而清热，白茅根入血分而凉血，均入肺、胃经，甘寒清热而不伤津。芦根，清泄胃热而降逆止呕。《新修本草》谓：“疗呕逆不下食，胃中热”。白茅根能清肺胃膀胱之热而凉血。《本草正义》“白茅根，寒凉而味甚甘，能清血分之热，而不伤于燥，又不黏腻，故凉血而不虑其积瘀……泄降火逆，其效甚捷。”“慢性非萎缩性胃炎-慢性萎缩性胃炎-肠上皮化生（轻、中、重度）-不典型增生（轻、中、重度）-胃癌”是胃癌发生发展的经典途径，其中慢性萎缩性胃炎伴中、重度肠上皮化生及不典型增生被认为是胃癌前病变，本案患者为萎缩性胃炎，因此截断病势至关重要，方中石见穿、白花蛇舌草，具有清热解毒，活血散结之效，以防发展成"癥瘕"之重症，且经现代药理学研究，此几味药有一定的抗癌防癌之功。当归、川芎之类既有活血化瘀之功，又有养血生血之效。诸药合用，使热毒清、瘀血消，气滞行，有利于胃黏膜的转复。

（三）升降法

1.升法

升法，亦谓升提法。是指具有升阳举陷之功，专治气虚下陷证的治疗方法而言。本法为下陷证而立。下陷证主要与脾肺两脏功能失调有关。脾主升清，其气虚轻则升举无力，重则清阳下陷，变生诸症。对此，金元时期的李杲就提出了："内伤不足之病……惟当以甘温之剂，补其中，升其阳"（《内外伤辨惑论》），即益气与升提的著名治法，并创制了系列升阳名方，诸如补中益气汤、升阳益胃汤、升阳汤、升阳除湿汤等，其中补中益气汤最具代表性。该方的创立影响深远，现已广泛用于气虚下陷之久泻久痢、脱肛，甚或内脏下垂、子宫脱垂等。李杲这一思路不仅从临床角度得以证实，而且对后世医家颇有启迪。明·张介宾仿之研制举元煎，以急救气虚下陷之血崩、血脱、亡阳垂危证。清·张锡纯则拟有醒脾升陷汤，用于脾气虚极下陷之小便失禁，扩大了升法的治疗范围。张锡纯又根据肺主一身之气的生理特点，提出若肺虚无力朝百脉，可致胸中大气下陷一说。临床症见：气短不足以息，或努力呼吸有似乎喘，或气息将停，危在顷刻。其脉象沉迟微弱，甚则六脉不全，或参伍不调等，遂创立升陷汤以治之。另外，张氏针对心肺阳虚、大气下陷之心冷、背紧、恶寒、常觉短气；以及胸中大气下陷，兼气分郁结之胁胀痛者，又分别设立回阳升陷汤与理郁升陷汤，进而丰富和发展了升法的运用。尽管如此，由于下陷一证的主要原因在于气虚，因此，升法极少单用，一般寓于补气法之中。

2."升降"释义

升降是自然界万物发展变化最基本的运动形式，二者既相反，又相辅相成，无升则无降，无降则无升。升降之说，有狭义、广义之分。从广义角度言，则概括了以脏象为中心的生命活动，"藏属肾，泄属肝，此肝肾之分也。肝主升，肺主降，此肝肺之分。心主动，肾主静，此心肾之分也。而静藏不至于枯寂，动泄不至于耗散，升而不至于浮越，降而不至于沉陷，则属之脾，中和之得之所主也。"《医碥》明确指出："五脏升降相因"，共同维持着机体内的阴阳动态平衡，从而保持"清阳出上窍，浊阴出下窍；清阳发腠理，浊阴走五脏；清阳实四肢，浊阴归六腑"的正常生理状态。从狭义角度言，主要指脾升、胃降。《临证指南医案》所载"脾宜升则健，胃宜降则和"即是。升主要是指吸收、运化水谷精微，通过血脉运及全身以供生理活动之需。升法指改善吸收功能，具体运用包括补气、升阳、举陷。

3."升降"临证应用

升阳举陷，是指通过温补升提，以治脾胃清阳不升、不升反降、降而太过的方法，亦即《素问·至真要大论》"下者举之"意。陷下者当升，升阳为定法，然具体言之又有多途径。当因证而辨，随机治之。不过，脾主五脏之气，肾主五脏之精，皆上奉于天。两者主生化以奉升浮。阳气下陷，多与脾肾相关，因此，升阳举陷，多从脾肾入手。

补中气为脾气不足、中气下陷而设。盖脾居于中，脾气又谓中气以上行为顺。脾气升提，阴土始运。脾气不运，中气不升，而陷于下，非补益中气难以奏功。举凡脘腹稍胀，不思饮食或纳食不馨，肢软神疲，气短乏力，大便溏泄，舌质淡，有齿痕，苔薄白，脉细软，悉为本法适应证。

脾虚不能摄血而下者，必伴面色㿠白、唇舌色淡、肢疲乏力，当用归脾汤统摄升之。脾虚，不能运精上承化为营血。反下陷则为白带绵绵不休，气短腹坠，神疲乏力，当用完带汤固精止带升阳除湿。若饮食劳倦，使脾胃气虚，不能上升而下流肝肾，使阳气闭塞，地气冒明，邪害空窍，令人目不明，耳不敏，当用补中益气汤，中气得补，脾气得升，则目明耳敏。

补中之要，重在升。中气升，则五脏安，气血生矣。脾气虚，中气陷，则面黄体弱肉松，肠鸣腹胀，食后欲便，质溏薄，溲清长，劳则气坠于腰脱，甚或脱肛。补中益气汤正为此而设，方中黄芪升陷下之阳，柴胡引清气上升，升麻行春升之令，佐以白术、陈皮、当归、甘草，而使脾虚格外，中阳得举，诸恙遂平。诚如张山雷所谓："凡饥饱劳役，脾阳下陷，气怯神疲者，及疟入脾虚，清气不升，寒热不止者，授以东垣补中益气汤，无不捷效，正以黄芪为参术之佐，而取得升柴以升举之，则脾阳复辟，而中州之大气斡旋矣"。若过食冷物，抑遏阳气于脾土，为火郁之病，当以升散之剂如升麻、葛根、柴胡、防风之属发之。若大便溏泄、肢软疲惫乏力，亦当升提。"气属于阳，性本上升，胃气注迫，辄而下陷，升、柴、羌、葛之类。鼓舞胃气上腾，则注下自止，又如地上淖泽，风之即干，故风药多燥，且湿为土病，风为木病，木可胜土，风亦胜湿，所谓'下者举上'是也"（《医家必读》）。

4.典型病案

患者姓名：熊某　　　　　性别：女　　　出生日期：1973年9月
初诊日期：2017年6月27日　　发病节气：夏至

主诉：脘腹坠胀1年，加重3天。

[**现 病 史**]患者近1年来感脘腹坠胀，饮食不多，饥时胃中不适，稍多食则又觉胀，神倦乏力，2016年11月15日在当地医院行上消化道钡餐检查提示：胃下垂约3cm。间断服用奥美拉唑、硫糖铝片等，病情时轻时重。3天前患者出现脘腹坠胀加重，服用西药后效果不明显，慕名来我处就诊。现主症：脘腹坠胀，嗳气，进食过多后加重，偶有胃脘部隐痛，神倦乏力，纳少，夜寐欠安，二便调。

[**既 往 史**]平素健康状况一般，既往体健。否认肝炎、结核或其他传染病史，预防接种史不详。否认外伤史。否认输血史。

[**过 敏 史**]否认食物及药物过敏史。

[**体格检查**]发育正常，营养中等。腹平坦，全腹触之柔软，剑突下压痛，肝脾肋缘下未触及，无腹肌紧张及反跳痛，墨菲氏征阴性，麦氏点无压痛，肝区无叩痛，双肾区无叩击痛，移动性浊音阴性，肠鸣音正常存在。舌红，苔薄白，脉弦细。

[**中医诊断**]胃缓病。

[**证候诊断**]气虚下陷。

[**西医诊断**]胃下垂（轻度）。

[**治　　法**]健脾益气，升阳举陷。

[处　方]

黄芪 20g	白术 10g	陈皮 15g	党参 15g
升麻 6g	柴胡 9g	当归 12g	延胡索 15g
木香 9g	砂仁 9g	炙甘草 6g	合欢皮 12g

14剂，每日1剂，水煎取汁300ml，分早晚两次温服。

二诊：2017年7月12日，服药半月后，脘腹坠胀减轻明显，胃脘部隐痛发作次数减少，乏力减轻，口干，纳增，寐稍安，二便调。舌红，苔薄白，脉弦细。患者症状有所减轻，予上方去砂仁，加北沙参15g，具体处方如下。

黄芪 20g	白术 10g	陈皮 15g	党参 15g
升麻 6g	柴胡 9g	当归 12g	延胡索 15g
木香 9g	炙甘草 6g	合欢皮 12g	北沙参 15g

每日1剂，水煎取汁300ml，服法同前，继服7剂。

后以上方加减治疗2月余，诸症不明显，改用补中益气丸巩固治疗2月，于当地复查上消化道X线钡餐透视：胃小弯下角切迹位于两髂嵴连线下1.5cm，提示轻度胃下垂，遂停药。嘱其注意饮食及生活起居调养，如细嚼慢咽、勿暴饮暴食、勿劳累等，随访1年，一切良好。

按语：胃下垂是指站立时，胃的位置下降，胃小弯切迹在髂嵴水平连线以下，多见于瘦长体型、久病体弱者、经产妇、多次腹部手术者。现代医学认为胃下垂多是由于膈肌悬吊力降低，肝胃、膈胃韧带松弛，腹内压降低，腹肌松弛等原因引起。X线钡餐透视检查可以明确诊断，并将胃下垂分为轻、中、重度，以胃小弯切迹低于两髂嵴连线水平1~5cm为轻度，6~10cm为中度，11cm以上为重度。临床常见症状表现为：上腹部坠胀不适、隐痛、饱胀感、厌食、恶心、呕吐、嗳气等，餐后或久立时加重，平卧后减轻。现代医学对本病只是对症治疗，并没有很有效的治疗措施，对于重度的患者多采用放置胃托进行治疗，但是治疗效果并不理想。

胃下垂属于中医学中"痞满""胃脘痛""胃缓""胃下"等范畴。"胃缓"一词，首见于《黄帝内经》。《灵枢·本脏》云："脾应肉。肉腘坚大者胃厚，肉䐃么者胃薄。肉䐃小而么者胃不坚，肉䐃不称身者胃下，胃下者下管约不利。肉䐃不坚者胃缓。"说明了胃缓是由于脾虚中气不足，中气下陷，胃之肌肉薄弱而下垂，故名胃缓。中医学认为胃缓的形成是由于肉不坚，胃薄而病。验之临床，多见于禀赋瘦弱，胸廓脘腹狭长之体。究其病因，多由先天禀赋不足，后天失于调养；或由长期饮食不节，劳倦过度，伤其中气，脾虚气陷，升降失调所致。如《黄帝内经》所谓："清气在下，则生飧泄；浊气在上，则生䐜胀"。故病者多见脘腹坠胀隐痛，嗳气不舒，肠鸣漉漉有声，纳呆食少，大便不调，倦怠消瘦，得卧则舒适，久立或劳累而加重。

方中黄芪味甘微温，入脾、肺经，补中益气，升阳固表；配伍党参、白术，补气健脾；当归养血和营，协党参、白术、黄芪补气养血；陈皮、砂仁理气和胃，使诸药补而不滞，共为佐药。少量升麻、柴胡升阳举陷，协助君药以升提下陷之中气，共为佐使。延胡索、木香行气止痛，合欢皮养心安神，北沙参益气养阴，配伍炙甘草调和诸药。诸药相合，共奏健脾益气，升阳举陷之效。对胃下垂的治疗，既要辨病，又要辨证；既要升提，又要升中有降，以顺脾胃升降之性；既要补虚，又要补中寓消，补中寓运，补中寓通；既要疏肝理气以助脾运，又要泄胆通腑以调胃气。脾运健，腑气通，中气旺则升提无虑。胃下垂病虽在胃，当责之于肝，责之于脾，责之于胆，责之于气机的升降斡旋，以期恢复和保持脾胃两者纳和运、升和降、燥和湿之间的动态平衡。

（四）润降法

1."润"之释义

《说文》"润，水曰润下"及《易·系辞》"润之以风雨"中皆为滋润之意；《素问·至真要大论》云："燥者润之"指滋养、濡养的意思；《本草求真·阿胶》曰："阿胶，味甘，气平，质润"为滋柔、不干枯的意思；《汉书·终军传》"必待明圣润色"为修饰之意；《汉书》"泽加百姓，功润诸侯"中为扶助之意；宋·周邦彦《满庭芳·风老莺雏》"衣润费炉烟"中为潮湿之意；此外润字尚有利益、恩惠、细腻等多种含义。

2.润降法历史沿革

脾胃学说源于我国古代医学巨著《黄帝内经》，倡于东汉时期张仲景，精于金元时期李东垣，至清代，叶桂分治脾胃，创立胃阴理论，继承并发展了脾胃学说，使其日臻完善。

胃阴理论是脾胃学说的重要组成部分，而润法主要来源于胃阴理论。《素问·至真要大论》有"燥者濡之"的治则，是为后世辨治胃阴提供了理论依据。

东汉张仲景在《伤寒论》中将脾胃分属太阴、阳明二经，脾属太阴，胃属阳明。两者在生理上有脏腑阴阳之别，在病理上亦有寒热虚实之异。太阴病提纲证为脾气虚寒证，治宜温阳健脾，方用四逆汤、理中汤、附子理中汤之类；而阳明为病，多是邪气入里化热，主方多为白虎汤、承气汤之类，渗透着"护胃气而存阴液"的精神。

金元时期补土派大家李杲据"万物负阴而抱阳"，将脾胃再分阴阳，虽说是脾胃合治，但他详于治脾而略于治胃。其著作《脾胃论》强调脾胃对元气的重要作用，脾升胃降，必以脾气升发为主，脾胃合论，重在于脾，创补中益气、调中益气、升阳益胃等著名方剂，着重于用甘温益气之品，调补内伤杂病过程中之脾胃虚弱，而非针对脾胃本脏腑之病，以至于后世有用治脾之药治胃病之弊。

明代名医缪希雍调护脾胃，在著作《先醒斋医学广笔记》中首倡脾阴之说，其遣方用药不盲用甘温，亦反对滥用苦寒，认为人参、茯苓、山药、扁豆、莲肉、薏苡仁、芡实等为"补脾胃上药"，并创制资生丸、肥儿丸，开甘润清灵之路，对后世脾胃病的治疗影响深远。

至清代，叶天士经长期临床实践，博采诸家学说，其对前人经验推崇而不盲从，在继承基础上大胆创新。指出东垣甘温补益脾胃之法，重脾阳的升发，而轻胃阴的滋养；喜升阳温燥，而恶甘寒益胃之剂。并结合自己的临床体悟提出"脾喜刚燥，胃喜柔润"。其在《临证指南医案》中云："盖胃属戊土，脾属己土，戊阳己阴，阴阳之性有别也；脏宜藏，腑宜通……纳食主胃，运化主脾，脾宜升则健，胃宜降则和。""太阴湿土，得阳始运；阳明燥土，得阴自安"。明确指出脾胃生理病理之不同。治脾可宗东垣甘温升发，治胃则宜甘润通降。强调脾胃分论，重视滋养胃阴，从理论到临证，使胃阴理论不断充实，最终形成体系。

3.润降法发展

当下社会随着生活节奏的加快以及竞争的日趋激烈，大多数人所思不遂，忧思烦闷，致肝气郁而化火，或心火亢盛，火热犯胃，灼伤脾阴胃阴；又或者饮食不节，偏嗜烟酒，过食辛辣、煎炸、炙烤食品，热邪积于胃中，胃失濡润，耗伤阴津，都可使脾阴胃阴耗损，治法上既应滋润胃阴，又应通降胃腑，故润降法亦是治疗现代脾胃病的常用治法。

国医大师路志正在总结前人经验的基础上，对脾胃提出"持中央，运四旁，怡情志，调升降，顾润燥，纳化常"十八字诀。其中"顾润燥"之法，指出脾阴乃脾脏之阴津，能够充养脾气，温润脾阳，是运化水湿及水谷精微的必需物质。胃阴是胃中固有的阴液，是腐熟水谷的物质基础，也是胃阳功能活动的物质基础或动力源泉。提出顾润燥即在强调脾胃温补升发基础上，不忘甘淡濡润，以顺脾胃生理之性，亦是对润降法治疗脾胃病的良好诠释。

沈舒文教授辨治胃病承袭叶天士胃阴理论，根据自己的临床经验提出以润为降和胃气的新见解。脾为太阴湿土，其主运化，秉性刚燥，以升为健；胃为阳明燥土，其主受纳，性喜柔润，以润为降。临床中应注重脾与胃燥湿相济，治当滋通并用，滋阴释津，方可和降胃气，转滞为通，正如《医学求是》所谓"胃以阳土而降于阴"，在治疗食管癌、贲门失迟缓证、胃食管反流病、萎缩性胃炎等方面效果显著。

4."润降"临证应用

（1）养阴理气，勿过温燥

胃病患者病程漫长，病情反复，易受天气、饮食及不良情绪等因素的影响，易出现口干、咽干、似饥而不欲食、舌红等胃阴不足的症状。《黄帝内经》云："年四十，而阴气自半也"。若胃阴不足，胃失润降，则脾气不升，气机郁结，久而成滞，所以临床中胃阴不足证又常兼夹气机郁滞之证，《丹溪心法》云："气有余便是火"，如果不及时疏调气机，则郁久化热，更伤胃阴，所以养阴中常需佐以理气之品。当谨遵理气"忌刚用柔"之古训，临证中经常选质轻、性平之理气药，如佛手、枳壳、香橼、陈皮、预知子、木香、绿萼梅等，切忌温燥之性太过而使胃阴更伤，亦不可大队遣用理气之品，以免喧宾夺主。佛手，味辛苦酸，性温而不燥，功善疏肝理气，和胃止痛，遣入方中，理气而不伤阴；陈皮，味苦辛温，《本草纲目》云："橘皮，苦能泻，辛能散，温能和……同补药则补，同泻药能泻，同升药则升，同降药则降……但随所配而补泻升降也。"可见用陈皮调理脾胃气机，切中肯綮。

（2）阴虚夹湿，治当兼顾

湿性重浊黏滞，易阻碍气机。湿邪为病可使脾不升清，胃不降浊，脾不能为胃行其津液，故可出现胃阴亏虚。阴虚应养阴，湿浊需化湿。故临证用药必须注意养阴勿过于滋腻，化湿勿过于辛燥，以免滋阴助湿，燥湿伤阴。养阴以甘凉为宜，如麦门冬、北沙参、天冬、石斛、百合等；化湿药物可用茯苓、白术、薏苡仁、砂仁等。鲜石斛甘凉微寒，生津之效著而不致碍于化湿。若湿浊渐去而胃阴尚亏者，可据证参用玉竹、乌梅、生地黄等；若兼顾肾阴虚之证，可酌加女贞子、墨旱莲，遵二至丸之意，以平补肾阴。

（3）养阴清热，勿过苦寒

阴虚则生内热，因此，胃阴不足证常会出现虚火内灼之候。胃热日久，耗伤阴液，亦可出现胃阴伤、肺胃阴伤、胃肾阴伤等病机。此时，可少佐苦寒以泄其热、清其火，火热得除则胃阴易复。然在运用苦寒药物时，切忌太过苦寒败伤胃气，药量宜轻，药性宜平，少佐而折其势。此时的清法并非传统意义上的清热之法，而是清醒之意，取药物的辛香发散之性，芳香化湿以醒脾，脾能升清，则胃浊自降，胃阴得养。常用药物为黄连、芦根、白茅根、蒲公英、连翘、佩兰等。其中黄连用量较小，一般为6g，除有清热之功外，尚有坚阴开胃助食之效；此外，佩兰味辛平，具有芳香化湿、醒脾开胃，发表解暑之功效，尤善治疗脾经湿热、口中黏腻不爽、口中异味等证。

（4）阴虚夹瘀，活血养阴

瘀血是由于血行失常，或血脉运行不畅而形成的一种病理产物。

胃病病程长，病机复杂，往往是在气滞的基础上又出现瘀血，表现为气滞血瘀证，或在血虚、阴虚、湿阻的基础上兼见瘀血。正如叶天士所言："初病在经，久痛入络，以经主气，络主血……凡气既久阻，血亦应病，循行之脉络自痹。"此时用药多用当归、川芎、延胡索、白芍等。其中《本草纲目》曰："延胡索，能行血中气滞，气中血滞，故专治一身上下诸痛。"此外瘀血兼血虚加红花、女贞子、熟地黄、山茱萸养血活血；胃酸缺乏加五味子、乌梅、山茱萸；阴虚加墨旱莲、麦门冬、女贞子滋阴养血。

（5）滋阴养胃，甘凉濡润

清·王孟英云："凡是治胃者，须审胃汁之盛衰，斯为善治。"对于胃阴亏虚之证，应注重益胃养阴，然此类药物均为甘平、甘凉、甘寒之属，如遣用大队滋阴养津之品，常致胃腑呆滞不通，受纳不能，故治疗当以甘凉濡润为主。诚如吴瑭所说："欲复其阴，非甘凉不可"；《类证治裁》云："治胃阴虚，不饥不纳，用清补，如麦冬、沙参、玉竹、杏仁、白芍、石斛、茯神、粳米、麻仁、扁豆子"；"脾胃阴虚，不饥不食，口淡无味者，宜清润以养之，如沙参、扁豆子、石斛、玉竹、当归、白芍、麻仁、粳米、大麦仁，若消导则耗气劫液，忌枳、朴、楂肉"。甘凉的治法能滋胃用而养胃体，甘能入脾胃二经，凉能制其郁热，甘凉相合能滋养脾胃。"凉"不属于寒，或者说是次于寒，故对胃阴不足证候甚为适合，不致于寒凝气滞，也不会因寒而败胃。

5.典型病案

患者姓名：王某　　　　　性别：男　　　出生日期：1990年6月

初诊日期：2016年8月24日　发病节气：处暑

主诉：间断胃脘不适伴情绪不畅1年余。

[现病史]患者缘于1年前自行前往北京寻找工作，因经验欠缺，寻找工作屡屡受挫，渐致心情低落，急躁易怒，自我否定，对任何事物提不起兴趣。1年来辗转就诊于北京、天津等多家知名医院治疗，并服用过抗焦虑、抑郁药物治疗，效果不甚明显。1月前于河北某医院治疗，予以帕罗西丁、舍曲林等抗焦虑药物治疗，患者拒服。自述胃脘部胀闷，行腹部彩超检查，结果示：肝胆胰脾未见明显异常，查电子

胃镜示：慢性非萎缩性胃炎。2016年8月经人介绍来门诊治疗，就诊时患者情绪低落，不欲言，胃脘胀闷，其父母代述病情。现主症：情绪低落，不欲言，悲伤欲哭，对任何事物提不起兴趣，胃脘部胀闷，善太息，后背不适，口干，纳呆，进食量少，寐差、睡眠时间短、多梦易醒，大便偏干，2~3日一行。

[既往史] 平素健康状况一般，既往体健。否认肝炎、结核或其他传染病史，预防接种史不详。否认外伤史。否认手术史。否认输血史。

[过敏史] 否认食物及药物过敏史。

[体格检查] 发育正常，营养中等。腹平坦，全腹触之柔软，剑突下压痛，肝脾肋缘下未触及，无腹肌紧张及反跳痛，墨菲氏征阴性，麦氏点无压痛，肝区无叩痛，双肾区无叩击痛，移动性浊音阴性，肠鸣音正常存在。舌红，苔厚腻，脉弦滑。

[辅助检查] 腹部彩超示：肝胆胰脾未见明显异常。电子胃镜示：慢性非萎缩性胃炎。

[中医诊断] 胃痞病。

[证候诊断] 湿热中阻，阴虚火旺。

[西医诊断] 慢性非萎缩性胃炎；焦虑抑郁状态。

[治　法] 清热化湿，养阴安神。

[处　方]

连翘 15g	焦栀子 6g	石菖蒲 12g	茯苓 15g
百合 15g	白芍 20g	柴胡 6g	陈皮 15g
香附 15g	枳壳 15g	厚朴 15g	合欢皮 15g

10剂，每日1剂，水煎取汁300ml，分早晚两次分服。

二诊：服药10天后，患者在父母陪同下来门诊，家长代述病情变化，仍情绪低落、不欲言，悲伤欲哭，善太息，胃胀痛缓解，偶发恶心欲呕，纳略增，寐差同前，大便略稀，2日一行。舌红，苔厚腻，脉弦滑。因症状改善不明显，加之总体治疗时间偏长，患者对治疗抱有怀疑态度，拒绝继续治疗。仔细了解病史，耐心与患者沟通，认真讲解治疗的必要性及利弊关系，在父母的协助下，患者同意继续服药治疗。据证调整处方，百合、茯苓改为20g，去柴胡、枳壳，加延胡索行气止痛，浮小麦缓心肝之急，具体处方如下。

连翘 15g	焦栀子 6g	石菖蒲 12g	茯苓 20g
百合 20g	白芍 20g	陈皮 15g	香附 15g
厚朴 15g	合欢皮 15g	延胡索 15g	浮小麦 10g

10剂，每日1剂，水煎取汁300ml，早晚分服。

三诊：继服10天后，患者在父母陪同下来门诊，上述症状改善明显，对事物开始感兴趣，愿意与人沟通交流，胃胀痛、后背不适不明显，纳增，每天可以入睡6小时，大便略稀，每日1次，自觉身体乏力，舌红，苔薄腻，脉弦细。去栀子，加北沙参、石斛滋阴健脾，炙甘草调和诸药。具体处方如下。

连翘 15g	石菖蒲 12g	茯苓 20g	百合 20g
白芍 20g	陈皮 15g	香附 15g	厚朴 15g
合欢皮 15g	延胡索 15g	浮小麦 10g	北沙参 15g
石斛 15g	炙甘草 6g		

14剂，每日1剂，水煎取汁300ml，早晚分服。

此后患者以上方加减治疗4月余，情绪基本稳定，无明显胃脘不适。后经电话随访半年，患者情绪及症状稳定，基本如同常人。

按语：抑郁与焦虑，是情志异常的一种表现。情志是人的情绪状态，适度的情绪变化对健康无碍，但过度的情志变化则会导致气机逆乱，机体阴阳失调，脏腑功能紊乱。焦虑抑郁状态患者常伴有失眠，这是阴阳失调的外在表现。情志内伤影响脏腑气机，是加重诱发抑郁焦虑的重要因素，有研究表明，肝气郁结和肝郁脾虚证失眠的情绪特征均以抑郁为主，且抑郁程度为中等。说明失眠不仅是阴阳失调的表现，而且其程度亦反映患者脏腑功能紊乱状态。由此可知，抑郁焦虑程度越重，其牵涉或影响的脏腑就越多，患者的病机越复杂，治疗难度越大。情志不舒，忧思恼怒，肝失疏泄，横逆犯胃，肝胃失和可致胃病。《素问·六元正纪大论》就指出："木郁之发……民病胃脘当心而痛，上肢两胁，膈咽不通、食饮不下。"《临症指南医案》曰："情志不遂，肝木之气，逆行犯胃，呕吐膈胀……"。情志一病当从心肝论治，因心主神，为五脏六腑之大主，神机所出，是一切情志变化的总属，又将七情分属五脏，肝主疏泄调情志，在志为怒，喜条达而恶抑郁，与情志关系最为密切。

方中百合养阴润肺，清心安神，《本经》称其能治"邪气腹胀心痛"，肺气降则诸气皆降；茯苓利水渗湿、健脾、宁心安神，其药性平和，利水而不伤正；石菖蒲辛苦而温，入心、胃经，不但能芳香化浊，开窍通闭，且能和中开胃，《本草从新》云其："辛苦而温，芳香而散，开心孔，利九窍……开胃宽中，疗噤口毒痢。"陈皮理气健脾燥湿；柴胡、香附疏肝理气，《本草正义》云："香附，辛味甚烈，香气颇浓，皆以气用事，故专治气结为病……故可频用而无流弊。"石斛、北沙参养阴生津；白芍养血敛阴，其味酸，柔养肝体以抑制肝用；栀子泻火除烦，厚朴理气除胀；连翘清热泻火；枳壳破气除痞，《珍珠囊》云其："破气，泄肺中不利之气。"合欢皮解郁安神，有治心神不安、忧郁、失眠之效，常用于情志不遂、忧郁而致失眠者、心神不宁等。《本经》云："主安五脏，和心志，令人欢乐无忧。"浮小麦，味甘、凉，入心经，养肝补心，除烦安神，其感金气而生、得木气而长、至火气通明而成熟，可补心、肝、肺三脏之气。诸药共用，将下法与滋阴法相结合，润以通降，以润为和，降胃气，安心神。在临床上，很多胃病患者伴有精神上的焦虑抑郁，治疗上若能兼顾此，常能取得意外之效。

（五）和降法

1. "和法"释义

"和法"是中医广泛运用的治法，是最具中国文化特色的治疗大法之一。"和法"的理论源远流长，历史积淀深厚。其作为独立的治疗大法被纳入"八法"的框架，并为世人所熟知。

"和"字，有三种写法，即①龢，②盉，③和。其中，"和"与"龢"之本义相通，甲骨文有"龢"无"和"字，后来"和"字出现，逐步代替了先出现的"龢"字。段玉裁曰："经传多假'和'为'龢'。""龢"字，形旁"龠"，《说文解字·龠部》释曰："乐之竹管，三孔，以和众声。"许慎引申其义为"调"。"和"字，"口"表示以口发声相应；表示以乐和声。《老子》曰："音声相和"。《说文解字》曰："相应也。从口，禾声"。可见，"和"字本义是指音声之相应。"盉"字，《说文解字》曰："调味也。"孔颖达疏："盐，咸；梅，醋。羹须咸醋以和之。"对于"和"之三字，段玉裁在《说文解字》中作了区别与解释，即"调声曰和，调味曰盉。今则'和'行而皆废矣。""龢""盉""和"三字，逐步融合为"和"，其义也由"音声相和"与"五味调和"，引申出协调、和谐、和合、适中等义。继而，又抽象为势、位之和，以及更具普遍意义的气之和。

2."和法"历史源流

《黄帝内经》秉承了中国文化"和"的观念，重视人与自然之"和"、人体内在之"和"，将"和"的思想广泛地运用到了对自然生命、疾病、治疗及养生等各个相关领域的论述中，成为了中医"和"思想的源头。

东汉张仲景基于外感病的临床诊疗实践，对《黄帝内经》"和"的思想作了进一步的发挥，认为人体之健康贵在"和"，而疾病则起于"失和"，创制了小柴胡汤、桂枝汤、半夏泻心汤等一系列"和法"的代表方剂，奠定了"和法"理论与实践的基础。宋金元时期，"和解"作为治法概念开始为医家所重视。其中，金代成无己继承和发挥张仲景学术思想，在《伤寒明理论》中明确地将小柴胡汤和解少阳半表半里法称为"和解"，在"和法"的学术史上影响颇为深远。后世医家多从其说，"和法"狭义概念由之而出。

明清时期，随着对"和法"的理论认识与临床实践的深化与拓展，"和法"概念也逐渐趋于广义及泛化。其中程钟龄将"和法"作为临床主要治法之一，列入中医治疗理论的框架，确立了"和法"在治法中的重要地位，《医学心悟》云："伤寒在表者可汗，在里者可下，其在半表半里者，惟有和之一法焉，仲景用小柴胡汤加减是也。"又"有清而和者，有温而和者，有消而和者，有补而和者，有燥而和者，有润而和者，有兼表而和者，有兼攻而和者。和之义则一，而和之法变化无穷"。其论述振聋发聩，对后世的影响颇为深远。

当代对"和法"有狭义与广义之分。其中和解少阳是最狭义之"和法";广义"和法"在《简明中医辞典》中有所论述,其解释为用疏通调和之药,解除少阳病邪或调和脏腑气血的方法。包括疏肝解郁、和解少阳、调和肝脾、调和肝胃。和法作为一种和解与调和的方法,主要是针对寒热、表里、升降、阴阳等错杂的病机,采用或寒热并用,或升降并举,从而调整人体阴阳、脏腑、气血等,使之归于平和的治法。和法的特点就是一个"和"字,它既不重在祛邪,也不重在扶正,而是重在调和。通过和法的调和与和解的作用,使机体的脏腑功能趋于平和。

3. "和降"临证应用

随着生活节奏的加快以及物质生活水平的极大丰富,现代社会疾病的病机往往错综复杂,大多数情况下会出现阴阳、表里、寒热、虚实等证候交互错杂。和法理论对常见的慢性复杂性疾病更为实用。而胃病患者往往病程日久,病机错综复杂,多数存在气机郁滞、湿浊中阻、热毒蕴结、瘀血停滞、阴液亏虚等五种病机中的两种或多种。而胃腑以通为用,以降为顺,故而在治疗复杂脾胃疾病的时候,采用"和降法"往往有事半功倍的效果。

(1)降胃气与升脾阳之和

胃病在病之初期,邪气盛而正气不虚时较易处理,阳明胃腑以通为用,以通为补,此时多选用理气、清降、破瘀之重剂,且见效最速。随着病程的进展往往会出现胃气上逆与脾阳不升的情况,既有脘腹胀满、嗳气、恶心等胃气上逆的表现,又有泄泻、纳呆、舌质淡、脉沉细等脾气虚弱而脾阳不升的表现。此时,应权衡轻重,选用理气而不伤正,健脾而不碍中的药物,如佛手、八月札、香橼、白梅花、白残花、茯苓、葛根、炒山药、炒薏苡仁等。在此阶段,降逆不宜用代赭石、瓜蒌、大黄等,健脾升阳不宜选用黄芪、人参等补气重剂,更不应选用附子、干姜、荜茇等大辛大热之品。在降气和胃的同时,适当选用风药,如防风、柴胡、荆芥、羌活等,使脾阳升清,则胃气自降,但用量宜轻,重则发汗而失本意。

（2）燥脾湿与护胃阴之和

燥湿健脾，勿伤脾胃津液。湿性重浊黏滞，易阻碍气机，以致脾不升清，胃不降浊，脾不能为胃行其津液，致使胃阴亏虚。临证用药必须注意养阴勿过于滋腻，化湿勿过于辛燥，以免滋阴助湿，燥湿伤阴。治疗湿邪阻滞脾胃的证候，燥脾之湿，功效最强当属苍术、白术、藿香、佩兰、砂仁等，然而这些药物皆芳香燥烈，容易耗伤脾阴及胃津，可佐以白薇，使燥湿而不伤阴，"刚柔相济"。若脾湿不重，常用茵陈、茯苓、薏苡仁、白扁豆、芦根等清淡之品，以渗湿健脾。养阴以甘凉为宜，如麦门冬、沙参、芦根等，佐以甘平、甘酸，如山药、白芍、甘草等品。除湿与滋阴并举，以除湿为主，时时注意脾胃津液的盛衰，依据湿浊轻重程度分层次用药，这便是治脾胃津液之和的应用。若湿浊内蕴，日久化热；热则伤阴，往往形成湿热蕴结与阴虚津亏的复杂情况。此时既要清热化湿，又需濡养阴津。清热多用苦寒，苦寒则易伤阴津；湿为阴邪，化湿需用温通，温又助热。对于此类情况的处理，应选既清热又兼化湿之品，避免苦寒伤阴，如茵陈、连翘、蒲公英、白蔻仁、芦根等。不可一见舌红、苔黄，就一味清热解毒，妄投大苦大寒之品，苦能清热，苦能坚阴，但苦亦能伤阴。因此，诸如黄柏、黄连、黄芩等应慎重使用。此时阴伤多以胃、肺为主，养阴尽量选用甘寒之品，如沙参、石斛、百合、麦冬、天花粉等；若阴伤累及胃、肺、肾者，宜加山茱萸、女贞子、旱莲草等。

（3）化瘀血与补血虚之和

胃病患者病程漫长，中医自古就有"久病多瘀"之说，清代叶天士明确提出："初气结在经，久则血伤入络""胃痛久而屡发，必有凝痰聚瘀""久病血瘀""瘀生怪病"等理论。在这一阶段，即使在辨证中没有血瘀的特征表现，也不能排除在疾病发展过程中兼夹瘀血的可能，故在治疗时，既要考虑到气血不足的一面，又应注意从瘀着手，而化瘀之品亦能伤及营血，致使血虚更甚，故临证选药宜选化瘀不伤正，补血不留瘀，药性平和的药物，如丹参、延胡索、赤芍、白及、王不留行、当归、徐长卿、山萸肉等。三棱、全蝎等破气、破血之品，容易挫伤中气，若非胀痛甚，唇舌紫暗的气滞血瘀者，一般不用此类药物。

（4）滋胃阴与健脾运之和

胃体阳而用阴，以喜润恶燥为特点。益胃滋阴，勿碍脾之健运。胃阴不足，常用沙参、麦冬、石斛、玉竹，但滋润之品恐伤脾胃之本气，助湿碍脾，而出现食欲减退、乏力倦怠等，多以白术、白扁豆、薏苡仁之类佐之，燥湿相济，滋阴而不碍脾运，温燥而不伤胃阴，使脾胃调和而安之。

此外，脾阴虚与胃阴不足情况不同，胃阴不足主要为津液不足或亏损，如因热病所劫或暴吐暴泻，津液损伤，一般用沙参麦门冬汤、五汁饮之类以救其津。用沙参、麦冬、石斛、玉竹之类滋阴增液时，常佐以白术、白扁豆、粳米之属以健脾，使化源生生不息。脾阴虚除阴液不足一面外，还常表现为营血不足。清·王旭高曰："归脾汤补脾之阴，补中益气汤补脾之气"，可见补脾阴尤其应该注意加养营血药，如生地黄、当归、山药之类。且常于养营血药中少佐砂仁、炮姜以制阴药之腻胃，佐阴药煎汤以蒸腾敷布，此阴生阳长之义。

4.典型病案

患者姓名：李某　　　　性别：男　　　出生日期：1954年10月

初诊日期：2017年8月4日　发病节气：大暑

主诉：间断胃脘不适2年，加重伴嗳气1个月。

［**现 病 史**］患者缘于2年前饮食不节出现胃脘不适，间断口服中药汤剂，症状时轻时重，未予重视。1个月前复因饮食不节及情绪不畅后出现胃脘不适症状加重，伴嗳气，为求进一步系统诊治，遂来我处。于我处查电子胃镜示：慢性非萎缩性胃炎。现主症：胃脘胀满，餐后明显，早饱，嗳气，无反酸、烧心，偶恶心，无呕吐，急躁易怒，口干、口苦，大便干，量少，每日一行，纳少，寐可。

［**既 往 史**］平素健康状况一般，既往体健。否认肝炎、结核或其他传染病史，预防接种史不详。否认外伤史。否认手术史。否认输血史。

［**过 敏 史**］否认食物及药物过敏史。

［**体格检查**］发育正常，营养中等。腹平坦，全腹触之柔软，剑突下压痛，肝脾肋缘下未触及，无腹肌紧张及反跳痛，墨菲氏征阴性，

麦氏点无压痛，肝区无叩痛，双肾区无叩击痛，移动性浊音阴性，肠鸣音正常存在。舌淡，苔薄白，脉弦细。

[**辅助检查**]电子胃镜示：慢性非萎缩性胃炎。

[**中医诊断**]胃痞病。

[**证候诊断**]脾虚气滞。

[**西医诊断**]功能性消化不良。

[**治 法**]健脾理气。

[**处 方**]

黄芪 15g	太子参 15g	茯苓 15g	炒白术 10g
柴胡 9g	炙甘草 9g	清半夏 6g	炒枳壳 15g
厚朴 9g	莪术 6g	防风 6g	炒麦芽 15g

7剂，每日1剂，水煎取汁300ml，分早晚饭后2小时温服。

二诊：2017年8月12日，患者现胃脘不适较前好转，嗳气减轻，纳增，寐安，大便1~2日一行，质稍干，小便调。舌淡，苔薄白，脉弦细。调整处方如下。

黄芪 15g	太子参 15g	茯苓 20g	炒白术 10g
柴胡 6g	炙甘草 9g	清半夏 6g	炒枳壳 15g
厚朴 9g	莪术 6g	防风 6g	北沙参 15g

7剂，每日1剂，煎服法同前。

按上方加减治疗1月余，患者不适症状明显改善。

按语：功能性消化不良是指胃和十二指肠功能紊乱引起的症状，经检查排除引起这些症状的器质性疾病的一组临床综合征，主要症状包括上腹不适、早饱、嗳气、纳差、恶心、呕吐等。本病多因情志不遂、饮食伤胃、忧思劳倦，损伤脾气或中气不足，邪犯胃肠所致。临床上对本病的西医治疗以促胃肠动力、清除Hp感染、抗焦虑抑郁为主，但临床疗效不能令人满意，常反复发作。中医虽无功能性消化不良之名，但根据其临床表现，本病多属于中医"胃痞病"的范畴。本病病位在胃，与五脏密切相关，"中焦气机升降失常"是本病的基本病机。本方以四君子汤为基本方加减。方中太子参、炒白术、茯苓、甘草共奏益气健脾之功，配伍柴胡疏肝理气、升补中气，半夏降逆止呕，枳壳理气调中、通降腑气，厚朴、莪术理气除痞，在降气和胃的同时，选用少量防风，使脾气升胃气降。全方药物升降相因，共奏恢复中焦脾运，条畅中焦气机之功。

（六）透降法

1."透"之释义

透，《说文解字》云："跳也，过也。"从辵，秀声。本义为跳，跳跃。《南史·后妃传下》"妃知不免，乃透井死"及《南齐书·垣崇祖传》"事穷奔透，自然沉溺"中透也是跳跃的意思。《徐霞客游记·游黄山记》"渐渐透出"为穿过、透过的意思。此外还有透露、逃走、超过、彻底等意思。透邪，即透达、透出，引邪外出之意，《简明中医辞典》谓："透邪，也称达邪。"其目的是使气机畅达，邪有出路。

2.透法历史沿革

所谓"透"即透达、透散、透发、宣透、通透，引邪外出之意。透法是指通过使用轻清透达之品，使邪气由表而解，或由里达外、由深出浅而解的一种治法。透法虽不属"八法"，却蕴于"八法"之中，如汗法之发汗解肌、和法之清透少阳、清法之辛寒透热等均体现了透法的特点。

透法理论源于《素问·六元正纪大论》曰："火郁发之。"张介宾注："发，发越也，凡火所居……故当因其势而解之，散之，升之，扬之。""火郁发之"的理论蕴含了透法的原始内涵，可谓透法之萌芽。

东汉医圣张景岳所著《伤寒论》第313条言："少阴病，咽中痛，半夏散及汤主之。"而章虚谷云："外邪入里，阳不得开，郁而化火"，治法仍用辛温开达。指出外受之气不解，入里郁结化热者，透以辛温，较早记载了温透法。

清代温病学大家叶天士善用清透法治疗新感温病，并且在《温热论》中提出"透热转气""战汗透邪""养正透邪"等治疗法则，认为无论邪气在表，或是已入里，都须用透法，进一步扩大其临床应用范围。吴鞠通对透法又有发挥，认为"治上焦如羽，非轻不举"（《温病条辨·治病法论》），进而提出温邪"非轻不透"的思想，如上焦之银翘散、中焦之减味竹叶石膏汤、下焦之青蒿鳖甲汤，皆是以轻灵辛散之品透邪外出。

近代张锡纯《医学衷中参西录》言："犹有一分太阳流连未去……复少用连翘、蝉蜕之善达表者，引胃中化而未散之热，仍还太阳作汗而解。"张氏善用辛凉之辈透邪，如"三解汤"（清解汤、凉解汤、寒解汤）均以蝉蜕配石膏，体现了寓透于清的特色。

近代医家何炳元反对保守，倡导革新，对透解伏邪之法有新的发挥。其强调当无形之伏邪弥散时，"首贵透解其伏邪"。如忽视透法，滥用苦寒之药冰伏邪气，则有闭邪伤正、碍气凝血之虞。其法如辛凉开达、清络宣气、开窍通络、补虚提透等。其中补虚提透又分清补提透及温补提透，寓扶正以透泄、垫托或提透之法，认为正虚不甚者，只须去实透邪，邪去正自安；正虚较甚者，才须补虚提透，正足邪自去，是对透法应用的一种革新。

近代医家丁甘仁认为，温药透散之力更甚，治疗温邪在表、肺卫失和、表闭无汗证，每于辛凉之品中，配伍辛香开达、微温不燥之品，即所谓"加以温药为导"。其认为伤寒、温病同为外感病，都具有由表入里的传变规律，故在病变早期拟定治法方药时，均要考虑使用散法、透法，创立了治疗温病的解透法、芳透法、清透法、和透法、扶透法、凉透法等，为后世所推崇。

3. "透降"临证应用

（1）宣透法

宣透，适用于气机郁滞，胃失和降之证。六腑以通为用，以降为和，胃及大、小肠皆属于腑。因此，无论外感六淫邪气，或内伤七情、饮食所伤，作用于胃，皆可导致气机郁滞。张洁古云："气机阻滞也，谓肠胃隔绝，而传化失常"（《医学启源》）。指出气机郁滞的结果是引起脾胃、大小肠之运化、受纳、传导功能失常而形成各种病证。症见：胸膈满闷，或胸骨后隐痛，吞咽困难，恶心、呕吐，舌淡、苔薄腻，脉弦滑。常见于食管炎、食管裂孔病、急性胃炎、胃肠型感冒等病证。气机郁滞、痰气交阻胸膈，伏痰非透不达，气郁非宣不解，故治当宣达透邪。常用药物有紫苏叶、荆芥、白芷、防风、预知子、木香等轻清宣泄透发之品，导邪外出，而无伤正气之弊。

（2）清透法

清透，适用于热毒蕴结证。胃病胃热之形成，可因风寒暑湿燥等邪气入于胃腑而化热成毒，或因脏腑功能失调、劳倦内伤、七情过度而成。此外也可经其他脏腑传入胃腑。所谓"五脏相通，移皆有次"（《素问·玉机真脏论》）。如肝胃不和、肝火犯胃等。症见：胃脘部灼热感、烧心反酸、胃脘胀痛、口干口苦、便秘、舌暗红、苔黄腻，脉弦滑。多见于胆汁反流性胃炎、胃食管反流病、胃溃疡、十二指肠溃疡、Hp感染等病证。常用药物为金银花、连翘、败酱草、蒲公英、黄连、栀子、芦根、白茅根等。寒凉药尤其是苦寒药物可以清热，但易于阻遏气机，有瘀热不达之弊。而辛味药能散能行，有发散、行气、行血等作用，有助于透邪外达，如温病卫气营血均频繁使用的连翘，杨栗山即评价为"其气辛散，故走经络，通血凝气滞，结聚所不可无"；质轻之品清轻灵动，轻扬疏散而不黏滞，芳香药物则开达疏通而不执著。故清透法用药以寒凉为主，但在药物的选择上则多用味辛、质轻、气香等灵通之品，以利于宣散气机，透邪外达。

（3）通透法

通透，适合于胃络瘀阻证。邪热壅阻气机，易致气机凝滞，气凝则血亦凝；邪热燔灼，血脉涩滞，血行不畅可成瘀；热灼津液，血液黏稠可致瘀；热盛络溢，血脉受损，亦可致瘀。此外血溢脉外，脉中血液充盈不足，亦可致血瘀。瘀血凝滞，痹阻胃络。症见：脘腹疼痛或刺痛，固定不移，按之加重，食后痛甚，或胃脘部有抽缩感、针刺感，舌质紫暗，脉涩或细弱。多见于慢性萎缩性胃炎伴肠化、异型增生，胃或十二指肠溃疡，胃肠道肿瘤等。胃痛日久，久痛必瘀。正如叶天士所言："初病在经，久痛入络，以经主气，络主血……凡气既久阻，血亦应病，循行之脉络自痹。""胃痛久而屡发，必有凝痰聚瘀"（《临证指南医案》）。治当辛润透邪通络，常用药物有当归、莪术、郁金、延胡索、三棱、赤芍等。

4.典型病案

患者姓名：刘某 性别：女 出生日期：1978年3月

初诊日期：2017年10月24日　发病节气：霜降

主诉：反酸、烧心伴胸骨后不适感3个月。

[现病史]患者3个月前因进食辛辣火锅后出现反酸、烧心，症状时轻时重，未予重视及治疗。昨日又因食火锅后出现反酸、烧心症状加重，并伴胸骨后不适感，为求系统诊治遂来我处。于我处查电子胃镜示：反流性食管炎（LA-A）。现主症：烧心、反酸、胸骨后不适感，时有嗳气，口干口苦，无恶心呕吐，纳少，夜寐欠安，大便质干，每日1次，小便黄。

[既往史]患者平素健康状况一般，否认既往高血压、冠心病、糖尿病病史。否认肝炎、结核或其他传染病史，预防接种史不详。否认外伤史。否认手术史。否认输血史。

[过敏史]否认食物及药物过敏史。

[体格检查]发育正常，营养中等。腹平坦，全腹触之柔软，剑突下轻压痛，肝脾肋缘下未触及，无腹肌紧张及反跳痛，墨菲氏征阴性，麦氏点无压痛，肝区无叩痛，双肾区无叩击痛，移动性浊音阴性，肠鸣音正常存在。舌暗红，苔黄，脉滑数。

[辅助检查]电子胃镜示：反流性食管炎（LA-A）。

[中医诊断]吐酸病。

[证候诊断]热毒蕴结。

[西医诊断]反流性食管炎（LA-A）。

[治　法]清热透降。

[处　方]

黄连6g	黄芩6g	柴胡6g	连翘15g
桑叶15g	薄荷6g	冬凌草15g	芦根15g
白茅根15g	茯苓15g	浙贝母15g	煅瓦楞子15g

7剂，每日1剂，水煎取汁300ml，分早晚饭后2小时温服。

二诊：2017年11月8日，患者诉烧心、反酸、胸骨后不适感明显减轻，偶有嗳气，口干无口苦，无恶心、呕吐，纳增，夜寐安，大便质稍干，每日1次，小便调。舌红，苔黄，脉滑数。根据症状变化，调整处方如下。

黄芩 6g	柴胡 6g	连翘 12g	桑叶 12g
薄荷 6g	冬凌草 15g	芦根 20g	白茅根 15g
茯苓 15g	浙贝母 15g	煅瓦楞子 15g	北沙参 15g

7剂，每日1剂，水煎取汁300ml，分早晚饭后2小时温服。

后随诊加减治疗1月余，患者症状明显改善，未诉特殊不适。

按语： 胃食管反流病（GERD）是由于胃、十二指肠内容物反流至食管，引起食管炎症而致的一系列症状或组织损伤。它的发生不是胃酸分泌过多的结果，而是食管抗反流防御机制下降，反流物对食管黏膜损害导致的结果。根据本病的临床特点可知，其基本病机是胃失和降，胃气上逆。本病病位在食管和胃，与肺、肝、脾密切相关。气机不调会导致许多疾病的发生，GERD也不例外，《素问·举痛论》云："百病皆生于气"，肺失宣肃、肝气不舒等均会使人体气机失调。胃气上逆，日久则气郁生热化火，上扰食管，进而导致呕、噫、咳等气逆上冲之证，正如《素问·至真要大论》所说："诸逆冲上，皆属于火""诸呕吐酸……皆属于热"。临证时，选用清热而不伤胃之品，常用连翘、桑叶、薄荷、冬凌草、芦根、白茅根等。连翘性凉味苦，有清热解毒之功效，《珍珠囊》言其"去上焦诸热"。桑叶、薄荷功能疏散风热，为清热透邪之常用药，冬凌草，味甘苦，性微寒，有清热解毒，活血止痛的功效，本品为治疗咽喉食管之要药。芦根，甘寒，归肺、胃经，《玉楸药解》谓其"消降肺胃，消荡郁烦，生津止渴"；白茅根，甘寒，入肺、胃、心、膀胱经，《本草正义》言其"泄降火逆"。两药常常合用，甘寒清热而不伤津。诸药合用，清热透邪，宣畅气机，胃得通降，诸症悉除。

第二节　二调

"二调"是胃病"一降二调三结合"的治疗原则之重要组成内容。"二调"是指通调五脏、调和气血。通调五脏是指胃病的治疗要调理胃与肝心脾肺肾的关系，使得五脏调；调和气血是指胃病的治疗要调和脏腑的气机与血的功能，使得气血和。

一、通调五脏

（一）肝与胃

1.肝的生理功能

肝位于腹腔，横膈之下，右胁之内。

《素问·阴阳应象大论》云："东方生风，风生木，木生酸，酸生肝，肝生筋，筋生心，肝主目。其在天为玄……在味为酸，在志为怒。"肝应春木，为阴中之阳，与自然界春气相通应，主人体之气的升发，喜条达而恶抑郁。《临证指南医案》有"体阴而用阳"之说。肝的生理特性是主动主升，喜条达而恶抑郁，故称为"刚脏"。

肝在体合筋，其华在爪，在窍为目，在志为怒，在液为泪。其生理功能主要包括主疏泄和主藏血两个方面。

（1）主疏泄

肝主疏泄，指肝气具有疏通、畅达全身气机，使之散而不郁、通而不滞，进而调畅精血津液的运行输布、脾胃之气的升降、胆汁的分泌排泄以及情志活动、男子排精与女子排卵行经等作用。肝主疏泄，可以帮助脾气升发清阳，促进饮食物的消化吸收，促进脾胃的运化。《血证论》言："木之气主于疏泄，食气入胃，全赖肝木之气以疏泄之，而水谷乃化；设肝之清阳不升，则不能疏泄水谷，渗泄中满之证，在所不免"。肝气疏泄的中心环节是调畅气机。肝气疏泄、畅达全身气机，使脏腑经络之气的运行通畅无阻，升降出入运动协调平衡，从而维持全身脏腑、经络、形体、官窍等机能的有序进行。

（2）主藏血

肝主藏血是指肝具有贮藏血液、调节血量和预防出血的机能。其主要表现在以下三个方面：①藏血液。肝藏血，有"血海"之称，其意义一是濡养肝及其形体官窍；二是为经血生成之源；三是化生和濡养肝气；四是化生和濡养魂，《类经·藏象类》云："魂之为言，如梦恍惚、变幻游行之境，皆是也。"②调节血量。《素问·五藏生成》说："人卧则归于肝。"③止出血。肝主凝血以防出血。胡明·章潢《图书编》说："肝者，凝血之本。"

2.肝与胃的关系

（1）五行相克

肝和胃之间正常的为相克关系，正常情况下，木能克土，土为木之所盛。若木气过于亢盛，对土克制太过，可致土的不足。这种由于木的亢盛而引起的相乘，称为"木旺乘土"。若土气不足，木虽然处于正常水平，土仍难以承受木的克制，因而造成木乘虚侵袭，使土更加虚弱。这种由于土的不足而引起的相乘，称为"土虚木乘"。

（2）经络相通

《灵枢》云："足厥阴肝经之脉，起于大趾丛毛之际，上循足跗上廉，去内踝一寸，上踝八寸……抵小腹，挟胃，属肝，络胆，布胁肋……"。文中明确指出了肝经循行部位包括胃，所以，临床上很多胃病患者，都会有两胁胀痛等肝经循行部位的不适。

（3）神志相关

肝在志为怒，《素问·调经论》："血有余则怒。"《灵枢·本神》说："肝气虚则恐，实则怒"，肝气欲升不能，终因郁而发，导致升发太过而为怒。情志不舒，肝气郁结，横逆犯胃，而致胃气郁滞，引发胃脘不适。《素问·举痛论》说："怒则气逆，甚则呕血飧泄"，张介宾注："怒，肝志也。怒动于肝，则气逆而上，其逆血升，故甚则呕血。肝木乘脾，故为飧泄。肝为阴中之阳，气发于下，故气上矣"。现代研究显示，胃是人的第二张"脸"，可直接反映情绪的变化，怒可以造成胃部毛细血管的改变，造成胃胀、胃痛等。治以调肝，郁怒以"疏肝"之法，大怒以"平肝"之法。

3.从肝论治胃病

饮食入胃，不仅仅需要脾气的运化生发，也依赖于肝气的疏泄。肝胃之气相通，肝经之气调畅，则胃气和顺；肝气疏泄失常，则会影响到脾胃的运化与和降。正如清代叶天士在《临证指南医案》中脾胃门云："肝为起病之源，胃为传病之所"。因其二者病理上联系，故中医学有脾胃病从肝论治之说。调理肝气，是治疗脾胃病常用的法则，故有"治胃病不理气，非其治也"之说。

（1）疏肝和胃法

《素问·宝命全形论》有"木得土而达"之论。张洁古在《医学启源》云："气机阻滞也，谓肠胃隔绝，而传化失司"。临床上常出现胃痛、胃脘胀满、痞塞、嗳气、纳呆、反酸等。治以疏肝和胃，药物常选用柴胡、香橼、枳实、木香等。柴胡苦、平，入心包络、肝、三焦、胆经。功效解表退热，疏肝解郁，升举阳气。《神农本经》："主心腹肠胃结气，饮食积聚，寒热邪气，推陈致新。"《本草衍义》："行痰水，去头目风，亦走散之药也。"香橼辛、微苦、酸，温，归肝、脾、肺经。功效疏肝理气，理气和中，燥湿化痰。《本草通玄》："理上焦之气，止呕逆，进食，健脾"。《医林纂药》："治胃脘痛，宽中顺气，开郁。"枳实苦、辛、酸，微寒，功效行气除痞，化痰开痹，消积导滞。《本草衍义》："枳实枳壳一物也。小则其性酷而速，大则其性和而缓也。"《汤液本草》："枳实，益气则佐之以人参、干姜、白术；破气则佐之以大黄、牵牛、芒硝。"木香辛、苦，温，归脾、胃、大肠、胆经。功效行气止痛，调中导滞。《珍珠囊》："散滞气，调诸气，和胃气，泻肺气。"《药品化义》："香能通气，和合五脏，为调诸气要药。"

（2）泄热清胃法

《丹溪心法》云："气有余便是火"，若肝气郁结，久可以生热化火，易致胃阴不足，出现食后不消，脘腹胀满，烧心，心烦易怒，胃脘灼痛，口干口苦，咽干咽痒，口渴唇干等一系列症状；气郁化火，肝性失柔，可见烦躁易怒。治以泄热清胃，药物常选用连翘、蒲公英、石膏、败酱草等。连翘苦，微寒，入肺、心、胆经。功效清热解毒，消肿散结，疏散风热。《本经》："主寒热，鼠瘘瘰疬，痈肿恶疮，瘿瘤，结热。"《药性论》："主通利五淋，小便不通，除心家客热。"蒲公英苦、甘，寒，入肝、胃经。功效清热解毒，消肿散结，利湿通淋。《新修本草》："主妇人乳痈肿。"《本草衍义补遗》："解食毒，散滞气，化热毒，消恶肿结核疔肿"。石膏辛、甘，大寒；入肺、胃经。功效清热泻火，除烦止渴，煅用收敛生肌。《本经》："主中风寒热，心下气逆，惊喘，口干舌焦，不能息。"《本草纲目》："止阳明经头痛，发热恶汗，日晡潮热，大渴引饮，中暑潮热，牙痛。"败酱草辛、苦，微寒。入胃、大肠、肝经。功效清热解毒，消痈排脓，活血行瘀。《神农本草经》："主五脏邪气，厌谷胃痹。"《本草会编》："明目，主诸痢"。

（3）理气活血法

气滞日久，可由气及血，深入脉络，形成气血俱病，经络不利，形成瘀血。瘀血一旦形成，又可作为一种致病因子，引起种种病证。临床上可见胃痛，痛处固定，夜间较甚等证，在胃镜下可见胃黏膜糜烂，出现颗粒状增生隆起。正如叶天士《临证指南医案》所言："初病在经，久病入络，以经主气，络主血……凡气既久阻，血亦应病，循行之脉络自痹。""胃痛久而屡发，必有凝痰聚瘀"。治疗以理气活血为法，常选药物：丹参、郁金、川芎、延胡索等。丹参苦，微寒，归心、心包、肝经。功效活血调经，祛瘀止痛，凉血消痈，除烦安神。《本经》："主心腹邪气……寒热积聚，破癥除瘕，止烦满。"《本草纲目》："活血，通心包络，治疝气。"郁金辛、苦，寒，归心、肺、肝经。功效活血祛瘀，行气止痛，疏肝解郁，凉血清心，利胆退黄。《药性论》："治女人宿血气心痛，冷气结聚温醋摩服之。"《唐本草》："主血积，下气，生肌，止血，破恶血，血淋，尿血，金疮。"川芎辛，温，归肝、胆、心包经。功效活血祛瘀，祛风止痛。《本经》："主中风入脑，头痛，寒痹，筋挛缓急，金疮，妇人血闭五子。"《药性赋》："治腰脚软弱，半身不遂，主胞衣不出。"延胡索辛、苦，温，归心、肝、脾经。功效活血行气止痛。《雷公炮炙论》："心痛欲死，速觅延胡。"《本草纲目》："延胡索，能行血中气滞，气中血滞，故专治一身上下诸痛，用之中的，妙不可言。"

4. 典型病案

患者姓名：王某某　　　　性别：女　　　出生日期：1971年7月

初诊日期：2014年6月16日　发病节气：芒种

主诉：胃痛2个月，加重伴胃胀1周。

[现病史] 患者缘于2个月前因与人发生争执，后心情不悦，出现胃痛、胸闷、两胁胀痛，自服舒肝健胃丸后胸闷缓解，但仍时有胃

部胀满不适。后因工作压力大、事业不顺心、自觉家人关心较少等原因，情绪一直低落，并逐渐出现嗳气，症状因情绪因素诱发或加重，口服质子泵抑制剂多能缓解。10日前在河北某医院查电子胃镜，电子胃镜结果示：慢性非萎缩性胃炎。为求综合治疗调理，就诊于我处。现主症：胃脘疼痛，伴有胀满，嗳气，无口干口苦，时烧心、反酸，无恶心、呕吐，纳食少，寐差，不易入睡，大便每日1~2次，质可，小便可。

[既 往 史] 平素健康状况一般。否认既往肝炎、结核或其他传染病史，预防接种史不详。否认外伤史。否认输血史。

[过 敏 史] 否认食物及药物过敏史。

[体格检查] 发育正常，营养中等。腹平坦，全腹触之较柔软，剑突下压痛，肝脾肋缘下未触及，无腹肌紧张及反跳痛，墨菲氏征阴性，麦氏点无压痛，肝区无叩痛，双肾区无叩击痛，移动性浊音阴性，肠鸣音正常存在。四肢脊柱无畸形，双下肢无水肿，四肢肌力及肌张力正常。生理反射存在，病理反射未引出。舌淡红，苔薄白，脉弦。

[辅助检查] 电子胃镜示：慢性非萎缩性胃炎。

[中医诊断] 胃脘痛。

[证候诊断] 肝胃气滞。

[西医诊断] 慢性非萎缩性胃炎。

[治 法] 疏肝解郁，理气和胃。

[处 方]

柴胡 6g	陈皮 6g	枳壳 9g	白芍 9g
香附 6g	川芎 6g	百合 20g	乌药 9g
元胡 12g	佛手 9g	甘草 3g	

7剂，每日1剂，水煎取汁300ml，分早晚饭后2小时温服。

二诊：2014年6月23日，患者诉胃脘疼痛减轻，胃脘胀满、嗳气明显减轻，咽干、咽痛，流涕，夜寐可，大便可，每日一次。舌红，苔薄白，脉弦。在上方基础上加茵陈15g，板蓝根12g，清热利咽，加香橼12g，加强疏肝理气之功。14剂，煎服法同前。

三诊：2014年7月7日，患者诉近两日胃痛较之前减轻，胃脘胀满减轻，但睡眠较少，心悸不安。上方中加入合欢花12g，炒酸枣仁9g，以养心安神。7剂，煎服法同前。

四诊： 2014年7月14日，服上方后，咽干、咽痛基本消失，睡眠有所好转。现无胃疼、胃胀、嗳气，寐可，二便调，舌红，苔薄白，脉弦。上方去茵陈、板蓝根。14剂，煎服法同前。随诊，患者症状消失，再无发作。

> **按语：** 患者胃痛2个月，以情志不畅为诱因，以胃脘疼痛，伴有胀满为主症，病属胃脘痛，辨证为肝胃气滞证，治以疏肝解郁，理气和胃。肝主疏泄，调情志，畅气机，促进脾胃运化。《景岳全书》言："怒气伤肝，肝气未平而痞。"《素问·生气通天论》云："阳气者，大怒则形气绝，而血菀于上，使人薄厥。"都指出肝气疏泄失常，影响到脾胃的运化与和降。患者因工作压力大、事业不顺心、自觉家人关心较少等原因，情绪一直低落，并逐渐出现嗳气等症状。气机郁滞则胃胀、胸闷、嗳气，不通则痛，则见胃脘疼痛。叶天士言："初病在经，久病入络，以经主气，络主血，可知其治气治血之当然也，凡气既久阻，血亦应病。"方中予柴胡、香附疏肝理气；枳壳、陈皮行气降逆宽中，使木疏则土达；佛手、白芍行气活血，柔肝止痛；百合、乌药配合使用，一动一静，共奏行气解郁、清热止痛之功效；川芎、元胡加强行气活血之力，甘草调和诸药。二诊时患者感受外邪，有较明显的咽部不适，咽喉为肺胃之门户，邪毒初犯，咽喉首当其冲，热结咽喉，故咽喉红肿疼痛，故予茵陈、板蓝根为伍以清热利咽。三诊患者有明显的睡眠问题，加入合欢花、炒酸枣仁，以养心安神，帮助睡眠。诸药合用，使肝气疏泄，胃降畅达，气血条达，胃痛自愈。

胃脘痛虽有各种各样的证型，其起病大多与肝郁有关。胃病大部分是由于情志抑郁，郁怒在心，久而久之，情志不畅，肝郁气滞；或是肝气横逆，犯及于胃，导致胃气失和。胃脘痛之病变，其标在胃，与肝密切相关。故治胃者应着眼于肝。临床上见过很多人患病都是从肝先开始的，继而脾胃，因脾主升清，脾气是向上升发，胃气主降，脾胃运化功能失调就会导致消化吸收功能的减退和下降。从肝论治，往往疗效显著。

（二）心与胃

1.心的生理功能

心在胸腔偏左，位于膈膜之上，是隐藏在脊柱前、胸骨后的一个重要脏器。形如倒垂的莲蕊，外有心包络卫护，内有孔窍相通。对其解剖位置与形态，《类经图翼·经络》载有："心居肺管之下，膈膜之上，附着脊之第五椎，心象尖圆，形如莲蕊，心外有赤黄裹脂，是为心包络"。明代医家李梴在《医学入门·脏腑》记载"有血肉之心，形如未开莲花，居肺下肝上是也。有神明之心……主宰万事万物，虚灵不昧是也"。

心为神之主，脉之宗，为生命活动之主宰，故而《素问·灵兰秘典论》称之为"君主之官"。心的生理功能包括主血脉和主神志两个方面。

（1）主血脉

心主血脉是指心主管血脉、推动血液循行于脉中的作用。《医学入门·脏腑》云："人心动，则血行于诸经……是心主血也"。心脏正常地搏动，维持血液循环系统的生理功能，成为推动血液在全身脉管中循环无端，周流不息的动力。

（2）主神志

心主神志即心藏神，心主神明。《素问·邪客》曰："心者，五脏六腑之大主也，精神之所舍也"。

2.心与胃的关系

（1）心与胃在位置上相近

心为君主之官居膈上，胃为水谷之海居膈下，二者以横膈相邻，郑寿全在《医法圆通》中指出"心居膈膜之上，下一寸即胃口，胃口离心不远"。又因心胃位置相近，二者在病理上又常相互影响，甚或有混淆之时。古代文献中描述的心痛，一般指的现在的心、胃。《素问·至真要大论》有云："木郁之发，民病胃脘当心而痛"，其"当心而痛"说的是因为肝气不疏、肝木郁结所致的胃痛。《证治准绳·心痛胃脘痛》对其解释为："心与胃各一脏，其病形不同，因胃脘痛处在心下，故有当心而痛之名。"《伤寒论》《金匮要略》中所说的"心中""心下"也有许多条文指的胃脘部。如《伤寒论·辨太阳病脉证并治》的第105条中："伤寒二三日，心中悸而烦者，小建中汤主之"，此处的"心中悸而烦"指的是中焦虚寒，胃脘时痛；《金匮要略·腹满寒疝宿食病脉证并治》云："按之心下满痛者，此为实也，当下之，宜大柴胡汤"，此处的心下则是说因少阳兼阳明里实热证引起的胃脘部的胀痛。宋代陈无择也详细区分了"心痛"与"真心痛"的区别，在《三因方·九痛叙论》中描写："夫心痛者，在方论则曰九痛，黄帝内经则曰举痛，一曰卒痛。种种不同，以其痛在中脘，故总而言之曰心痛，其实非心痛也"，明确指出许多古文心痛其实是痛在中脘，实为胃痛。"心下"的由来在《伤寒溯源集·结胸心下痞》载："心下者，心之下，中脘之上，胃之上脘也，胃居心之下，故曰心下也"。临床中需注意的是，心病亦可见有症状在胃脘者，在某些急性心肌梗死的初期，不一定有典型的胸前区疼痛，亦可无明显的心脏并发症，而表现为胃肠症状，以胃脘部不适为主诉前来就诊。

（2）心与胃在经络上相通

《素问·平人气象论》云："胃之大络，名曰虚里，贯膈络肺，出于左乳下，其动应衣，脉宗气也"，明确了胃之大络与心相连。《灵枢·经别》曰："足阳明之正，上至髀，入于腹里，属胃，散之脾，上通于心"，指出足阳明胃经经别与心相通。《仁斋直指方》："心之包络，与胃口相应，往往脾痛连心"说明心包络与胃口相应，从古文献中可以看出心与胃的内在联系。《素问·经脉别论》曰："食气入胃，浊气归心，淫精于脉"，李东垣云："心主荣，夫饮食入胃，阳气上行，津液与气入于心"。水谷精微经过胃的消化吸收，流注于心，走行于经脉而输布周身。心、胃通过经络的联系，使得各自功能充分发挥。暴饮暴食可以诱发心梗，心绞痛、心梗等患者也可出现食欲不振等症状。

（3）心与胃在血脉上相资

心为火脏，脾为中土，火生土，心脾为火土相生的母子关系，脾胃互为表里关系，故心与胃在生理上也存在相互资生的关系。心主血，脾胃为后天之本，是气血生化之源，脾胃运化吸收的水谷精微是血生成的基本物质基础，《灵枢·决气》曰："中焦受气，取汁变化而赤，是谓血"，《伤寒杂病论》曰："水入于经，其血乃成；谷入于胃，脉道乃行"，清·张志聪《侣山堂类辩》曰："血乃中焦之汁，流溢于中以为精，奉心化赤而为血"。可见心、胃之间相互资生。临床上可见长期胃病患者，食欲不振，营养较差，会伴有心悸、怔仲、失眠等心血不足所引起的症状。

（4）心与胃在神志上相关

《素问·灵兰秘典论》称，"心者，君主之官也，神明出焉"。心藏神，心主神志，中医上指的是心主人的精神、意识和思维活动。心在志为喜，《素问·举痛论》载有："喜则气和志达，营卫通利"，心主神志功能正常，则思维敏捷，神志清晰，反应迅速，精神振发。心、胃生理相关，心情志自若，则胃气畅达，受纳、腐熟水谷的功能正常。《素问·本病论》云："忧愁思虑则伤心"，脾与胃相表里，其在志为思，思志过极损伤心神。心神损耗，心主神志功能失常，可有精神思维活动异常的表现，如精神萎靡、失眠、多梦，甚或神志不清、谵语，重则昏迷等临床表现。《黄帝内经》有云："胃不和则卧不安"，说明饮食、外邪、情志等损伤胃络，会导致心神不宁，夜寐欠安。《世补斋医书》曰："胃热之甚，神为之昏，从来神昏之病，皆属胃家。即使热果入心，亦必先病及胃"，可见胃热至极，腹中痞满，燥实上逆，蒙蔽心神，神窍被闭，出现神昏、谵语等。

3. 从心论治胃病

许多胃病的发生与心有密切的关系，对于胃病的一些病症，治疗时从"调心"出发，从清心火、通心窍、温心阳、滋心阴等方面入手，收效显著。从心论治胃病是以中医整体观念为出发点，辨证论治，有着深厚的理论和临床依据。分而言之，有如下几方面。

（1）火土之郁，清心降火

《脾胃论》有云："脾胃脉中见浮大而弦，其病或烦躁闷乱，或四肢发热，或口干舌干咽干。盖心主火，小肠主热，火热来乘土位，乃湿热相合，故烦躁闷乱也。"心火不降、心气不行，壅滞于阳明中土，导致气机升降失司。晋代王叔和《脉经·平人迎神门气口前后脉》曰："足太阴经也……烦不得卧，肠鸣"。此类型患者临床多可见胃脘灼热，口干口苦，心烦易怒，夜寐不安，大便干结，小便短赤，舌尖红、苔黄燥，脉滑数等证。在治疗上，李东垣有云："使心无凝滞，或生欢忻，或逢喜事，或天气暄和，居温和之处，或食滋味，或眼前见欲爱事，则慧然如无病矣。盖胃中元气得舒伸故也"，宜清心降火、和胃降逆。临床上药用连翘、黄连、栀子、淡竹叶等。连翘性凉，微苦，归心、肺、小肠经，《珍珠囊》载："泄心经客热，一也；去上焦诸热，二也；为疮家圣药，三也"；《药性论》言其"主通利五淋，小便不通，除心家客热"。黄连苦寒，归心、脾、胃、肝、胆、大肠经，泻心火、解热毒，为治痢止呕之要药，《药性赋》云其"消心下痞满之状"；《药类法象》曰："泻心火，除脾胃中湿热，治烦躁恶心，郁热在中焦，兀兀欲吐"。栀子味苦，性寒，归心、肺、三焦经，《名医别录》称其"疗目热亦痛，胸心、大小肠大热，心中烦闷，胃中热气"；《本草经疏》曰："清少阴之热，则五内邪气自去，胃中热气亦除"；《医学启源》曰："疗心经客热，除烦躁，去上焦虚热，治风"。

（2）通心开窍，豁痰化湿

《丹溪心法·痰十三》"凡痰之为患，为喘为咳，为呕为利，为眩为晕，心嘈杂，怔忡、惊悸，为寒热痛肿，为痞膈，为壅塞"；《医学正传》曰："其证或兼嗳气，或兼痞满，或兼恶心，渐至胃脘作痛，乃痰火之为患也"。痰阻心窍，滞而伤胃，中焦气机不畅，此类患者临床多可见脘腹痞塞不舒，头晕目眩，心悸，呕恶纳呆，胸膈满闷，身重困倦，大便不爽，舌苔厚腻，脉沉滑。朱丹溪在《丹溪心法》云："善治痰者，不治痰而治气，气顺则一身之津液，亦随气而顺矣"；在治疗上，宜豁痰开窍，化湿和中。临床上药用石菖蒲、郁金、白豆蔻、砂仁等。石菖蒲味苦、辛，大温，归心、肝、脾经，始载于《神农本草经》，并列为上品，谓其"主治风寒湿痹，咳逆上气，开心孔，补五脏，通九窍，明耳目，出音声"；《本草经疏》云此药"辛能四达以散邪结，此通利心脾二经之要药也。阳气开发，芬芳轻扬，气重于味，辛兼横走，故能下气开心"。郁金辛散苦泄，性寒清热，入心、肺、肝经，《本草备要》曰："行气，解郁；泄血，破瘀，凉心热，散肝郁"；《本草从新》载："能开肺金之郁"；《本草汇言》曰："其性轻扬，能散郁滞，顺逆气，上达高巅，善行下焦，心肺肝胃气血火痰郁遏不行者最验"。白豆蔻辛温而不燥，具芳香之气，归肺、脾、胃经，《开宝本草》曰："止吐逆，反胃，消谷下气"；《珍珠囊补遗药性赋》曰："其用有四：破肺中滞气，退口中臭气，散胸中冷气，补上焦元气"。砂仁味辛，性温，归脾、胃、肾经，《珍珠囊》曰："治脾胃气结滞不散"；《日华子本草》曰："治一切气，霍乱转筋，心腹痛"；《本草经疏》曰："气味辛温而芬芳，香气入脾，辛能润肾，故为开脾胃之要药，和中气之正品"。

（3）温补心阳，活血化瘀

《素问·至真要大论》曰："太阳之胜，凝溧且至……寒厥入胃，则内生心痛……太阴之复，厥气上行，心胃生寒，胸膈不利，心痛否满"；《景岳全书》云："脾胃之伤于内者，惟思忧忿怒最为伤心，心伤则母子相关，而化源隔绝者为甚"，心阳虚衰，心血瘀阻，母病及子，病程日久，瘀血停胃，脾胃失运。此类患者临床多可见胃脘疼痛，痛有定处，入夜尤甚，畏寒喜暖，入睡困难，或伴黑便，舌紫暗或瘀斑、脉涩等证。治疗宜温补心阳，活血化瘀，临床上药用郁金、甘松、丹参、姜黄等。郁金辛散苦泄，性寒清热，入心、肺、肝经，《本草备要》曰："行气，解郁；泄血，破瘀，凉心热，散肝郁"；《本草从新》载："能开肺金之郁"；《本草汇言》曰："其性轻扬，能散郁滞，顺逆气，上达高巅，善行下焦，心肺肝胃气血火痰郁遏不行者最验"。甘松温而不热，甘而不滞，香而不燥，辛香行散，归脾、胃经，善开脾郁，为理气止痛、醒脾健胃之佳品，《日华子本草》谓其"治心腹胀，下气"；《本草汇言》云："醒脾畅胃之药也"；《开宝方》曰："主心腹卒痛，散满下气，皆取温香行散之意，其气芳香，入脾胃药中，大有扶脾顺气、开胃消食之功"。丹参味苦，微寒，归心、心包、肝经，《神农本草经》曰："心腹邪气，肠鸣幽幽如走水，寒热积聚，破癥除瘕，止烦满，益气"；《名医别录》曰："养血，去心腹痼疾结气，腰脊强，脚痹，除风邪留热，久服利人"。

（4）滋阴降火，益气安神

《脾胃论·养心安神调制脾胃》有云："善治斯疾者，惟在调和脾胃，使心无凝滞，……则慧然如无病矣，盖胃中元气得舒伸故也"。清代陈士铎《石室秘录》曰："膻中为脾胃之母，土非火不生，心火不动。必得相火之往来以生之，而后胃气能入，脾气能出也""心火，本生胃土也，而心火畏肾水之侵，不敢去生胃土，则胃气转虚不能制肾水之胜，而水益侵胃土矣"。心为脾之母，足阳明胃经络于心，心阴对胃土有滋润濡养的作用，如心阴不足，心火亢盛，则胃土失和，此类患者临床多可见胃脘部隐痛，嘈杂，饥不欲食，口燥咽干，潮热盗汗，夜寐欠安，大便秘结，舌红少苔，脉细数；或胃脘隐痛，时轻时重，喜温喜按，面色萎黄，神疲乏力，少气懒言，易醒，舌质淡，脉弱等证。治疗宜滋阴降火、益气安神，临床上用百合、石斛、麦冬、酸枣仁、合欢皮、夜交藤等药物。百合甘寒，归心、肺经，《神农本草经》曰："主邪气腹胀、心痛。利大小便，补中益气"；《日华子本草》曰："安心，定胆，益志，养五脏"。石斛甘，微寒，归胃、肾经；《本草衍义》曰："治胃中虚热"；《本草再新》曰："理胃气，清胃火，除心中烦渴，疗肾经虚热，安神定惊，解盗汗，能散暑"。麦冬甘、微苦，微寒，归心、肺、胃经，《神农本草经》曰："主心腹结气，伤中伤饱，胃络脉绝，羸瘦短气"；《名医别录》曰："疗虚劳客热，口干烦躁，……定肺气，安五脏"。酸枣仁甘、酸、平，归肝、胆、心经，《名医别录》曰："主烦心不得眠，脐上下痛，血转久泄，虚汗烦渴"；《本草汇言》曰："敛气安神，荣筋养髓，和胃运脾"。合欢皮甘、平，归心、肝、肺经，《神农本草经》曰："主安五脏，和心志，令人欢乐无忧"；《本草汇言》曰："甘温平补，有开达五神，消除五志之妙应也"。夜交藤甘、平，归心、肝经，《本草正义》曰："治夜少安寐"；《饮片新参》曰："养肝肾，止虚汗，安神催眠"。

4.典型病案

患者姓名：张某某　　　　性别：女　　出生日期：1951年1月

初诊日期：2016年3月16日　发病节气：惊蛰

主诉：嗳气3年余，加重伴胃脘部嘈杂感半个月。

[现病史]患者缘于3年前与家人争吵后出现嗳气，声音响亮，频作，无胃痛、胃胀，无反酸、烧心，就诊于当地诊所，予多潘立酮、

西咪替丁等药物口服，效果欠佳，后自行间断服用健胃消食片、胶体果胶铋、逍遥丸等，症状缓解不明显。半月前患者无明显诱因出现嗳气加重，发作频率较前增加，伴胃脘部烧灼感，就诊于当地医院，查电子胃镜示：慢性萎缩性胃炎，病理示：胃窦部腺体轻度肠上皮化生；B超示：肝、胆、胰、脾未见明显占位性病变。予莫沙必利、兰索拉唑口服，胃脘部烧灼感稍有减轻，为求进一步治疗，经邻居介绍，来我处治疗。现主症：嗳气频发，声音响亮，每分钟3~5次，胃脘部烧灼感，烦躁易怒，口干口苦，无胃痛、胃胀，无恶心、呕吐，夜寐欠安，多梦，易醒，大便1~2日一行，质偏干，小便调。

[既 往 史]既往健康状况一般，高血压病史10年，血压最高达180/110mmHg，口服苯磺酸左旋氨氯地平片2.5mg，1次/日，血压控制可。否认冠心病、糖尿病病史，否认肝炎、结核或其他传染病史，预防接种史不详。否认外伤史。否认输血史。

[过 敏 史]否认食物及药物过敏史。

[体格检查]发育正常，营养良好，体型正常，咽部无红肿，扁桃体无肿大，心肺查体未见明显异常。腹平坦，全腹触之柔软，剑突下轻压痛，肝脾肋缘下未触及，无腹肌紧张及反跳痛，墨菲氏征阴性，麦氏点无压痛，肝区无叩痛，肠鸣音正常存在。舌尖红，苔薄黄，脉弦细。

[辅助检查]电子胃镜示：慢性萎缩性胃炎。

[中医诊断]嗳气。

[证候诊断]火土之郁，胃失和降。

[西医诊断]慢性萎缩性胃炎伴轻度肠上皮化生；高血压病Ⅲ级，高危。

[治 法]清心开郁，理气止嗳。

[处 方]

石菖蒲 30g	郁金 12g	连翘 20g	黄连 5g
冬凌草 12g	紫苏叶 12g	香附 20g	佛手 15g
莪术 9g	生地 20g	牡丹皮 10g	蒲公英 20g
合欢皮 20g			

7剂，每日1剂，水煎取汁300ml，分早晚饭后2小时温服。

二诊：2016年3月23日，嗳气频率较前减少，胃脘部烧灼感减轻，仍有烦躁易怒，口干口苦减轻，夜寐好转，醒后入睡困难，多梦情况好转，大便1~2日一行，质可，小便调。查体：心肺腹未见明显异常，舌尖红，苔薄白，脉弦细。于上方中加白梅花12g，预知子15g。7付，每日1剂，煎服法同前。

三诊：2016年3月30日，患者诉嗳气减轻，胃脘部烧灼感基本消失，情绪较前平稳，睡眠一般，夜间醒来情况少，口干，无口苦，纳可，大便每日1次，质可。舌尖稍红，苔薄白，脉弦细。调整处方如下。

石菖蒲 30g	郁金 12g	连翘 20g	黄连 5g
冬凌草 12g	紫苏叶 12g	香附 20g	佛手 15g
莪术 9g	蒲公英 20g	合欢皮 20g	白梅花 12g
预知子 15g	百合 12g	乌药 6g	

7剂，每日1剂，煎服法同前。

四诊：2016年4月6日，偶有嗳气，口干、口苦不明显，无胃脘部烧灼感，无胃痛、胃胀，偶有夜寐欠安，二便调。舌淡红，苔薄白，脉弦细。于上方中加夜交藤15g，炒酸枣仁12g。14付，每日1剂，煎服法同前。

患者服药14付结束后来电诉嗳气基本消失，无明显胃脘部不适，夜寐安。嘱其可停药，节饮食，避风寒，调情志，不适随诊。

按语：胃痛、胃胀、嗳气是慢性胃炎的典型症状。患者以嗳气为主要临床表现，《素问·脉解》有云："阴盛而上走于阳明，阳明络属心，故曰上走心为噫也。"指出慢性胃炎嗳气的发生源于胃，出于心，"心为噫"的提出也说明心与胃在病理上相关，治疗时要"治胃先治心"。患者老年女性，平素情绪较为暴躁，此次发病有明显情志不畅史，气机运行不畅，郁滞日久化火，心为火脏，母病及子，火土郁结，胃络失于和降，而发嗳气。治疗如单从疏肝解郁出发，以疏肝理气，和降胃气为主，收效欠佳。火土之郁，从心论治，清心开郁，理气止嗳，起到了很好的治疗效果。方中石菖蒲芬芳清扬，开心孔，通九窍，下气开心；郁金芳香宣达，善散郁滞，二药相合，取菖蒲郁金汤之义，开心窍，散邪郁，共为君药。百合归心肺经，安心益智，滋养阴津；乌药开郁散寒，舒畅经气，二药一静一动，润而不滞。患者心烦易怒，口干口苦，心火旺盛，加连翘、黄连泻心经客热，清心降火，加生地、丹皮滋阴泻火；失眠多梦加合欢皮、夜交藤解郁安神，酸枣仁宁心安神；配以香附、佛手、莪术、预知子、白梅花疏肝行气之品，起到和胃调神之效；病程日久，胃脘部烧灼感，伴有肠化，加冬凌草、蒲公英清热解毒。并嘱患者平素调养可以莲子、龙眼、百合、大枣等宁心安神，滋养心血之品食疗，共奏清心解郁，和降胃气之效，而症自除。

（三）脾与胃

1.脾的生理功能

脾位于腹腔上部，膈膜之下，附于胃的背侧左上方，《素问·太阴阳明论》载有："脾与胃以膜相连"。《医学入门·脏腑》描述脾的形象是"扁似马蹄"，《医贯》述"其色如马肝紫赤，其形如刀镰"。脾在五行属土，为阴中之至阴，开窍于口，其华在唇，在志为思，在液为涎，主肌肉与四肢。脾与四时之长夏相应。

（1）脾主运化

脾主运化指脾脏具有将水谷化为精微，并将精微物质转输至全身各脏腑的功能。《医学三字经》曰："人纳水谷，脾气化而上升"；《四圣心源》云："脾升而善磨"，水谷入胃，全赖脾气为之运化。《医原》载有"脾有一分之阳，能消一分之水谷；脾有十分之阳，能消十分之水谷"。脾的运化功能，包括运化食物和运化水液两个方面。①运化食物：《素问·灵兰秘典论》："脾胃者，仓廪之官，五味出焉"；《类经·藏象类》："脾主运化，胃司受纳，通主水谷"；《医述》引《医参》："脾之所以消磨水谷者，非为磨之能砻，杵之能舂也，以气吸之，而食物不坠焉耳。食物入胃，有气有质，质欲下达，气欲上升，与胃气熏蒸，气质之去留各半，得脾气一致，则胃气有助，食物之精得以尽留，至其有质无气，乃纵之使去，幽门开而糟粕弃矣"。所以，脾气运化功能健全，则食物运化为精微物质供养全身而发挥正常的生理活动。②运化水液：是指脾气的吸收、转输水精、调节水液代谢的功能，主要是对水液的吸收和转输，调节人体水液代谢起到运化的作用，即脾配合肺、肾、三焦、膀胱等脏腑，调节、维持人体水液代谢平衡，达到《素问·经脉别论》所述"水精四布，五经并行"。由于脾气的升降布散，使人体水液上行下达，畅通无阻。反之，如果脾运化水湿的功能失常，必然导致水液在体内的停滞。《素问·至真要大论》云："诸湿肿满，皆属于脾"。这也就是脾虚生湿、脾为生痰之源和脾虚水肿的发生机理。

运化食物和运化水湿，是脾主运化的两个方面，二者是同时进行的，在整个人体生命活动中，起到至关重要的作用，故称脾胃为"后天之本"，气血生化之源，《医宗必读·肾为先天本脾为后天本论》曰："一有此身，必资谷气，谷入于胃，洒陈于六腑而气至，和调于五脏而血生，而人资之以为生者，故曰后天之本在脾"。这就对防病治病起到了一定的指导意义。《金匮要略·脏腑盛衰论》云："四季脾王不受邪"。如果脾气不健，人体易生病，所以元·李杲《脾胃论·脾胃盛衰论》说："百病皆由脾胃衰而生也。"

（2）脾主统血

统是统摄、控制的意思。脾主统血，指脾气具有统摄血液，使之在经脉中正常运行而不溢于脉外的功能。《难经·四十二难》说："脾主裹血，温五脏。"《景岳全书》云："血者，水谷之精也，源源而来，而实生化于脾"。明·薛己《薛氏医案》提出"心主血，肝藏血，脾能统摄于血"。清·沈明宗《金匮要略注》"五脏六腑之血，全赖脾气统摄"。《医碥》谓"脾统血者，则血随脾气流行之义也"。

2.脾与胃的关系

脾与胃同居中焦，通过经脉相互络属而构成表里关系，同为气血生化之源，二者在饮食物的受纳、腐熟，水谷精微的吸收、转输等生理过程中起到主要作用。

（1）位置相近

脾与胃同居中焦，张景岳说："上焦者，痛在膈上，此即胃脘痛也……中焦者，痛在中脘，脾胃间病也。"喻昌《寓意草》曰："人虽一胃，而有三脘之分。上脘象天，清阳居多。下脘象地，浊阴居多，而其能升清降浊者，全赖中脘为之运用。"升清降浊，即为脾胃功能。二者以膜相连，《类经图翼》："脾……与胃同膜而附其上之左，俞当十一椎下。"

（2）互为表里

《灵枢·经脉第十》："胃足阳明之脉……属胃，络脾。""脾足太阴之脉……入腹，属脾，络胃。"明确表述了脾胃在经脉上相互络属关系。此外脾胃为气血生化之源，经脉为气血运行的通道，足阳明胃经与足太阴脾经的相互络属，促进了气血津液的交换和运行，《诸病源候论·脾胃病诸候》："脾胃二气相为表里，胃受谷而脾磨之，二气平调，则谷化而能食。"

（3）纳运相辅

《景岳全书·脾胃》说："胃司受纳，脾主运化，一运一纳，化生精气。"虽然胃有受纳、腐熟水谷的功能，但是必须是和脾的运化功能相配合，才能使水谷化为精微物质，通过脾的运化，输送到全身。李东垣在《脾胃论·脾胃虚实传变论》中说："元气之充足，皆由脾胃之气无所伤，而后能滋养元气。若胃气之本弱，饮食自倍，则脾胃之气既伤，而元气亦不能充，而诸病之说由生也。"通过胃的受纳、腐熟，脾的运化，维持饮食物消化和精微物质的吸收和转输。

（4）升降相反

相反相成主要从脾胃升降体现出来。脾主升清，脾气升，则水谷之精微得以输布；胃主降浊，胃气降，则水谷及其糟粕才得以下行。《素问·六微旨大论》述："非出入，则无以生长壮老已；非升降，则无以生长化收藏。"脾胃升降，相互为用，相反相成。《黄元御医书十一种》所载："脾为阴体而抱阳气，阳动则升，胃为阳体而含阴精，阴静则降。"如果脾胃升降失常，则会如《素问·阴阳应象大论》所云："清气在下，则生飧泄；浊气在上，则生䐜胀。"《伤寒论》第278条："伤寒脉浮而缓，手足自温者，系在太阴，……至七八日，虽暴烦下利，日十余行，必自止，以脾家实，腐秽当去故也。"此为脾阳自复而胃气自降得欲愈之兆。因此，升脾之中佐以降胃，降胃的同时健脾升清，是必然之治。

（5）燥湿相济

脾为阴脏，为湿土，性喜燥而恶湿；胃为阳腑，为燥土，性喜润而恶燥。尤在泾说："土具冲和之德而为万物之本，冲和者，不冷不热，乃能化生万物，是以湿土宜燥，燥土宜润，使归于平也。"所以脾胃必须燥湿相宜，相互既济。叶天士云："胃易燥，全赖脾阴以合之，脾易湿，必赖胃阳以运之，故一阴一阳，互相表里，合冲和之德而为后天生化之源也。"两脏燥湿相济，阴阳相合，才能保证两者纳运、升降协调，才能顺利完成饮食物和精微物质的转化、输布。故《临证指南医案》又说："太阴湿土得阳始运，阳明燥土得阴自安。"如果脾胃不相既济，就会发生疾病，黄坤载言："湿胜其燥则饮少而食减，溺涩而便滑；燥胜其湿则疾饥而善渴，水利而便坚。"

（6）后天之本

脾与胃通过气机运降，运化水谷精微至全身，同时化生气血濡养机体，共为后天之本。《灵枢·五味》曰："故谷不入，半日则气衰，一日则气少。"李杲提出脾胃为元气之本，言："元气、谷气、荣气、清气、卫气、生发诸阳上升之气，此六者，皆饮食入胃，谷气上行，胃气之异名，其实一也。"薛己说："人以脾胃为本，纳五谷，化精液……。"李中梓明确提出脾为后天之本，云："盖婴儿既生，一日不再食则饥，七日不食则肠胃涸绝而死。经云：安谷则昌，绝谷则亡。犹兵家之饷道也，饷道一绝，万众立散。胃气一败，百药难施。一有此身，必资谷气，谷入于胃，洒陈于六腑而气至，和调于五脏而血生。而人资之以为生者也，故曰后天之本在脾。"因为脾胃为后天之本，所以如果脾胃受到损伤，会导致诸多疾病的产生，即"内伤脾胃，百病由生""百病皆由脾胃衰而生也""损伤脾，真气下溜，或下泄而久不能升，是有秋冬而无春夏，乃生长之用，陷于殒杀之气，而百病皆起；或久升而不降，亦病焉。"

3.从脾论治胃病

胃病的发病，病位在胃，但是起着重要作用的是脾气的健运与否，这是因为胃的受纳、腐熟，依靠于脾气的运化升清；胃的和降，也赖于脾气的升发。从脾论治是本病的正治之法，脾气健运，则气机升降正常，气机畅达，则五脏安和。正如《临证指南医案》所谓"脾宜升则健，胃宜降则和"。如果脾胃虚弱，运化失司，则脏腑失养，气机不畅，《黄帝内经》谓："太阴阳明为表里……，阳道实，阴道虚。"叶天士指出："太阴湿土，得阳始运；阳明燥土，得阴自安，以脾喜刚燥，胃喜柔润也。"在临床上，常常见到脾病及胃，或脾胃同病，正如李东垣在《脾胃论》中说："脾既病，则其胃不能独行津液，故亦从而病焉。"

（1）健脾化湿，和胃理气

此证是由湿邪阻滞气机，脾胃升降失常所导致。此类患者多见胃脘堵闷，肢体困重，胸闷，纳呆，口中黏腻无味，恶心，大便溏或者大便不爽，舌质暗红，苔腻，脉濡或滑等证，治宜健脾化湿，和胃理气，常用茯苓、白豆蔻、薏苡仁等。茯苓，味甘、淡，性平，具有利水渗湿，健脾的功效，茯苓能利水而不伤正，为利水渗湿的要药，《本草纲目》："茯苓气味淡而渗，其性上行，生津液，开腠理，滋水源而下降，利小便，故张洁古谓其属阳，浮而升，言其性也"；李东垣谓其为"阳中之阴，降而下，言其功也"。白豆蔻味辛，性温，能化湿行气，温中止呕。《开宝本草》："主积冷气，止吐逆，反胃，消谷下气。"《本草经疏》："主积冷气及伤积吐逆，因寒反胃，暖能消物，故有主消谷；温能通行，故主下气。"李东垣用以"散肺中滞气，宽膈进食，去白睛翳膜，散滞之功也"。薏苡仁，甘、淡，微寒，具有利水渗湿，健脾之功，《本草纲目》："薏苡仁明药也，能健脾、益胃，虚则补其母，故肺痿肺痈用之。筋骨之病，以治阳明为本，故拘挛筋急，风痹者用之。土能胜水除湿，故泄痢水肿用之。"《药品化义》："薏米，味甘气和，清中浊品，能健脾阴，大益肠胃。"

（2）化湿清热，和胃消痞

此证是由湿热壅滞胃腑，困阻脾土，阻滞气机，导致胃气郁滞，脾失健运。症状多见胃脘堵闷胀满，嘈杂，口干，恶心或者呕吐，头重身重或有低热，小便黄，大便不爽，舌质红，苔黄腻，脉滑。常用药物有藿香、佩兰、茵陈蒿等。藿香，性温，味辛，《药品化义》："其气芳香，善行胃气，以此调中，治呕吐霍乱，以此快气，除秽物痞闷。

且香能合五脏，若脾胃不和，用之助胃而进饮食，有醒脾开胃之功。"《本草图经》："治脾胃吐逆，为最要之药。"《珍珠囊》："补卫气，益胃气，进饮食，又之吐逆霍乱"；佩兰可化湿醒脾，解暑，《本草纲目》谓之："五味入口，藏于脾胃，以行其精气，津液在脾，令人口甘，此肥美所发也，其气上溢，转为消渴，治之以兰，除陈气也"；《本草图解》载有："茵陈，其主风湿寒热，邪气热结，黄疸，通身发黄，小便不利及头热，皆湿热在阳明、太阴所生病也。苦寒能燥湿除热，湿热去，则诸症自退矣。除湿散热结之要药也。"

（3）温中健脾，散寒止痛

此证是由脾胃虚弱，虚寒内生，寒凝气机所致，症状多见胃脘隐隐作痛，绵绵不休，胃脘怕冷，喜温喜按，泛吐清水，食少纳呆，四肢倦怠，畏寒肢冷，大便溏，舌淡，苔白，脉虚弱。常用药物：黄芪、白术、干姜等。黄芪甘温，《神农本草经》将其列入上品，《本草纲目》："耆长也，黄芪色黄，为补者之长故名"；《本草逢原》："黄芪能补五脏诸虚，治脉弦自汗，泻阴火，去肺热，无汗则发，有汗则止"。白术是一味补脾胃的药物，能苦温燥湿，补脾阳，《别录》谓其："消痰水，逐皮间风水结肿……暖胃消谷嗜食。"《珍珠囊》："除湿益气，和中补阳，消痰逐水，生津止渴，止泻痢，消足胫湿肿，……得枳实消痞满气分，佐黄芩安胎清热。"干姜，性辛热，能温中回阳，温肺化痰，温经止血。《神农本草经》"主胸满咳逆上气，温中止血。"《长沙药解》："入足阳明、足太阴脾、足厥阴肝、手太阴肺经。燥湿温中，行郁降浊，补益火土，消纳饮食，暖脾胃而温手足，调阴阳而定呕吐。"

4. **典型病案**

患者姓名：韩某某　　　性别：男　　出生年月：1987年10月
初诊日期：2013年2月16日　发病节气：立春
主诉：胃脘胀闷伴嗳气1个月，加重3天。

[**现病史**] 患者1个月前连续夜班后出现胃脘胀痛，纳差，周身困重，饮食不节或劳累后症状加重，伴嗳气，就诊于当地医院，行电子胃镜检查诊断为慢性浅表性胃炎，黏膜皱襞光滑，以红为主，予中药治疗（具体不详），症状时有反复，3天前自觉工作劳累，胃脘胀满加

重，嗳气频发，为求进一步诊治，来我门诊就诊。现主症：胃脘痞满，进食后胃脘撑胀，嗳气，神疲乏力，口中黏腻，纳少，不欲食，寐可，小便正常，大便每日一次。

[既 往 史] 既往体健。否认肝炎、结核或其他传染病史，预防接种史不详。否认外伤史及手术史。否认输血史。

[过 敏 史] 否认食物及药物过敏史。

[体格检查] 发育正常，营养良好，体形偏瘦，咽及扁桃体无红肿，心肺查体未见异常，腹平坦，全腹触之柔软，剑突下轻微压痛，肝脾肋缘下未触及，无腹肌紧张及反跳痛，墨菲氏征阴性，麦氏点无压痛，肝区无叩击痛，肠鸣音正常存在。舌质淡红，苔薄白腻，脉弦细。

[中医诊断] 胃痞病。

[证候诊断] 脾虚湿盛证。

[西医诊断] 慢性浅表性胃炎。

[治   法] 健脾化湿，和胃理气。

[处   方]

太子参 20g	茯苓 20g	白术 12g	佩兰 15g
白豆蔻 12g	炒枳壳 15g	佛手 15g	八月札 15g
百合 20g	炒麦芽 20g	合欢皮 15g	

7剂，每日1剂，水煎取汁300ml，分早晚饭后2小时温服。

二诊：2013年2月22日，患者自诉胃脘胀满减轻，嗳气消失，仍有饮食欠佳，周身沉重，寐可，大便每日一次，排不尽感。舌质淡红，苔薄白腻，脉弦细。调整处方如下。

太子参 20g	茯苓 20g	白术 12g	佩兰 15g
白豆蔻 12g	炒枳壳 15g	佛手 15g	八月札 15g
百合 20g	炒麦芽 20g	焦山楂 20g	焦神曲 20g
砂仁 6g	陈皮 12g	半夏 10g	

7剂，每日1剂，煎服法同前。

三诊：2013年3月1日，患者诉胃胀基本消失，纳寐可，仍感神疲乏力，大便每日一次，质黏腻，舌质淡红，苔薄白，脉弦细。调整处方如下。

太子参 20g	茯苓 20g	白术 12g	佩兰 15g
白豆蔻 12g	枳实 15g	佛手 15g	八月札 15g
百合 20g	蒲公英 20g	陈皮 12g	半夏 10g
石菖蒲 12g	黄芪 10g	砂仁 10g	炒莱菔子 20g

10剂，每日1剂，煎服法同前。

1个月后电话追踪患者，诉无不适，嘱其禁生冷、油腻，避免劳累，适当运动，2个月后电话追踪无不适。

按语： 痞满是临床上常见的疾病，也是胃病患者就诊的主要症状之一，本案发病是由劳累和饮食不洁所导致，《脾胃论》言："饮食不节则胃……，胃既病则脾不能禀受……脾亦从而病焉；形体劳倦则脾病……脾既病则胃不能独行其津液，胃也从而病焉。"患者舌质淡红，苔薄白腻，病机为脾虚湿盛，阻遏中焦，《素问·脏气法时论》："脾欲缓，急食甘以缓之，用苦泻之，甘补之"。所以方中用太子参、茯苓甘淡入脾，淡渗利湿；砂仁、白豆蔻理气化湿，半夏擅化痰湿，降逆和胃；八月札行气散郁；石菖蒲、佩兰芳香化湿醒脾；枳实、白术"一以健运脾气，一以通泄胃浊"，枳实降胃浊，白术健脾气，共调脾胃升降气机；麦芽在消食导滞的同时生发脾气。上药相合，使气行、湿化、脾运，共奏健脾化湿，和胃理气之功。此病虽为慢性浅表性胃炎，但是脾与胃互为表里，一升一降，一纳一化，一燥一湿，二者相互影响，只有脾气健运，胃才能充分发挥作用。本案以脾气虚为诱因导致胃脘不适，治疗时脾胃同治，健脾理气化湿，多方面施治，才能达到理想的效果。

（四）肺与胃

1.肺的生理功能

肺居胸中，处膈膜上，左右各一，在五脏六腑中，其解剖位置最高，如古代帝王辇车"华盖"高覆之象，故以"华盖"别称于肺；《灵枢·师传》"五脏六腑者，肺为之盖"，《难经·三十二难》"五脏俱等，而心肺独在膈上"皆言此意。肺叶娇嫩，不耐寒热，易为邪扰，故又称肺为"娇脏"。肺在五行属金，与大肠相表里，为阳中之太阴，通于秋气。肺朝百脉，主治节，辅助心君调节气血运行，犹宰辅也，故《素问·灵兰秘典论》称之为"相傅之官"。

（1）主气、司呼吸

肺主气、司呼吸，即言肺有主持人体一身之气和掌管统摄呼吸之气的职能。体现在肺吸入的清气是构成宗气的必要成分；肺有节律地呼吸，对全身气机起着重要的调节作用。肺是体内外气体交换的场所；肺通过吐故纳新，呼浊吸清，保证新陈代谢的正常运行。

（2）主宣发、肃降

肺主宣发、肃降是指肺具有向上升散、向外宣布和向下清降的功能。体现在一是吸入自然界的清气，排出体内的浊气；二是将精微物质外散皮毛，上输头面，内至脏腑，下布周身；三是宣发卫气，开合腠理，代谢汗液并肃清肺及气道内的异物。

宣发与肃降二者相反相成，相协而生。吸清以呼浊，吐故以纳新；宣发精微以外达皮毛，内降精气以充养周身；外宣卫气以开腠理，内肃异物以洁气道；呼吸相承，上下相形，内外相应，于矛盾中和谐统一。

（3）通调水道

通调水道是指肺通过宣发、肃降对体内水液的运行、输布和排泄，进行疏通和调节的作用。肺通过宣发作用，调腠理之开合，启玄腑之闭塞，排出汗液，从而达到排泄体内一部分水液的目的。据统计，平均每人每天大约有400ml的体液可通过汗液的形式代谢。肺主行水，为水之上源。《素问·经脉别论》曰："饮入于胃，游溢精气……上归于肺，通调水道，下输膀胱。"明确地指出了水液向下输布至膀胱，从而保障尿液的形成和排泄。

（4）朝百脉、主治节

肺朝百脉是指全身的血液，都通过经脉会聚于肺。其生理意义在于使全身的血液随着气的运动流注于肺进行气体交换，之后再把富含清气的血液送至全身。

《素问·灵兰秘典论》述"肺者，相傅之官，治节出焉。"形象地把肺比类为宰相这一官阶，其职能为辅助心君治理"国家"，调节全身的功能，使呼吸快慢有序，深浅有度，节律规整；使气机升降有常，出入有恒，不失其度；并辅助心脏，助心行血，调节津液的代谢。

"治节出焉"是对肺脏生理的高度概括，"相傅之官"是对肺脏功能的形象说明。

2. 肺与胃的关系

肺、胃母子相连，关系密切。两者无论是在位置形态、功能特性等方面，还是在经络、气血等方面都存在着广泛、深刻而复杂的生理联系。

（1）位置相近，结构相似

首先，肺为相傅之官，胃为仓廪之海，肺居膈上，胃居膈下，二者毗邻而居，一膜之隔，位置相近。再者，肺、胃形态结构相似。《医贯》对肺脏形态记录言："喉下为肺，两叶白莹，谓之华盖，以覆诸脏。虚如蜂窠，下无透窍，故吸之则满，呼之则虚。"《灵枢·五脏别论》记载胃腑的形态曰："水谷入口，则胃实而肠虚，食下，则肠实而胃虚"。肺"吸之则满，呼之则虚"，胃"纳谷则实，食下则虚"。可见，二者在形态和体积上都会发生膨胀和收缩的交替改变。因此，在一定程度上，肺、胃都可被看作是人体的两个器皿，此二者皆与外界相通。前者承载气体，而进行体内外气体交换；后者接纳饮食，将未消化的食糜向下推送至小肠。所不同的是肺上有透窍，下无透窍，而胃则上下皆有透窍。所以肺进行体内外气体交换，皆从喉这一处关隘出入，而胃则是将饮食由上部的贲门纳入，腐熟后再将其从下部的幽门传化而出。

（2）经络相通，气血相关

《易传》有云："同声相应，同气相求，水流湿，火就燥，云从龙，风从虎，圣人作而万物睹。本乎天者亲上，本乎地者亲下。"《吕氏春秋》又说"类同则召，气同则合，声比则应。"肺脏与胃腑两者在经络上相互连接贯通，同时，在气血等精微物质的生成、运化等方面存在广泛、深度而复杂的联系。

首先，二者的经络相通。肺、胃在经络上相连是肺、胃相关的最普遍认识，纵观十二经脉之关系，除表里两经外，脏腑之间联系最密切的莫过于肺与胃。一方面表现在本经的联系上。《灵枢·经脉》说：
"肺手太阴之脉，起于中焦，下络大肠，还循胃口，上膈属肺"，《素
问·平人气象论》又说："胃之大络，名曰虚里，贯膈络肺，出于左乳
下"，说明肺、胃通过肺经与胃络相互联系。另一方面则表现在表里经
与同名经的联系上。手太阴肺经和手阳明大肠经相表里，足阳明胃经
和手阳明大肠经为同名经，手太阴肺经与足太阴脾经亦为同名经，而
足太阴脾经与足阳明胃经又互为表里经，同名经同气相求，表里经经
气相通，通过同名经与表里经的连属关系，肺胃二经经气亦相互贯通。
另外，手太阴肺经起于中焦，"中焦亦并于胃中"，足阳明胃经起于鼻
翼旁夹鼻上升，而鼻又为肺之外窍。可见二者在本经的起始处直接或
间接地与彼此相连通。

再者，肺与胃在气血等精微物质的生成、运化等方面存在广泛、
深度的联系。人体的气，是一种不断运动着地、具有很强活力的精微
物质，其流行于脏腑、经络等组织器官，无处不往，无时不行，推动、
激发着人体各种生理活动。人体之血，是另一种具有营养和滋润全身
的精微物质，其行于脉中，内至脏腑，外达筋皮，如环无端，运行不
休，濡养、滋润着机体全身。

两者在气的化生、组成、运动变化等方面存在着密切的关系。表
现在气的化生与组成方面有：肺为气之主，主一身之气；胃为仓廪之
官，气血生化之源。此二者都是后天之气的重要来源地，与秉受父母
的先天之气相互充养，相互影响。同时，胃腑运化吸收的水谷精气与
肺脏吸入的清气共同组成宗气。饮食物经过胃的受纳、腐熟后化生为
水谷精气，变化之精气有赖脾之升清而转输于肺，与由肺从自然界吸
入的清气互相融合形成宗气。因此，肺、胃在宗气的形成过程中起着
十分重要的作用。故《医门法律》曰："膻中宗气主上焦息道，恒与肺
胃关通。""宗气者，动气也。凡呼吸、言语、声音，以及肢体运动，
筋力强弱者，宗气之功用也。"所以，肺的呼吸功能和胃之受纳腐熟
功能正常与否，直接影响着宗气的盛衰以及宗气功能的正常发挥，表
现在气的运动变化方面二者同主气之降也。"降"是气的主要运动形式
之一，与"升"相对，是维持自然界及人体新陈代谢的稳定与平衡的

关键一环，无降无以升，无升无以降，升降相因，变化乃出。"升已而降，降者谓天；降已而升，升者谓地。天气下降，气流于地；地气上升，气腾于天"，上下感召，阴阳相接，天地交泰。肝气主升，肺气主降；脾气主升，胃气主降；肝脾主升，肺胃主降。胃居中央，斡旋阴阳，通上彻下，升降清浊，职司枢纽。胃气和降，则可助肺气下行，如黄元御《素灵微蕴》所说："胃降则肺气亦降，故辛金不逆"，肺金降则肝木升，龙虎回环，上焦气机平衡。肺处高位，高者宜下，肺主肃降，金气清降，则可助阳明经气亦降，阳明胃气降则太阴脾气升，中焦气机正常。肺胃之气降，肝脾之气才能升，全身气机方能如常。

两者在血液的化生、运行等方面也存在着密切的联系。血液的生成亦源于肺胃。血液来源的主要物质基础是中焦运化的水谷精微，《灵枢·决气》记载："中焦受气取汁，变化而赤，是谓血"；且其化生还须赖于肺脏的参与，《灵枢·营卫生会》有云："中焦亦并胃中，出上焦之后，此所受气者，泌糟粕，蒸津液，化其精微，上注于肺脉，乃化而为血，以奉生身，莫贵于此"，都记载和佐证了肺胃与血液化生的重要关系。此外，肺主一身之气，胃为气血生化之源；肺吸入自然界的清气，胃化生饮食水谷之气，二者聚合乃成宗气，宗气贯心脉而行气血；肺朝百脉，助心行血；都直接或间接地为血液的运行提供了动力。

（3）喜恶相投，纳布相因

肺属金，胃从土，母子相依，气脉相连，纳布相协，喜恶相同。

首先，此二者皆喜润喜降；恶燥恶升。一方面，肺为娇脏，肺叶娇嫩，其体清虚，性喜清润。肺为水之上源，如雾露之溉，"熏肤、充身、泽毛"。中焦胃如沤渍，饮食入胃，赖胃液浸渍腐熟。《临证指南医案》有论述说："阳明燥土，得阴自安。以胃喜柔润也。"另一方面，肺居高位，在上属阳，胃属六腑，在腑为阳，二者既得阳性，必喜阴柔。降者为阴，水亦为阴。可见此二者都喜降恶升、喜润恶燥，如此才能升降相辅，阴津互用。

再者，二者纳布相因。胃为"水谷之海，六腑之大源也"，水谷入口，先聚于胃，然后肺宣散精微，滋养周身。《灵枢》有"谷入于胃，以传于肺，五脏六腑皆以受气""谷入于胃，乃传之肺，流溢于中，布散于外"的记载;《素问》亦说:"谷入于胃 …… 脉气流经,经气归于肺,肺朝百脉,输精于皮毛,"由此可见,胃重纳化,肺重宣布,纳而化之,然后布之,前后转承,不可分割。

3.从肺论治胃病

肺脏胃腑,系为母子。位置相近,结构相似;经络相通,气血相关;喜恶相投,纳布相因。此二者关系密切,生理上相互关联,发病上常相兼为之。故论治胃腑病,必当观其子脏,探察究竟,审证求因,裁选宜法。

（1）滋阴清气,母子相宜

此法适用于肺胃阴伤,卫气同病的阶段。金生于土,母子相依,二者阴液互滋,相互为用;母子相干,卫气同病。

若风温犯肺,邪入气分,肺胃同病。可见面赤,恶热,渴甚,大汗,舌黄,脉浮洪。治当清气益胃,降火滋阴,白虎汤主之。药用石膏、知母、粳米、甘草。其中石膏味辛,性寒,清热降火,生津止渴;知母味辛、苦、寒,滋阴降火,清热保津;粳米、甘草甘平养胃,滋阴生津。合之可有清气降火、养阴护胃之功。

若燥邪伤肺,气耗阴伤,气阴两虚。可见干咳无痰,口干鼻燥,心烦口渴,舌干少苔,脉虚大数。治当清肺泻热,养阴润燥。清燥救肺汤主之。药用:桑叶、石膏、枇杷叶、杏仁、甘草、麦冬等。其中桑叶轻宣肺热;石膏清泻胃热;杏仁、枇杷叶降泄肺气;阿胶、天冬、麦冬、麻仁滋肺胃之阴;人参、甘草益肺胃之气。合之共奏益气滋阴、清肺泄胃之效。

若病情迁延,肺胃阴伤,余热未清。可见身热不甚或不发热,干咳不已或痰少而黏,口舌干燥而渴,舌红少苔,脉细等。治当培土生金,兼清余热,沙参麦冬汤主之。药用:沙参、麦冬、玉竹、天花粉、扁豆、桑叶等。其中沙参、麦冬、天花粉、玉竹滋养肺胃之津;桑叶以清泄邪热;扁豆、甘草以和养胃气。合之可有润肺止咳、泄热和胃之效。

（2）通调脏腑,降气泄浊

此法适用于肺失肃降,肺气逆郁,肠胃气滞之证。《灵枢·本输》言"大小肠皆属于胃",胃与大肠同为阳明经所主,同经同气,而肺与大肠又相表里，且解剖位置上相贯通，所以针对此类疾病当脏腑同调，降气泄浊。

《温病条辨》有云"阳明温病，下之不通，其证有五……喘促不宁，痰涎壅滞，右寸实大，肺气不降者，宣白承气汤主之"。其症可见：咳嗽喘促，腹胀潮热，大便燥结，苔色金黄，右寸实大。实为痰气壅肺，胃肠热结不通之证。药用：杏仁、石膏、大黄、瓜蒌皮。其中杏仁、石膏宣肺气之痹，大黄逐肠胃之结，瓜蒌皮一则助石膏清肺化痰，二则助大黄涤肠通便。全方为脏腑合治之法，上开肺气以涤痰，下通胃腑以荡浊，合之可有宣肺通腑，化痰泄浊之效。

若阳明腑实，气机不降，邪热迫肺，可见气逆而喘。此时可从胃腑入手，以下治上，泄腑通肺，反向调和。如"阳明病，脉迟，虽汗出，不恶寒者，其身必重，短气，腹满而喘；有潮热者，此外欲解，可攻里也。手足戢然汗出者，此大便已硬也，大承气汤主之"。肺与大肠相表里，邪热与燥屎互结，稽留壅滞肠中，致腑气不得通降，肺气不得肃降，故临床可见肺气上逆之气喘。可以大承气汤攻下热结，热泄结去，则腑气通利，气道通畅，气逆自平。药用：大黄、芒硝、枳实、厚朴。其中大黄、芒硝泻下通便，厚朴、枳实行气散结，全方泻下行气并重，共奏峻下热结之功。

（3）温补肺胃，散寒化饮

此法适用于肺胃亏虚，内有寒饮之证。水饮者，水液在代谢过程中不得输布运化，停留或渗注于体内某一部位的较清稀的病理性液体。其可以随气的流行而停留于胸膈、胃肠等部位，如《金匮要略》记载"咳逆倚息，短气不得卧，其形如肿，谓之支饮；其人素盛今瘦，水走肠间，沥沥有声，谓之痰饮"。医圣言"病痰饮者，当以温药和之"，其治疗水饮的小青龙汤、小半夏汤、小半夏加茯苓汤等方剂，遣方用药无不从肺胃着手，以温药和之，散寒化饮。

《伤寒论》记载"伤寒表不解，心下有水气，干呕，发热而咳，或渴，或利，或噎，或小便不利、少腹满，或喘者，小青龙汤主之"。"伤寒，心下有水气，咳而微喘，发热不渴。服汤已渴者，此寒去欲解也。小青龙汤主之"。均为外感风寒，内有水饮之证。治当温肺暖胃，散寒化饮。药用：麻黄、桂枝、干姜、细辛、五味子、芍药等。其中麻黄、桂枝散寒解表，且麻黄又宣肺平喘，桂枝亦温阳化饮。干姜、细辛温肺胃之寒而化饮，兼助麻桂解表。五味子酸收敛气，芍药和营养血，半夏燥湿化痰，和胃降逆。炙甘草益气和中，调和诸药。全方外散风寒，内蠲水饮，肺胃兼顾，母子同治。

《素问·咳论》也指出"此皆聚于胃，关于肺，使人多涕唾，而面浮肿气逆也"。临床亦常见咳病日久，面带浮肿之象，盖为外寒内饮之邪壅闭肺胃使然也。

若饮停心下，胃失和降，可致胃气上逆发为呕吐。"呕家本渴，渴者为欲解，反不渴，心下有支饮故也，小半夏汤主之"。药用、半夏、生姜。其中半夏涤痰化饮，降逆止呕；生姜温中降逆，散寒化饮，又能抑制半夏之悍性。二药合用温肺胃，化寒饮，降逆气，止呕吐。

另外，肺胃虚寒，肺气上逆而致虚寒肺痿者，亦可用温补肺胃之法。《金匮要略》载"肺痿吐涎沫而不咳者，其人不渴，必遗尿，小便数，所以然者，以上虚不能制下，故也。此为肺中冷，必眩，多涎唾，甘草干姜汤以温之"。药用炙甘草、炮干姜。其中炙甘草补母子之气，炮干姜温中上二焦，二药合用温补中焦阳气而虚寒肺痿得治。

4.典型病案

患者姓名：许某　　　　　性别：男　　　出生日期：1940年7月
初诊日期：2016年11月9日　发病节气：立冬
主诉：间断便秘3年，加重2个月。

[现病史] 患者3年前无明显诱因出现排便困难，大便干结，3日一行，自服通便药物后改善；后陆续间断出现排便困难、大便干结等证，服用通便药物后均可改善。两个月前因天气突然降温，患者突然出现呼吸困难，喘促、胸闷、咳嗽、咳痰，伴排便困难加重，5~6天一行，量少质干，排便费力。自行服用抗感冒药物（具体不详）未见明显缓解，遂就诊于当地县医院呼吸科，门诊拟以"支气管哮喘急性发作"收入院治疗，入院后查肺部CT示：两肺透亮度增加，呈过度充气状态。肠镜示：未见明显异常；电子胃镜示：慢性非萎缩性胃炎。心电图示：窦性心律。住院期间予糖皮质激素、氨茶碱类药物、β2受体激动剂、

开塞露等药物治疗，病情稳定后出院。出院后排便困难加重，先后服用当归龙荟胶囊、黄芪汤、济川煎等无明显效果，遂就诊于我处脾胃病科门诊。现主症：腹胀，排便困难，6天一次，量少色黑质硬干，有解不净感，胸闷，咽干，偶有咳嗽、咳痰，左下腹有条索样硬结，质地硬，排气少，纳差，寐一般，小便调。

[既往史] 既往健康状况一般。吸烟50年，每日25支。否认高血压、糖尿病、冠状动脉粥样硬化性心脏病病史。否认肝炎、结核或其他传染病史，预防接种史不详。否认外伤史。否认手术史。否认输血史。

[过敏史] 否认食物及药物过敏史。

[体格检查] 发育正常，营养良好，体形肥胖，咽及扁桃体无红肿，心肺查体未见明显异常。腹平坦，左下腹可触及条索样硬结，剑突下压痛，肝脾肋缘下未触及，无腹肌紧张及反跳痛，墨菲氏征阴性，麦氏点无压痛，肝区无叩痛，肠鸣音正常存在。舌红，苔白腻，脉弦细。

[辅助检查] 肠镜示：未见明显异常。电子胃镜示：慢性非萎缩性胃炎。

[中医诊断] 脾约病。

[证候诊断] 肺失润降，胃肠气滞证。

[西医诊断] 便秘；支气管哮喘。

[治法] 降肺养阴，理气通便。

[处方]

紫苏叶 15g	桑叶 15g	炒杏仁 6g	沙参 20g
玉竹 15g	芦根 20g	石斛 15g	陈皮 15g
厚朴 15g	炒枳壳 20g	瓜蒌 20g	当归 12g

7剂，每日1剂，水煎取汁300ml，分早晚饭后2小时温服。

二诊：2016年11月17日，患者自述排便困难减轻，3~4日一行，便质干结，腹胀缓解，排气增多，胸闷改善，但仍咳痰较多，咽干，纳食少，寐欠佳，舌红，苔白腻，脉细弱。调整处方如下。

紫苏叶 15g	桑叶 15g	炒杏仁 6g	沙参 20g
玉竹 15g	芦根 20g	石斛 15g	陈皮 15g
厚朴 15g	炒枳壳 20g	瓜蒌 20g	当归 12g
炒鸡内金 15g	清半夏 6g	炒酸枣仁 20g	

10剂，每日1剂，煎服法同前。

三诊：2016年11月28日，患者诉排便较通畅，3日一行，大便量可，质偏干，纳食增，胸闷、咳痰明显减轻，咽干缓解，但时感排便无力、身疲腰酸，寐欠佳。舌红，苔白，脉细弱。调整处方如下。

紫苏叶 15g	桑叶 15g	炒杏仁 6g	沙参 20g
玉竹 15g	芦根 20g	石斛 15g	陈皮 12g
厚朴 10g	炒枳壳 12g	当归 20g	炒鸡内金 6g
炒酸枣仁 30g	黄芪 12g	黄精 15g	

14剂，每日1剂，煎服法同前。

1月后电话追踪患者，诉排便基本恢复正常。

按语：患者因受寒引发支气管哮喘，虽经住院治疗肺部症状好转，然肺气仍闭塞不开，以致上焦不通，中焦不运，下焦不行，所以便秘症状较前严重。肺与大肠相表里，肺胃主降，五行互为母子，此母子二人皆喜润恶燥，喜降恶升，母实泄其子；肺主一身之气，气行则有形之物皆行，气滞则诸物皆停。治当宣泄肺气、通畅胃腑、滑润肠道。肺气得泄，金气乃降，木气生发，虎降龙升，上焦得通，上焦通达，中焦斡旋，枢机得利，而下焦自通。

枳壳、紫苏叶、杏仁宣降肺气，药虽轻灵，四两拨千斤，治上焦如羽，非轻不举，药取轻灵，一拨即应，上焦得开；陈皮、厚朴、枳壳理气通腑，使中焦气机畅通。便秘日久，河道干涸，舟塞河床，不得而行，治当增水行舟，通利河道。沙参、玉竹、芦根、石斛培土生金，上养肺阴，与瓜蒌、当归、杏仁合用则助水滑肠，下滋水源。水涨肠润，舟自行矣。同时陈皮、瓜蒌、桑叶、清半夏兼有化痰之功，炒鸡内金健胃消食，酸枣仁益智安神，黄芪、黄精益气补肾。

诸药合用，使肺气降，胃腑通，肠道利，水助舟行，舟自归江，上焦宣开，中焦得运，下焦自通，气行则水行，水行则舟行，舟行则自可归江。

脾约一病，病在阳明，与肺、肝、脾、肾密切相关。此案系由肺气郁闭，肺失润泽，而致阳明胃肠气滞之证。临床论治，不仅当看到阳明病所，更当从五脏与阳明经的关系入手，详查病因，找到病机之关键，巧妙化解问题之症结。

（五）肾与胃

1.肾的生理功能

肾位于腰部，脊柱两旁，左右各一，《类经图翼》曰："肾有两枚，形如豇豆，相并而曲，附于脊之两旁，相去各一寸五分，外有黄脂包裹，各有带两条。"《素问·脉要精微论》说："腰者，肾之府。"由于肾脏有"先天之精"，为脏腑阴阳之本，故称肾为"先天之本"。肾在五行属水。它的主要生理功能为藏精，主生长、发育、生殖和水液代谢；肾主骨生髓，其华在发，开窍于耳和前后二阴，在志为恐，在液为唾。

（1）肾藏精、主生长、发育与生殖

藏精是指肾对于精气具有闭藏作用，《素问·六节藏象论》说："肾者，主蛰，封藏之本，精之处也。"所谓"精"是指构成人体和维持人体生命活动的基本物质。包括"先天之精"和"后天之精"两部分。先天之精，是禀受于父母的生殖之精，它与生俱来，是构成胚胎发育的原始物质，这种精在人出生后藏于肾，成为繁衍后代的物质基础，所以又称先天之精为"生殖之精"。后天之精，是人出生以后，通过脾胃的运化功能从饮食物中摄取来的精微物质，来源于脾胃，它是维持人体脏腑组织器官功能的物质基础，故又称之为"脏腑之精"。《素问·上古天真论》所说："肾者主水，受五脏六腑之精而藏之。"肾中精气的盛衰决定着人体的生长、发育和生殖。肾的精气是构成胚胎发育的原始物质，又是促进生殖机能成熟的物质基础。人的生长发育整个生命活动的过程，均是肾中精气由弱到强，由盛转衰直到消亡的过程。

（2）肾主水

《素问·逆调论》说："肾者水藏，主津液。""肾主水"主要体现在两个方面：一是肾升清降浊，司膀胱开合；二是肾阳对全身参与水液代谢的脏腑的促进作用。《素问·水热穴论》所说："肾者，胃之关也，关门不利，故聚水而从其类也。上下溢于皮肤，故为胕肿。胕肿者，聚水而生病也"。

（3）肾主纳气

肾主纳气，是说肾具有摄纳肺所吸入的清气，防止呼吸表浅的生理功能。呼吸出入的气，主在肺，根在肾。《难经·四难》说："呼出心与肺，吸入肾与肝。"《类证治裁·喘证》亦说："肺为气之主，肾为气之根，肺主出气，肾主纳气，阴阳相交，呼吸乃和。"《景岳全书·传忠录》："肺出气也，肾纳气也，故肺为气之主，肾为气之本也。"

2. 肾与胃相互关系

脾胃同为后天之本，职司运纳，为气血津液生化之源。胃居中焦，为"水谷气血之海""五脏六腑之大源"，在人体脏腑及后天调养中具有重要地位，其作为阳土与肾的关系十分密切，具体表现在以下几个方面。

（1）经络相通，生养"真气"

从经脉循行上，足阳明胃脉，其支者，起于胃口，下循腹里，下至气街中而合；足少阴肾脉，其直者，从肾上经幽门贯膈；任脉起于胞中，下出于会阴部与肾相关，上过三脘绕唇口达目与胃经相连；冲脉亦起于胞中，下出于会阴部，其外行者经气冲与足阳明胃经交会，并肾脉沿腹部上行过幽门，达咽喉，绕口唇也与胃经相连。另外叶天士《温热论》中说"齿为肾之余，龈为胃之络"，足阳明胃经进入上齿中，在经过耳前颧弓上缘时，与足少阴肾经的客主人穴交会；足少阴肾经其直行的经脉在进入肺以后，沿着喉并行于足阳明胃经的人迎穴前面而到舌根部。所以肾和胃通过经脉密切联系在一起。

真气，又称"元气"，它是人体各种气中最重要、最基本的一种。真气是由先天之精化生而来，先天之精是禀受于父母的生殖之精，它与生俱来，是构成胚胎发育的原始物质，这种精在人出生后贮藏于肾，作为繁衍后代的物质基础，所以又称先天之精为"生殖之精"；然而人出生之后，真气又依赖于水谷精微不断地滋养和补充才能正常发挥其作用。简言之，肾藏精，精化气，肾为先天之精贮藏之所，真气为先天之精所化；而真气的充盛与否又有赖于后天脾胃化生的水谷精微能否持续有效补养。诚如《灵枢·刺节真邪篇》所说："真气者，所受于天，与谷气并而充身者也。"

（2）精血互化，阴液互滋

"精"是指构成人体和维持人体生命活动的基本物质。包括"先天之精"和"后天之精"两部分。先天之精，是禀受于父母的生殖之精，它与生俱来，是构成胚胎发育的原始物质，这种精在人出生后贮藏于肾，成为繁衍后代的物质基础。"血"是循行于脉中而富有营养的红色液态物质，是构成人体和维持人体生命活动的另一种基本物质。肾为先天之本，主司藏精，肾藏精，精生髓，髓化血，同时，《张氏医通》也指出："气不耗，归精于肾而为精；精不泄，归精于肝而化清血"。胃为后天之本，气血化生之源，胃气健则血源充，清血足则归于肝，肝受血而藏，乙癸同源，血有充余则滋养肾精，如《诸病源候论·虚劳精血出候》言："肾藏精，精者，血之所成也"。

肾阴总司一身之阴，为阴液之本，胃阴须得肾阴之滋养才能柔润而不燥。充盛的肾阴可以周济胃阴，以保证阳明胃腑中阴液丰泽充沛，所谓"阳明燥土，得阴自安"，胃腑中阴液充足，则胃受纳、腐熟水谷的生理功能正常，表现为纳食、消化或排便等正常；反之，由于疾病、不良生活习惯等引起肾阴的不足或亏耗，使肾阴不能潜养胃阴，则胃不能受纳腐熟水谷。

综上所述，胃与肾，一腑一藏，两者在经络气血等方面密切相关。所以临证之时，胃病莫忘责肾，胃病及肾，理当治肾。

3.从肾论治胃病

胃属阳明，多气多血，以降为顺，为后天之本；肾乃水火之脏，阴阳之源、先天之本，胃与肾火土相生，水土相克，升降相因，脾胃之中轴斡旋之动力在肾。《素问·水热穴论》也提出"肾者，胃之关也，关门不利，故聚水而从其类也。"肾为胃关，司二便开合，二便之通畅有利于胃气之和降；又肾寄元阴元阳，为先天之本，胃阳须得元阳命火之温暖，才能正常受纳腐熟，胃阴须得元阴之滋养，才能柔润而不燥。

《临证指南医案》云："呃逆一证，古无是名……其因不一。有胃中虚冷……有下焦虚寒，阳气竭而为呃者，正为元阳无力易为抑遏，不能畅达而然，宜用景岳归气饮……丹溪谓呃逆属于肝肾之阴虚者，其气必从脐下直冲上出于口，断续作声，必由相火炎上，夹其冲气，乃能逆上为呃，用大补阴丸峻补真阴，承制相火……。"明·李中梓《医宗必读·肾为先天本脾为后天本论》："肾安则脾愈安，脾安则肾愈安。"所以胃病从肾论治为常用治疗的方法，多用于病程日久，或反复发作，或久治不效者。

（1）温补肾阳，温煦阳土

主要针对中焦阳虚日久者。《景岳全书》说："然命门为元气之根，为水火之宅。五脏之阴气，非此不能滋；五脏之阳气，非此不能发。而脾胃以中州之土，非火不能生。然必春气始于下，则三阳从地起，而后万物得以化生，岂非命门之阳气在下，正为脾胃之母乎？"，而王九峰在治反胃案中论曰："纳食主胃，运化在脾，脾升则健，胃降则和，胃阳不足，不能纳食，脾阳不足，不能运食。阳赖肾火以煦和，阴赖肾水以濡润，纳食运食，皆真气为之斡旋……第三阳从地而起，方能渐入春和，相火从肾而升，庶可以消阴翳，是宜益火之源以求其本，使阳生于下，令阳精上蒸，则融和之气充满中州，脾胃自然强健。"都指出了火生于土，肾阳对中焦阳气具有温煦作用。中焦虚寒具体表现为：晨起腹泻、完谷不化、腹部冷痛，手脚冰冷，舌淡胖，苔白滑，脉沉细等，治当温肾健脾、固涩止泻。处方常选用：四神丸、理中汤、缩泉丸加减运用。药物常选用：鹿衔草、山萸肉、肉桂、肉白豆蔻、高良姜、补骨脂、乌梅、石榴皮、白芍、诃子、炒山药等一些益火培土，收涩止泻之品。鹿衔草功能养肝补肾，强筋壮骨，祛风，除湿，止血，《陕西中草药》："补肾壮阳，调经活血，收敛止血。"；肉桂可补火助阳，引火归源，散寒止痛，活血通经，可补元阳，暖脾胃，除积冷，通血脉，《药性论》云其"主治：……止腹内冷气，痛不可忍，主下痢，鼻息肉。杀草木毒。"；补骨脂能够温肾助阳，纳气，止泻，《玉楸药解》载其可"温暖水土，消化饮食，升达脾胃，收敛滑泄、遗精、带下、溺多、便滑诸症。"

（2）滋阴补肾，涵养燥土

主要针对胃阴虚日久者。《素问·水热穴论》说："肾寄元阴元阳，为先天之本，……胃阴须得元阴之潜养，才能柔润而不燥。"《景岳全书》也说："然命门为元气之根，为水火之宅。五脏之阴气非此不能滋"都指出胃阴需要肾阴的周济才能发挥其正常作用。胃阴亏耗临床主要表现为：胃脘饥饿痛明显，或大便秘结、或粪便如羊屎状，腹部胀满疼痛、口燥咽干、手足心热，或伴有腰膝酸软，潮热盗汗，舌红苔少或苔腻，脉弦细。处方常选用：六味地黄丸、二至丸、益胃汤、麻子仁丸加减运用。药物常选用：生地、山萸肉、泽泻、女贞子、旱莲草、沙参、麦冬、桑叶、天花粉、酒大黄、枳实、柏子仁、厚朴等滋阴补肾，行气通便之品，通过填补肾阴以达到滋补胃阴的效果。女贞子可滋补肝肾，明目乌发，《本草正》："养阴气，平阴火"；墨旱莲可滋补肝肾，凉血止血，《分类草药性》："止血，补肾，退火，消肿。"

4.典型病案

患者姓名：李某　　　　性别：女　　出生日期：1969年12月
初诊日期：2017年1月5日　发病节气：小寒
主诉：间断性胃脘部隐痛10余年，加重1个月。

[现病史]患者缘于10年前因嗜食辛辣食物后出现胃脘部灼痛不适，就诊于当地医院，给予奥美拉唑肠溶胶囊口服，每日2次，每次20mg，症状好转，但未痊愈，胃痛隐隐于饥饿时甚，虽经多方治疗，效果不佳，近1个月来胃痛加重，为进一步诊治而来，查电子胃镜检查诊断为慢性萎缩性胃炎，病理示：胃窦部腺体轻度肠上皮化生。现主症：胃脘部疼痛，隐隐不绝，饥饿痛甚，腰膝酸软、困乏无力、潮热盗汗、手足心热，口干，纳差，大便秘结，3日一行。

[既往史]既往体健。否认肝炎、结核或其他传染病史，否认高血压、糖尿病史。否认外伤史。否认输血史。

[过敏史]否认食物及药物过敏史。

[体格检查]发育正常，营养一般，体形偏瘦，咽及扁桃体无红肿，心肺查体未见明显异常。腹平坦，腹部脐左触之偏硬，剑突下压痛，肝脾肋缘下未触及，墨菲氏征阴性，麦氏点无压痛，肝区无叩痛，肠鸣音正常存在。舌红，少苔，脉弦细。

[辅助检查]电子胃镜示：慢性萎缩性胃炎。

[中医诊断]胃脘痛。

[证候诊断]肾阴不足，胃络失养。

[**西医诊断**] 慢性萎缩性胃炎伴轻度肠上皮化生。

[**治　　法**] 滋补肾阴，清胃和络。

[**处　　方**]

女贞子30g	墨旱莲20g	天冬20g	黄精20g
山萸肉12g	蒲公英20g	半枝莲15g	柴胡6g
石菖蒲15g	郁金12g	香附20g	紫苏叶12g

7剂，每日1剂，水煎取汁300ml，分早晚饭后2小时温服。

二诊： 2017年1月15日，胃脘部疼痛明显减少，失眠减少，口干口苦减轻，腰膝酸软减轻，纳可，大便1日一行，质偏干。舌红，苔薄白，脉弦细。仍有乏力感觉，上方加红景天10g。14剂，每日1剂，煎服法同前。后回访已无胃痛。

按语： 饥饿痛又称空腹痛，是胃脘痛的一种类型，发生于饥饿时，多在餐前或夜间明显。患者中年女性，有嗜食辛辣食物史，火热伤阴，饥饿时胃土失于濡养，胃络失养，失于和降，胃津亏虚，经久不愈，渐及肾阴，阴液耗伤，肾水不能滋养胃土，故见饥饿痛，肾阴不足可见腰膝酸软、困乏无力、潮热盗汗、手足心热、口干，大便秘结。方中女贞子、墨旱莲、天冬、黄精、山萸肉，均为养阴之品，既补胃阴，又补肾阴，使胃阴得补，胃络得通，胃痛得止，其中女贞子与旱莲草相伍，补肾养阴血而不滋腻，补先天之肾水，肾水得滋则上济于胃。胃阴得复，化源得充，则胃脘痛及咽干口燥诸症自愈。此即《素问·水热穴论》云："肾者胃之关"之义。旱莲草，甘酸，性寒能补益肝肾之阴，又能凉血清热。女贞子，甘苦性凉，也为清补之品，其补阴之功虽不如熟地，但补而不腻，补中兼清。《本经》谓其"主补中，安五脏，养精神，除百病"。二者若能灵活运用，即可补真水之不足，又可润胃腑之燥，且无留邪之虞；石菖蒲配郁金，和中开胃行气解郁，柴胡、香附、紫苏叶理气止痛；蒲公英、半枝莲清热解毒，共奏清热和胃，滋阴补肾之功。

二、调和气血

（一）调气

中医气机学说，首创于先秦，运用于汉唐，争鸣于金元，丰富于明清，气机升降学说不仅是中医学的重要组成部分，而且对临床实践亦有极大的指导意义。

1.气与脾胃病的关系

胃病常见的症状有胃痛、胃胀、呃逆、嗳气、烧心、反酸等，简言之可谓"一痛二胀三打嗝"，其病机虽然繁多，但总不离气（气机郁滞）、湿（湿浊中阻）、热（热毒蕴结）、瘀（瘀血停滞）、虚（阴液亏虚）五种。而气、湿、热、瘀、虚这五者往往是相互联系、相互影响的关系，如湿浊中阻，会影响到脾气升发、胃失和降，故常与气机郁滞相互为患、兼加出现；再如瘀血停滞会导致气机不畅，同时气机郁滞也会影响血液的运行，临床上两者多同时出现，表现为气滞血瘀之象；同时气机郁滞，精血津液运行失常，可致湿浊、瘀血留置体内，日久化热，从而导致热毒内蕴，日久耗伤阴血，阴血亏虚。故气机郁滞在胃病形成的过程中占有重要的地位。

脾胃之气的升降运动是整个消化系统的生理功能健全的关键，脾主升清，胃主降浊，降浊是受纳的前提条件。在饮食物的消化吸收方面，脾气上升，将运化的水谷精微和津液向上输布，自然有助于胃气的通降；胃气通降，将受纳的水谷、初步消化的食糜及食物残渣通降下行，也有助于脾气之升运。脾胃之气升降相因，既保持了饮食纳运功能的正常进行，又维护了内脏位置的相对恒定。若脾虚气陷，可导致胃失和降而上逆，而胃失和降亦影响脾气的升运功能。脾胃为气机升降之枢，气机不畅，胃失和降，脾失健运，则纳化失常，疾病产生。

此外，脾胃病的病位在脾胃，但与肝肺仍有密切的关系。肺胃在结构上有密切的联系，如《灵枢·经脉》说"肺手太阴之脉，起于中焦，下络大肠，还循胃口，上膈属肺"，而胃之大络又"贯膈络肺"；在功能上肺胃纳补相助，母子相生，阴液互滋，若肺失宣肃，失于治节，则可使胃气失和，脾失运化而出现胸闷、少气吸微、纳差、便溏等症状。肝属木，主疏泄，既能调节情志，又能分泌胆汁，有协助脾胃腐熟运化的作用；若情志不畅，肝失疏泄，可致肝木乘犯脾土，木郁土虚，胃失和降，而出现胃胀、嗳气、反酸、嘈杂、痞满、大便不调等症状。故治脾胃病不仅要调理脾胃气机，还需要调达肝气，宣达肺气。

2.调气治脾胃

运用调气法治疗脾胃病，须先分清是胃气不降所致的脾气不和，还是脾气不升引起的胃气不降，以及和相关脏腑的关系，从而抓住主要病机，调其不调。治胃重在和胃降逆、通行胃滞，在临床运用中，往往佐以健脾、疏肝、宣肺之法共奏调气和胃之功。

胃腑降浊，可保持肠胃的虚实更替，胃不和则气逆不降，则胃胀、反酸、嗳气、恶心、呕吐等症随即出现。胃病后期可出现气滞血瘀、气阴两伤等症，故胃病后期常加入行气活血、益气养阴之品，使气血调和，病症消除。

临证根据"气不和"的病因之不同，具体分为以下几种治法。

（1）清热解毒，和胃降逆

本法主要用于胃病初期，胃热炽盛，胃失和降者。临床常见：胃脘灼热痞闷，或伴隐痛，口干喜冷饮，或口臭不爽，口舌生疮，咽喉堵塞或伴疼痛，或牙龈肿痛，口腔溃疡，或心烦不寐，大便秘结，舌红苔黄，脉滑或滑数。胃镜示：胃黏膜充血或伴糜烂，胃黏液稠浊，Hp检测呈阳性，胃酸分泌功能检测胃酸正常或较低。

"气有余便是火"，胃腑气机阻滞，日久化热，故见胃脘灼热，口干，口臭，牙龈肿痛，心烦，便秘等证。此证型多见于慢性萎缩性胃炎伴浅表性胃炎活动期，病理活检可见：肠上皮化生或异型增生，或伴Hp感染。治疗时，以清热解毒，和胃降逆为治则，临床常用金银花、连翘、蒲公英、白花蛇舌草、黄连、黄芩、冬凌草、半边莲、半枝莲、芦根、生地黄、玄参等。若有咽部堵塞感者加木蝴蝶、板蓝根清热利咽；大便秘结者加瓜蒌、大黄泄热通便。金银花性寒，味甘，归肺、心、胃经，《本草拾遗》写道："主热毒、血痢、水痢，浓煎服之"，金银花有良好的清热解毒作用，与连翘同用可增强清心胃之毒的功效，现代药理学研究发现其抗菌谱较广，有明显的抗炎解毒作用。黄连，性寒，味苦，归心、脾胃、大肠经，可清热燥湿、泻火解毒，尤善清胃火，胃火清其气自降，正如《珍珠囊》所言："其用有六：泻心脏火，一也；去中焦湿热，二也；诸疮必用，三也；去风湿，四也；治赤眼暴发，五也；止中部见血，六也。"

（2）疏肝理气，和胃消痞

本法多用于脾胃病中肝气郁结、横逆犯胃所致的肝胃不和证。临床常表现为胃胀痞满，胸闷不舒，胁肋胀痛，纳呆，嗳气，反酸，甚则小腹、后背均胀痛不适，善太息，夜寐不安，大便不爽，舌暗红，苔薄白，脉弦或弦滑。胃镜示：黏膜颜色灰白，或呈红白相间，可透见黏膜下血管，胃酸分泌功能正常或偏高。

《血证论》言："木之性主于疏泄，食气入胃，全赖肝木之气以疏泄之，而水谷乃化"，故本法治疗的重点在肝，疏达肝气，从而调达胃气。治疗时常选用柴胡、白芍、广木香、枳壳、香附、川芎、青皮、陈皮、当归、荔枝核等药物。若有化热之势，舌苔中带黄或白而少津，加蒲公英、茵陈、郁金、八月札等疏肝清热；若伴有胃脘胀痛，加延胡索、川楝子理气和血止痛；若胃阴不足，可用"忌刚用柔法"，应减去辛燥气药，加用白梅花、百合、麦冬等理气疏肝柔胃之品。柴胡配白芍取《伤寒论》中四逆散之意，柴胡疏肝解郁，白芍养血柔肝，二药一散一敛，调其肝用。郁金，性寒、味辛、苦，归肝、胆、心经，既入血分，又入气分，善活血止痛、行气解郁，长于治疗肝郁气滞血瘀之痛证，正如《本草备要》言："行气，解郁，泄血，破瘀。凉心热，散肝郁，治妇人经脉逆行"。

（3）宣肺理气，和胃降逆

本法多用于肺失宣肃引起的胃失和降。临床常表现为胃脘痞闷不舒、纳呆、胸闷，易于外感、怕风、畏寒，甚则体倦乏力、常自汗出，常因外感或风吹而致症状加重，屡愈屡发。舌质淡、舌苔薄白或白腻、脉浮缓或细。

王孟英云："肺金清肃不和，升降之机亦窒"。若其失于宣肃，治节无权，则脾胃升降失常，故本法治疗的重点在于调达肺气，和降胃气。在临证之时，药物常选用：香附、紫苏叶、陈皮、苦杏仁、甘草、桑叶、连翘、薄荷、芦根、党参、葛根、柴胡、茯苓、半夏、木香、百合、北沙参、佛手、当归等。兼有便秘者加枳实、瓜蒌行气通便；兼有瘀血者加当归、川芎行气活血；兼有咳嗽气喘者加蜜百部、半夏；兼有胃热者加黄连、石膏等。紫苏叶，辛温，归肺、脾经，善于解表散寒、宣利肺气、行气宽中、和胃止呕，正如《本草纲目》言："解肌发表，散风寒，行气宽中，消痰利肺，和血，温中，止痛，定喘，安胎，解鱼蟹毒，治蛇犬伤。"百合，甘微寒，归肺、心、胃经，作用平和，能补肺阴兼清肺热，又能养胃阴、清胃热，《本经》称其能治"邪气腹胀心痛"，所以对于肺胃失和，兼有热盛伤阴者用之尤宜。

（4）益气养阴，和胃消痞

本法多用于胃阴亏虚的患者，多有热毒蕴结、气机郁滞日久，治疗过程中过用辛燥之品或过用制酸药而致。临床常见胃院满闷不舒、胃隐痛、饥饿时加重，似饥而不欲食，口燥咽干，五心烦热，消瘦乏力，大便干结，舌红少津，苔少花剥，脉细弱。胃镜示：胃黏膜以白为主，可透见黏膜下血管，胃酸分泌量少。胃酸分泌功能测定：胃酸缺乏，血清胃泌素增高。

胃属阳土，喜润恶燥，气郁化热，热伤胃津，或瘀血不去，阴津匮乏，均可使胃阴不足，阴津亏损则胃络失养，故见胃脘满闷、似饥而不欲食等证。本证型多由热毒蕴结，气机阻滞日久，迁延不愈而成。治疗时以益气养阴和胃为主要治则，临床常用药物有：沙参、麦冬、天冬、玉竹、生地黄、石斛、黄精、炒山药、天花粉、白芍、炙甘草、佛手等。若兼气滞者加香橼、八月札理气消痞；兼郁热未消者加蒲公英、芦根清热生津；大便干结加柏子仁、瓜蒌、玄参养阴润燥；兼有肾阴不足，或者意寓安未受邪之地者，可加入女贞子、墨旱莲等滋肾阴、养胃阴；胃酸缺乏加石斛、山茱萸、乌梅酸甘化阴；肠上皮化生加败酱草、广木香、白花蛇舌草；伴异型增生加莪术、薏苡仁。石斛，甘微寒，归胃、肾经，长于滋养胃阴，生津止渴，兼能清胃热，《神农本草经》写道："主伤中，除痹，下气，补五脏虚劳羸瘦，强阴，久服厚肠胃"。黄精，甘平，归脾、肺、肾经，气阴双补，可补益脾胃气阴，又善于滋养肺肾之阴，用之可增强补胃阴之功。

3.典型病案

患者姓名：匡某某　　　　性别：男　　　出生日期：1981年11月
初诊日期：2017年10月30日　发病节气：霜降
主诉：间断反酸10年，加重3个月。

[**现　病　史**]患者于10年前因情志不畅出现反酸、胃脘部不适，自服奥美拉唑后症状好转。3月前因工作压力饮酒后出现反酸加重，伴有胃脘部不适，口服摩罗丹后症状改善不明显，3天前于石家庄某医院查电子胃镜示：反流性食管炎、非萎缩性胃炎伴胆汁反流、十二指肠球炎。现主症：反酸，无烧心，胃胀，偶伴胃痛，两侧胁肋胀痛，口干口苦，偶有恶心干呕，纳可，夜寐欠安，小便调，大便黏腻不爽，每日1~2次，大便中无脓血及黑便。

[**既　往　史**]既往体健。

[**过　敏　史**]否认食物及药物过敏史。

[**体格检查**]发育正常，营养良好，表情自如，咽后壁无充血，双侧扁桃体不大。心肺查体未见异常。腹部平坦，全腹触之柔软，剑突下压痛，肝脾肋下缘未触及。无腹肌紧张及反跳痛，墨菲氏征阴性，麦氏点无压痛，肝区无叩击痛，双肾区无叩击痛，移动性浊音阴性，肠鸣音正常存在。舌淡红，苔白腻，脉弦滑。

[**辅助检查**]电子胃镜示：反流性食管炎、非萎缩性胃炎伴局部糜烂、十二指肠球炎。

[**中医诊断**]吐酸病。

[**证候诊断**]肝胃不和证。

[**西医诊断**]反流性食管炎；非萎缩性胃炎伴胆汁反流；十二指肠球炎。

[**治　　　法**]疏肝理气，和胃降逆。

[**处　　　方**]

柴胡 12g	黄芩 6g	白芍 15g	佛手 15g
川芎 10g	百合 12g	乌药 12g	炒枳壳 20g

半夏 12g　　　　　郁金 12g　　　　　浙贝母 12g　　　　　陈皮 15g

7剂，每日1剂，水煎取汁300ml，分早晚饭后2小时温服。

二诊： 2017年11月7日，反酸明显减轻，仍有胃胀、口干口苦等症，偶有胃痛、胁痛，纳可，寐可，大便每日2次，质黏腻。舌淡红，苔白腻，脉弦细。原方加入黄连6g、秦皮12g以清热燥湿。

3剂，每日1剂，水煎取汁300ml，分早晚饭后2小时温服。

三诊： 2017年11月10日，患者偶有反酸，胃胀减轻，偶胃痛、胁痛，稍有口干口苦，纳可，寐可，小便可，仍有大便黏腻不爽，每日1~2次，舌淡红，苔白腻，脉弦细。在上次方剂的基础上加葛根15g、白茅根15g化湿止泻。

5剂，每日1剂，水煎取汁300ml，分早晚饭后2小时温服。

四诊： 2017年11月15日，患者偶有反酸，胃胀减轻，胃痛、胁痛等明显改善，稍有口干口苦，纳可，寐可，小便可，大便成形，每日1次，舌红，苔白，少津，脉弦细，在前方的基础上加白梅花15g、女贞子10g以增强疏肝养阴之功。

7剂，每日1剂，水煎取汁300ml，分早晚饭后2小时温服。

服药后患者诸症减轻，胃胀、烧心、反酸症状缓解，大便成形，日行一次。

按语：胆汁反流性胃炎临床主要表现为胃脘部灼痛、胀满、吐酸、烧心、呕吐等症，当属中医学"胃脘痛""呕吐""吐酸"等病范畴。本案患者初因生气，情志不舒，而致肝失疏泄、胃失和降，肝郁日久，影响胆汁之疏泄，胆汁排泄失常，故而发病。治以疏肝和胃降逆为大法，刘教授在临证中重视"合方"的应用。小柴胡汤是中医和解剂的代表方剂，是《伤寒论》中治疗少阳病的重要方剂，伤寒六经辨证中，少阳居半表半里之位，宜调和其枢机，而诸脏腑中脾胃位于中焦，是气机升降之枢机，故亦当调和脾胃的升降。方中柴胡轻清升散，疏邪透发，用于疏利肝胆气机，与黄芩配伍清火通降解郁，有较强的抗炎杀菌和利胆作用，促使胆汁疏泄正常，二者一升一降，共同调畅中焦运化之气机。方中百合、乌药取自陈修园的《时方歌括》，《本经》言

"百合，味甘平，主邪气，腹胀心痛……"，此处的"心痛"即胃脘痛，且百合善于清心安神；乌药味性温，能开郁散寒，疏畅经气，调肝宽中，且善止痛，现代药理表明乌药有良好的制酸止痛的作用。两者相和，一动一静，润而不滞，共奏行气解郁，制酸止痛之功；方中再配以佛手、郁金、川芎，以助行气开郁；再加以浙贝母，以增强制酸之功；诸药相合，标本兼治，诸方相互为用，相互结合，相互补充，以提高疗效。

（二）调血

《素问·调经论》说："人之所有者，血与气耳。"血是循行于脉中而富有营养的红色液态物质，是构成人体和维持人体生命活动的基本物质之一，具有营养和滋润全身的功能，是脏腑、经络等组织器官进行生理活动以及机体进行精神活动的物质基础，血功能的正常与否与脾胃密切相关。

1.血与脾胃病的关系

水谷之精化血。《灵枢·决气》指出："中焦受气取汁，变化而赤，是谓血。"即是说明中焦脾胃受纳运化饮食水谷，吸收其中的精微物质，即所谓"汁"，其中包含营气和津液，二者进入脉中，变化而成红色的血液。《灵枢·营卫生会》又进一步指出："中焦亦并胃中，出上焦之后，此所受气者，泌糟粕，蒸津液，化其精微，上助于肺脉，化而为血，以逢生身，莫贵于此。故独得行于经隧，命曰营气"，指出了血的生成与脾胃密切相关。《医法圆通》曰："阳明为五脏六腑之海，生精生血，化气行水之源也。"血液的化生是在多个脏腑的共同作用下得以完成的，其中，脾胃的生理机能尤为重要。脾胃为血液化生之源。脾胃运化的水谷精微所产生的营气和津液，是化生血液的主要物质。因此，脾胃运化机能的强弱与否，饮食水谷营养的充足与否，均直接影响着血液的化生。若脾胃机能虚弱或失调，导致水谷精微化生不足，进而可致血液的化生不足，从而形成血虚证。故临床治疗血虚，首先要调理脾胃，促进血液的化生。血液生成的最基本物质是饮食水谷，而化生水谷精微的关键脏腑是脾胃，所以历来就有脾胃为"气血生化之源"的说法。

血的循行与脾的关系主要体现在脾统血。《景岳全书》中云："血者水谷之精也，源源而来，而实生化于脾。"《薛氏医案》云"心主血，肝藏血，亦能统摄于脾。"脾统血，血之营运上下，全赖乎脾。脾统血包括脾气统血、脾阴统血、脾阳统血。早在《黄帝内经》中就有脾气统血之意，《素问·示从容论》说："脾气不守，胃气不清，经气不为使，真脏坏决，经脉傍绝，五脏漏泄，不衄则呕。"脾中阳气亦有固摄血液的作用。唐宗海《血证论·脏腑病机论》说："血之营运上下，全赖乎脾。脾阳虚则不能统血，脾阴虚又不能滋生血脉。"《血证论·唾血》曰："今其血走泄胃中，为唾而出，是脾之阴分受病，而失其统血之常也。"故脾统血有脾气统血、脾阴统血、脾阳统血的不同。

2.调血治脾胃

（1）养血

血液是脏腑、经络等组织器官进行生理活动及机体进行精神活动的物质基础，养血与脾胃密切相关，主要体现在血的濡养和推动作用。《灵枢·营卫生会》中指出："中焦亦并胃中，出上焦之后，此所受气者，泌糟粕，蒸津液，化其精微，上注于肺脉，乃化而为血。"胃为多气多血之腑，脾为气血生化之脏，血不生则阴不足以配阳，而五脏齐损，《景岳全书》指出："人之始生，本于精血之源，人之既生，由乎水谷之养，非精血无以立形体之基，非水谷无以成形体之壮，精血之司在命门，水谷之司在脾胃"指出脾胃为血液化生之源，脾胃运化的水谷精微所产生的营气和津液，是化生血液的主要物质。胃的腐熟水谷与脾的运化吸收功能都有赖于血的推动，《周慎斋遗书》指出："血者，阴也，阴生于阳，胃阳既病而无生发之气，则阴血所生之原病矣，焉能不及于心脾哉？"血不养经，胃失荣养，临床多见胃痛隐隐，纳差食少，面色萎黄，体倦乏力，心悸，气短，健忘，失眠，舌质淡，苔白薄，脉细缓。胃镜及活检可见腺体萎缩久久不愈。所以脾胃病的治疗除需要健脾养胃外，还应注意养血。多用红花、女贞子、熟地黄、山茱萸养血活血，红花辛甘温，《唐本草》言其："治口噤不语，血结，产后诸疾"，功善活血养血逐瘀，女贞子、熟地、山茱萸温而不燥，共同补肝肾之阴，肾水得滋则上济于胃，胃阴得复，化源得充，诸药相配，养血滋阴，共同促进胃黏膜修复。

（2）活血

血液为人体重要的物质之一，但必须通行流畅以濡养周身，如有阻滞瘀积则往往发生疼痛、肿块等病症。胃为阳土，喜润勿燥，为多气多血之腑，其气以和降为顺。脾为阴土，喜燥恶湿，为气血生化之脏，其气以升为顺。气为血帅，气行血行，气滞血阻。瘀血形成之后，停积体内不散，不仅失去血液的濡养作用，而且可导致新的病变发生。血为气之母，血能载气，因而瘀血一旦形成，必然影响和加重气机郁滞，所谓"血瘀必致气滞"。而气为血之帅，气机郁滞，又可引起局部或全身的血液运行不畅，因而导致血瘀气滞、气滞血瘀的恶性循环。如瘀血留置于胃，就会导致胃痛。胃病病程长者，病机复杂，其瘀血多由气机郁滞进而波及血分所致。正如叶天士所言："初病在经，久病入络，以经主气，络主血……凡气既久阻，血亦应病，循行之脉络自痹""胃痛久而屡发，必有凝痰聚瘀"。胃病中、后期瘀血阻络、痰瘀互结与血虚并见。从瘀着手，是这一阶段治疗的重要方法。在这一阶段，即使在辨证中没有血瘀的特征表现，也不能排除在疾病发展过程中兼加瘀血的可能。既要考虑到气血不足的一面，又要注意从瘀着手。血瘀日久，瘀血不去，新血不生，常出现血瘀与血虚同时存在。瘀血疼痛的特征是痛如针刺，痛处固定，拒按，夜间痛甚。常兼有面色晦暗，形体消瘦，心悸，气短，心烦不寐，头晕，乏力，肌肤甲错或有瘀点、瘀斑，痛处常触及包块，舌暗或有瘀斑，舌底脉络迂曲，脉涩。治宜活血化瘀、通络止痛。胃镜下显示胃黏膜苍白无光泽、血管网络显现、颗粒状增生隆起、黏膜糜烂、出血等。常常用川芎、延胡索、白芍、三七等药物以活血通络，其中延胡索与白芍的配伍应用是治疗胃脘痛的主要对药。延胡索辛苦而温，功在活血行气止痛。《本草纲目》言其："能行血中气滞，气中血滞，故专治一身上下诸痛……盖延胡索活血化气，第一品药也。"《神农本草经》云白芍："主邪气腹痛……止痛，利小便，益气。"当归能补血活血，调经止痛，润肠通便,《本草纲目》曰其"治头痛,心腹诸痛,润肠胃筋骨皮肤。治痈疽,排脓止痛,和血补血。"可改善黏膜微循环,供给胃黏膜修复所必需的物质,并有免疫调节作用,三七甘苦而温,既能止血又能活血化瘀,止血而不留瘀,《本草纲目》载其可"止血,散血,定痛"。三七养血活血,改善黏膜微循环,防止病变的恶化,使瘀血清,气滞行,利于胃黏膜的转复。

3. 典型病案

患者姓名:马某某　　　　性别:女　　　　出生日期:1983年5月
初诊日期:2014年4月8日　发病节气:清明
主诉:间断胃脘疼痛3个月,加重10天。

[**现病史**]患者于3个月前因饮食不节后出现胃脘疼痛,夜间明显,半夜经常疼醒,精神紧张焦虑。就诊于社区诊所,给予奥美拉唑、氟哌噻吨美利曲辛片等药物,服药近2个月后胃疼症状无明显缓解。1个月前在石家庄某医院查电子胃镜示:慢性萎缩性胃炎。后间断服用中药汤剂(具体不详)治疗,症状时轻时重。服氟哌噻吨美利曲辛片3个月后,睡眠得到部分改善,但仍感焦虑,10天前因受凉后出现胃脘部疼痛,伴嗳气,为求进一步系统治疗就诊于我处。现主症:胃疼,夜间明显,胃胀,嗳气,无反酸、烧心,无口干口苦、无恶心、呕吐,纳差,寐欠安,多梦,精神紧张,大便每日1次,质可。

[**既往史**]平素健康状况良好。否认肝炎、结核或其他传染病史,预防接种史不详。否认外伤史。否认输血史。

[**过敏史**]头孢类药物过敏,否认食物过敏史。

[**体格检查**]发育正常,营养中等。双肺呼吸音清,未闻及干湿性啰音,叩心界不大,心率每分钟90次,律齐,心音正常,各瓣膜听诊区未闻及病理性杂音。腹平坦,全腹触之柔软,剑突下压痛,肝脾肋缘下未触及,无腹肌紧张及反跳痛,墨菲氏征阴性,麦氏点无压痛,肝区无叩痛,肠鸣音正常存在。舌紫暗,有瘀斑,苔薄黄,脉弦细。

[**辅助检查**]电子胃镜示:慢性萎缩性胃炎。

[**中医诊断**]胃脘痛。

[**证候诊断**]瘀血阻络证。

[**西医诊断**] 慢性萎缩性胃炎。

[**治　　法**] 活血通络。

[**处　　方**]

赤芍 12g	丹参 6g	鸡血藤 20g	当归 15g
郁金 12g	香附 15g	佛手 12g	枳壳 12g
元胡 12g	白芍 15g	合欢皮 12g	柴胡 9g
炒麦芽 30g			

10剂，每日1剂，水煎取汁300ml，分早晚饭后2小时温服。

二诊：2014年4月18日，患者诸症得减，胃痛明显减轻，偶有胃胀、嗳气，无烧心、反酸，无口干口苦，纳食好转，寐仍欠安，精神状况较前好转，大便每日2~3次，质不成形。舌紫暗，有瘀斑，苔薄黄，脉弦细。上方加紫苏叶10g，炒山药20g，葛根20g。

10剂，每日1剂，煎服法同前。

三诊：2014年5月24日，患者胃痛基本缓解，无胃胀、嗳气，晨起口干、咽干，纳可，寐欠安，精神状态良好，大便每日1次，质可，舌暗红，瘀斑较前稍淡，苔薄黄，脉弦细。调整处方如下。

赤芍 12g	丹参 6g	鸡血藤 20g	当归 15g
郁金 12g	香附 15g	佛手 12g	枳壳 12g
元胡 12g	白芍 15g	合欢皮 12g	柴胡 9g
炒麦芽 30g	酸枣仁 15g	麦冬 15g	北沙参 15g

10剂，每日1剂，煎服法同前。

按语：此患者胃脘痛，夜间明显，详查舌脉，证属瘀血阻络。方中以柴胡、郁金、香附、佛手、枳壳等理气宽中，气行则血行；当归、白芍、赤芍、丹参、鸡血藤等养血活血，柔肝止痛。胃痛一证总不外"不通"与"不荣"两端。延胡索辛、苦而温，功在活血行气止痛。白芍功于养血敛阴、柔肝止痛，故白芍擅长于治疗气血不荣之疼痛。二药相配，延胡索得白芍，活血行气不伤阴；白芍得延胡索，养阴止痛不敛邪。相须为用，可治多种原因引起的胃痛症状。白芍得当归而养血柔肝之效尤佳。患者夜间疼痛明显，舌紫暗，有瘀斑，脉弦细是为瘀血为患，故加入丹参、鸡血藤增强活血养血化瘀之功；沙参、麦冬顾护胃阴，以防理气活血太过损伤脾胃。"胃不和则卧不安"，加酸枣仁、合欢皮解郁安神使夜寐转安。诸药相伍，使气血调和，胃痛自止。

第三节　三结合

"三结合"指辨病与辨证相结合，基础治疗与阶段治疗相结合，治与养相结合。辨病与辨证相结合就是充分发挥中医辨证论治之优势，结合现代检测手段、现代医学理论及思维方法对患者做出疾病诊断，使先进技术成果为中医所用，发展中医，提高疗效。基础治疗与阶段治疗相结合就是正确处理疾病不同时期复杂的病机演变，正确处理邪与正的关系，遣方用药注意量与度的把握。治与养相结合则是充分考虑到"病有久新，方有大小"的具体情况，谨遵《素问·五常政大论》"大毒治病，十去其六；常毒治病，十去其七；小毒治病，十去其八；无毒治病，十去其九；谷肉果菜，食养尽之，无使过之，伤其正也。"。

一、辨病与辨证相结合

"病"，《说文解字》谓"疾，病也"；《辞海》谓"疾甚曰病"，"病：失去健康的状态"。病又有广义、狭义之分，这里所说的辨"病"，是指狭义的"病"，即指具体的病种。《黄帝内经》中就有辨病论治的叙述，其涉及的病名达100余种，诸如《疟论》《痹论》《痿论》等专篇论述；且记载"专病专方"的治疗形式，如以生铁落饮治怒狂，泽泻饮治酒风等。《伤寒杂病论》继承和发展了《黄帝内经》思想，既辨病、又辨证，先辨病、后辨证，明确疾病的诊断是辨病的首要内容，表现似同而病理实异，治疗用药大相径庭。"证"，释为证明、证据。"证"是中医学的特有概念，包括证名和证候。同一疾病，由于病因、病性、邪正关系等不同，可以形成不同的证。仲景主张在基本治则治法指导下，用专病专证专方治疗，如《伤寒论》第12条言："太阳中风……"，"太阳"是辨病，"中风"是辨证。至后来温病学说的发展，更是推动了病证结合论治体系，温病者，多从口鼻而入，有卫气营血、上中下三焦的传变规律，区别于伤寒，且"若论治法，则与伤寒大异"，吴鞠通又提出"温病有九：有风温，有温热，有瘟疫……"使辨病更加准确；辨病与辨证有机结合，以病为纲，以证为目，先辨病，再辨证，可起到提纲挈领、纲举目张之作用，二者互相补充，才能全面掌握疾病发生、发展、演化的内在规律，提高诊治水平。但这里所论的辨病，既有中医的辨病，又有西医的辨病。

面对患者，我们首先要辨明西医是什么病，中医属哪个病，然后再辨证，只有这样才有利于疾病的早期诊断，防止误诊误治，有利于提高疾病的治疗效果。目前，疾病的诊断越来越多地引入现代科技手段，很多医学检测手段可以看作是中医四诊的深化和扩展，对"证型"的判定起辅助作用。如借助彩色超声、CT、电子胃镜、生化检查等，使我们"望"得更细、更准。在脾胃中，通过电子胃镜对胃黏膜颜色、胃液清浊、血管透见、充血水肿，以及Hp感染等检测，常常可以更好地指导用药和判断疗效。如国医大师张笑平所言："中医是完全有能力消减西医检测的异常结果的。因为西医检测的异常结果如同症状、舌苔、脉象一样，都是体内病理变化的具体反映，且比症状、舌苔、脉象显得更为灵敏、准确、客观、可靠，一般都不可能孤立存在、单独出现，相反，几乎都分别与某些特定的症状、舌苔、脉象同时出现，并形成特定的关联性。届时不仅可根据它们固有的临床意义建立辨病诊断、制定疗效标准，而且可利用与它们同时出现的症状、舌苔、脉象，归纳病机、确立治法、组方选药……中医无需回避、排斥西医检测，相反应当积极、认真地研究它、掌握它、利用它，使它为我所用，从而不断地丰富辨证论治的水平，满足临床实践的需要，赢得广大患者的信赖，并最终促进中医学术理论的发展，推动中医现代化的进程。"

（一）慢性胃炎

慢性胃炎的确诊主要依赖于胃镜与病理检查，尤以后者的价值更大。胃镜下将慢性胃炎分为慢性非萎缩性胃炎及慢性萎缩性胃炎两大基本类型。慢性非萎缩性胃炎胃镜下可见黏膜红斑，黏膜出血点或斑块，黏膜粗糙伴或不伴水肿及充血渗出等基本表现；慢性萎缩性胃炎胃镜下可见黏膜红白相间，以白相为主，皱襞变平甚至消失，部分黏膜血管显露；可伴有黏膜颗粒或结节状等表现；如伴有胆汁反流、糜烂、黏膜内出血等，描述为萎缩性胃炎或非萎缩性胃炎伴胆汁反流、糜烂、黏膜内出血等。

1.病因病机

慢性胃炎病位在胃，与肝、脾密切相关，其发生原因常见有饮食不洁、暴饮暴食、烟酒过度、情志不畅、外邪侵袭（Hp感染、药物损伤）、工作压力大等。《黄帝内经》曰："饮食自倍，肠胃乃伤"，《素问·六元正纪大论》曰："木郁发之，……故民病胃脘当心而痛"。《脾胃论》："饮食不节则先及胃，胃伤而后脾病"。随着现代社会环境改变，人们生活水平提高，辛辣肥甘、饮酒、浓茶、浓咖啡、暴饮暴食、食品添加剂、农作物农药残留等诸多因素直接作用于胃腑，刺激胃黏膜，引起慢性胃炎。

慢性胃炎病程长，反复发作，尽管其症状多样，病名不一，发病原因多种多样，病理机制较为复杂，但我们总结各医家理论，结合多年临床研究及大量病例分析，认为本病病机虽然繁杂多变，但总不离气（气机郁滞）、湿（湿浊中阻）、热（热毒蕴结）、瘀（瘀血停滞）、虚（阴液亏虚）五种。气机郁滞，和降失司，胃失濡养，瘀阻胃络，这是慢性胃炎的基本病机。气机郁滞是贯穿于整个疾病始终的病机。可以单一致病，也可合并湿浊、热毒、瘀血等共同为患。

慢性非萎缩性胃炎症可见胃脘胀痛或胃脘痞塞满闷，嗳气，纳少嗳腐，舌质淡红、暗淡或红，苔白厚腻、薄黄或薄白，滑脉多见。病机多以胃气壅滞为主，病多在气分，可兼夹肝郁、食积、湿热等。胃腑泻而不藏，以通降为顺，以通为补。脾者，属脏藏而不泻，主运化，主升清。脾胃一升一降，互为表里。如叶天士云"脾宜升则健，胃宜降则和"。胃降则和，不降则滞，反升则逆。若情志失畅，肝失疏泄，肝用太过，则肝气横逆克犯胃土，亦可致胃气壅滞。故临床治之关键在于理气和胃通降，以通降胃气为要，佐以消积化食、清化湿热、疏肝健脾之品。

慢性萎缩性胃炎症可见胃脘隐痛、灼痛或刺痛，胃脘痞塞满闷，嗳气，面色晦暗，胃脘嘈杂，反酸，口干咽干，纳呆，饥不欲食，舌质暗红或淡暗，有瘀点或瘀斑，少苔或苔白腻或黄腻。临床多以正虚湿热损络为主，病在气血。根据叶天士"久病入络，络主血""久则血伤入络"学说，久病由气及血，由经及络，由实转虚，虚实夹杂。食积痰湿壅塞胃腑，蕴而化热，热郁中焦，伤津耗液，胃阴亏损；或气滞、食积、湿阻、血瘀等相互搏结胶着，正邪交争，气血暗耗，胃络失养。热毒络瘀常常是胃病尤其是萎缩性胃炎发生、发展、演变、反复难愈的主病机。

2.治疗特点

（1）镜下辨证用药

①胃黏膜

正常胃黏膜为淡红色或橘红色，黏膜光滑，黏膜下血管不显露，皱襞规则。若胃黏膜明显充血水肿，色泽呈绛红色，提示炎症较重，中医认为多为热证，治疗时则加清热解毒类药物，如蒲公英、黄芩、黄连、茵陈等。若胃黏膜呈暗红色，伴黏膜粗糙，多为瘀血阻络，治疗时则加蒲黄、五灵脂、三七等药；若胃黏膜糜烂、伴出血，多和"胃热致血溢脉外"有关，用药则加仙鹤草、地榆、赤芍、芦根、白茅根等。若胃黏膜色泽苍白，中医认为多由气血亏虚所致，若兼有黏膜粗糙，多为脾虚兼瘀，可以加太子参、当归、丹参等。若镜下见隆起、息肉样病变时，常加用莪术、僵蚕、白花蛇舌草、藤梨根等清热解毒、散结消肿之品。对于胃息肉切除术后往往予清胃凉血、止血化瘀之法，药用蒲公英、黄连、仙鹤草、三七等。

②胃液

其中胆汁反流最为常见，胃镜下可以见到黏液池呈黄色或黄绿色胆汁样，胃黏膜上可见到胆汁瘀块，黏膜充血、变脆或糜烂。主要病理改变为黏膜下层水肿，黏膜层血管扩张充血，以及炎性细胞浸润。西医认为，胆汁反流至胃需要两个前提：十二指肠逆蠕动及幽门口开放。但临床导致上述前提发生的原因不尽相同，如幽门器质性病变，包括胃幽门术后或先天性幽门关闭不全、幽门口功能性退行性变；胃十二指肠动力异常，如特发性胃轻瘫，以及继发性胃排空延迟，如糖尿病胃轻瘫，均可出现胃蠕动和幽门功能障碍，从而造成十二指肠液反流；胆囊功能障碍，如胆石症、胆囊炎特别是胆囊切除后，由于胆汁不能够被储存、浓缩，将持续排入十二指肠，引起十二指肠逆蠕动增加和幽门异常开放，空腹时胆汁反流入胃增加，从而造成胃黏膜损伤。

中医学认为，胆汁反流的病因多为情志不畅、饮食伤胃、脾胃素虚、劳倦过度、手术创伤等；病机主要为胆胃不和，胆汁上逆。胆汁为"肝之余气"所生，"胆随胃降"，如《灵枢·四时气》曰："善呕，呕有苦，长太息，心中澹澹，恐人将捕之，邪在胆，逆在胃。胆液泄则口苦，胃气逆则呕苦，故曰呕胆"。辨证属于肝胃不和、胆胃湿热的，可选用柴胡、香附、郁金等理气之品及茵陈、佩兰、黄连、黄芩、栀子等苦寒之品。但胆汁反流，发生在手术之后，或兼有蠕动减慢或幽门松弛，多为脾胃气虚，胃失和降，胆汁不循常道而上逆，则需酌加黄精、太子参、党参等健脾益气之品。另外，胃部手术后，脉络间常有少许出血，日久不祛成为瘀血，可阻滞胃络，导致胃失和降，从而造成胆汁反流，此时可酌加白芍、三七等养血通络之品。而对于胃排空延迟，当佐以润下、通下之品，如麦冬、杏仁、桃仁、制大黄、枳实、厚朴等。若胃内大量潴留液，或夹杂食糜，多为脾失健运、痰湿中阻，则加运脾化湿之品，如苍术、半夏、厚朴、陈皮、茯苓等。若胃液量明显减少，质地黏稠，胃黏膜呈龟裂状，考虑胃阴不足，可酌加百合、沙参、石斛、麦冬等养阴益胃之品。此外，抽取胃液分析，如胃酸缺乏者常加乌梅、木瓜、甘草、白芍酸甘化阴，使甘守津回。

③病理

当病理表现为炎症、糜烂时，基本与镜下表现一致，可结合内镜表现选择用药。当病理变化出现胃黏膜腺体不同程度的萎缩时，则诊断为萎缩性胃炎，而胃黏膜萎缩而被肠的上皮细胞取代即肠化生；炎症继续演变，则细胞生长不典型，甚至细胞增生而致癌变。如前所述，气滞、食积、湿阻、血瘀等相互搏结胶着，正邪交争，气血暗耗，胃络失养，渐变成慢性萎缩性胃炎。这时往往在红景天、砂仁、太子参等补脾药之上，加用蒲公英、连翘、白花蛇舌草等清热药物以及当归、三七等养血活血之品。当伴有肠上皮化生者常加入薏苡仁、白花蛇舌草、败酱草以清热化湿，且有提高细胞免疫之功能，清泻之中有固本之意；伴有不典型增生者加入莪术、仙鹤草、旱莲草、水红花子、半

刘启泉『一降·二调·三结合』治胃病

枝莲、薏苡仁活血解毒散结，提高免疫功能，有防癌抗癌之功效。

（2）幽门螺杆菌

幽门螺杆菌当属中医"邪气"范畴中的外来六淫湿热之邪，湿热邪气致病具有缠绵难愈、病程日久的特点，这正符合幽门螺杆菌感染较难根除且极易反复的特点。幽门螺杆菌阳性者以实证居多，湿、热、瘀等邪气内干与幽门螺杆菌感染有密切关系，且幽门螺杆菌感染易致胃黏膜充血水肿、糜烂、出血及溃疡，此时常加蒲公英、黄芩、黄连、连翘、半枝莲以清热解毒，并佐以少量活血化瘀之品；还有一部分脾胃虚弱患者，如《黄帝内经》所说"正气存内，邪不可干；邪之所凑，其气必虚"，当人体正气不足时，为幽门螺杆菌的感染提供了可乘之机，这类多见于多次杀菌失败患者，这时幽门螺杆菌感染当属本虚标实之证，即脾胃虚弱为发病之本，外来湿毒邪气为发病之标，在临床治疗时酌加健脾、运脾之品。关于幽门螺杆菌的根除指南及用药方案，首先可参照相关幽门螺杆菌共识意见，若伴溃疡、糜烂、萎缩等，或有胃癌家族史者，根除幽门螺杆菌是必要的。

3.典型病案

患者姓名：孙某某　　　　　性别：男　　　出生日期：1976年6月
初诊日期：2016年5月6日　　发病节气：立夏
主诉：胃脘憋闷3个月。

［现病史］患者3个月前情绪激动后出现胃脘憋闷，于当地诊所口服木香顺气丸等药物后症状缓解不明显。10天前于我处查电子胃镜示：胆汁反流性胃炎，病理结果示：幽门黏膜慢性炎症，间质水肿显著，伴腺体轻度肠上皮化生，口服奥美拉唑及枳术宽中胶囊后症状改善不明显。现主症：胃脘憋闷，嗳气，烧心、反酸，口干，纳少，寐差，大便黏腻，1~2日一行，不尽感。

［既往史］否认高血压病、糖尿病及冠心病病史。否认肝炎结核等传染病史。否认外伤及手术史。否认输血史。

［过敏史］否认食物及药物过敏史。

［体格检查］腹平软，剑突下无压痛，无肌紧张及反跳痛，肝脾未触及，墨菲氏征阴性，麦氏点无压痛，肠鸣音正常存在。舌暗红，苔

黄腻，脉弦滑。

[**辅助检查**] 电子胃镜示：胆汁反流性胃炎。病理报告示：幽门黏膜慢性炎症，间质水肿显著，伴腺体轻度肠上皮化生。

[**中医诊断**] 胃痞病。

[**证候诊断**] 气机郁滞，湿热中阻。

[**西医诊断**] 胆汁反流性胃炎伴轻度肠上皮化生。

[**治　　法**] 疏肝利胆，清热化湿。

[**处　　方**]

柴胡 12g	黄芩 9g	香附 15g	广木香 6g
紫苏梗 15g	枳实 15g	石菖蒲 20g	郁金 12g
白花蛇舌草 20g	蒲公英 20g	砂仁 10g	白蔻仁 10g
薏苡仁 30g	炒酸枣仁 20g	合欢皮 20g	

11剂，每日1剂，水煎取汁300ml，分早晚饭后2小时温服。

二诊： 患者症状减轻，时有胃憋闷，有气上冲，后背沉闷，大便每日1次，质可，余症变化不明显，上方加荔枝核20g、天花粉20g、麦冬15g。

14剂，每日1剂，煎服法同前。

三诊： 患者症状明显减轻，偶有烧心反酸，口干减轻，纳食增多，大便每日1次，质可，舌暗红，苔薄黄，脉弦滑。调整处方如下。

柴胡 12g	黄芩 6g	香附 15g	广木香 6g
紫苏梗 15g	石菖蒲 12g	郁金 9g	白花蛇舌草 20g
冬凌草 15g	蒲公英 15g	白蔻仁 10g	砂仁 10g
薏苡仁 30g	天花粉 20g	麦冬 15g	炒酸枣仁 20g
合欢皮 20g			

10剂，每日1剂，煎服法同前。

四诊： 患者无明显不适，上方加藤梨根20g、香茶菜15g继续治疗。随证加减治疗半年患者病情稳定，无任何明显不适，于2016年6月2日在河北某医院查电子胃镜示：慢性浅表性胃炎。病理报告示：幽门前区黏膜重度炎症，急性活动。嘱患者生活规律，调畅情志，予以停药。

刘启泉「一降·二调·三结合」治胃病

按语：胆汁反流性胃炎是由于从胆囊排入十二指肠的胆汁和其他肠液混合，通过幽门，逆流至胃，刺激胃黏膜，从而产生的炎症性病变。主要临床表现有胃部饱胀感或不适，往往饭后加重，或有胃痛，或胃部发凉，可伴腹胀、嗳气、反酸、烧心、恶心、呕吐等。本案病机为气机郁滞，湿热中阻，胆随胃逆，故采用疏肝利胆，清热化湿之法。本方中柴胡、木香、郁金、香附疏肝利胆，石菖蒲、蒲公英、黄芩、白蔻仁等清热化湿，酸枣仁、合欢皮安养心神调治脾胃。此外患者病理提示伴有肠上皮化生，故加白花蛇舌草、败酱草、藤梨根、香茶菜清热解毒。服药近1年，胃镜检查转为慢性浅表性胃炎，病理以炎症为主，胆汁反流及肠上皮化生均消失。

（二）消化性溃疡

消化性溃疡是由于胃肠道黏膜被胃酸和胃蛋白酶消化而发生的溃疡，主要发生在胃和十二指肠。消化性溃疡是一种全球性常见病，估计有10%的人在其一生中患过本病。该病可发生于任何年龄，十二指肠球部溃疡多见于青壮年，而胃溃疡以中年最为常见。根据消化性溃疡具有长期发作的周期性节律性的上腹部疼痛、恶心、呕吐、反酸、嗳气等症状，属于中医"胃脘痛""胃痞""胃疡"等范畴。

1.病因病机

消化性溃疡病位在胃，胃为阳土，喜润恶燥，为五脏六腑之大源，主受纳、腐熟，以通为顺，以降为和。病变与肝脾密切相关。肝主疏泄，主藏血，脾主运化，主统血，胃为水谷之海，三者均与水谷、血液的运行密切相关。本病常与外感六淫、情志不畅、饮食不节等相关。李东垣《脾胃论》说："肠胃为市，无物不受，无物不入，若有风、寒、暑、湿、燥，一气偏盛，亦能伤脾损胃"。说明脾胃病可从外邪而入。《素问·生气通天论》说："味过于酸，肝气以津，脾气乃绝；味过于咸，大骨气劳，短肌，心气抑；味过于甘，心气喘满，色黑，肾气不衡；味过于苦，脾气不濡，胃气乃厚；味过于辛，筋脉沮弛，精神乃央。"《素问·阴阳应象大论》说："怒伤肝，思伤脾"，情志不遂，抑郁寡欢或肝郁气滞，进一步影响脾胃功能。诸多病因导致脾胃受损，中焦气机不畅，湿热内阻，热毒蕴结，瘀血停滞，久则耗伤胃液，而热毒与瘀血是消化性溃疡发生的关键所在。

2.治疗特点

（1）辨病辨证

消化性溃疡临床表现不一，多数表现为中上腹反复发作性节律性疼痛，或以出血、穿孔等并发症为首发症状。十二指肠球部溃疡的疼痛多位于中上腹，或在脐上方，或在脐上方偏右侧。多发生在两餐之间空腹时，持续不减直至下餐进食或服制酸药物后缓解。一部分患者尤其是在睡前曾进餐者，可发生半夜疼痛，疼痛周期性较为明显，以秋末至春初较寒冷的季节更为常见。胃溃疡多发生在中上腹偏高处，或在剑突下和剑突偏左处，发生较不规则，常在餐后1小时发生，经1~2小时缓解，直到下餐进食后重复出现上述症状。结合相关临床检查，如电子胃镜、幽门螺杆菌感染检测、X线钡餐检测、胃液分析等，明确诊断。

（2）病下辨证

◎脾胃湿热证

[临床表现]胃脘堵闷疼痛，肢体困重，胸闷，纳呆，口中黏腻无味，咽部不适，恶心，大便溏或大便不爽，舌暗红，苔腻，脉濡或滑。胃镜表现多见胃及十二指肠黏膜糜烂、充血、水肿。

[证型分析]本证乃湿热之邪阻滞气机，脾气不升，胃气不降，升降失常所致。湿性黏滞，滞于胃腑，故见胃堵，胸闷，纳呆；湿邪下注大肠则大便溏薄或排便不爽。

[治　法]化湿和胃，清热解毒。

[方　药]薏苡仁、石菖蒲、白豆蔻、佩兰、蒲公英、连翘、白花蛇舌草、冬凌草、白英、藤梨根、百合。

[临床应用]若气滞不降加半夏、紫苏梗、枳实理气化湿降逆；纳呆加炒谷芽、炒麦芽化湿开胃；嗳气加郁金、紫苏梗理气化浊；伴恶心加半夏、紫苏叶、黄连化浊降逆止呕。

◎肝胃不和证

[临床表现]胃脘痞闷，胀痛，连及胁肋，胸闷不舒，纳呆，嗳气，甚则小腹、后背胀满不适，遇烦恼郁怒则痞闷更甚，善太息，精

神抑郁，夜寐欠安，大便不爽，舌暗红，苔薄白，脉弦或弦滑。胃镜示：胃及十二指肠蠕动活跃或亢进，溃疡呈圆形或椭圆形，中心覆盖黄苔或白苔较薄，周围黏膜轻度充血水肿，或白苔消失呈现红色新生黏膜者。

[证型分析]肝气犯胃，横逆犯胃，肝胃不和，胃失和降，肝郁不舒，则胀连胁肋，夜寐不安。

[治　　法]疏肝理气，和胃止痛。

[方　　药]柴胡、白芍、木香、香附、川芎、青皮、陈皮、当归、荔枝核。

[临床应用]若有化热之象，加用蒲公英、茵陈疏肝清热。

◎胃热炽盛证

[临床表现]胃脘灼热疼痛，口干喜冷饮，或口臭不爽，口舌生疮，心烦不寐，大便秘结。舌红，苔黄腻，脉滑或滑数。胃镜示：胃及十二指肠黏膜充血、水肿、糜烂。Hp多阳性。

[证型分析]"气有余便是火"，胃腑气机阻滞，日久化热，故见胃脘灼热，口干，口臭，牙龈肿痛，心烦，大便秘结。

[治　　法]清热解毒，和胃止痛。

[方　　药]金银花、连翘、蒲公英、白花蛇舌草、黄连、沙参、麦冬。

[临床应用]若牙龈肿痛加栀子、生石膏清热泻火；咽痛加板蓝根、苦参清热利咽；大便秘结加大黄、生地黄、瓜蒌。

◎瘀血阻滞证

[临床表现]胃脘部疼痛满闷，痛有定处，按之则痛，胸闷口燥，夜间加重，或低热，或胃脘部有抽缩感、针刺感，舌质紫暗或青紫，或有瘀斑、脉涩。胃镜示：溃疡呈圆形或椭圆形，中心覆盖黄苔或白苔，可伴有渗血或出血或血痂，周围黏膜充血水肿明显。

[证型分析]胃乃多气多血之腑。气为血之帅，气行则血行，气机阻滞，湿浊中阻，日久皆可入络。胃络不通，而成瘀血之证。

[治　　法]理气活血，化瘀止痛。

[方　　药]生蒲黄、五灵脂、当归、川芎、延胡索、桃仁、柴胡。

[临床应用] 瘀血兼气虚者加党参、白术健脾益气；瘀血兼血虚加红花、熟地黄、红景天、鸡血藤养血活血。

◎胃阴不足证

[临床表现] 胃脘隐痛或灼痛，嘈杂似饥，饥不欲食，口干不欲饮，纳呆食少，干呕，大便干结，舌红少津裂纹、少苔、无苔或剥苔，脉细数。胃镜示：黏液量少黏稠，溃疡黄苔或白苔变薄，周围充血水肿减轻，或出现红色新生黏膜。

[治　　法] 健脾养阴，益胃止痛。

[方　　药] 沙参、麦冬、炒白芍、甘草、当归、枸杞子、生地、玉竹、石斛、香橼。

[临床应用] 干呕者，加姜半夏、竹茹；反酸嘈杂似饥者加煅瓦楞子、浙贝母；神疲乏力者加黄芪、太子参；大便干燥者加火麻仁、郁李仁；舌红光剥者加玄参、天花粉；失眠者加酸枣仁、合欢皮；胃黏液量少黏稠，加浙贝母、瓜蒌，溃疡呈现红色瘢痕或白色瘢痕者，用香砂六君子汤善其后。

◎脾胃虚寒证

[临床表现] 胃脘隐痛，喜温喜按，空腹痛重，得食痛减，面色无华，神疲肢怠，纳呆食少，泛吐清水，四肢不温，大便稀溏，舌体胖，边有齿痕，苔薄白，脉沉细或迟。胃镜示：黏液稀薄而多，溃疡继续变浅、变小，中心覆盖白苔，周围黏膜皱襞向溃疡集中，胃蠕动缓慢。

[治　　法] 温中散寒，健脾和胃。

[方　　药] 黄芪、桂枝、白芍、高良姜、香附、广木香、炙甘草、大枣。

[临床应用] 泛吐清水明显者加姜半夏、陈皮、干姜；反酸明显者加黄连、吴茱萸、乌贼骨、瓦楞子；大便潜血阳性者加炮姜炭、白及、仙鹤草。

3.典型病案

患者姓名：任某某　　　性别：女　　　出生日期：1969年1月

初诊日期：2017月11月20日　发病节气：立冬

主诉：胃脘部胀痛1月余，加重2天。

［现 病 史］患者缘于1月前饮食辛辣之物后无明显诱因出现胃脘部胀痛，间断发作，未予重视。2天前，胃脘部胀痛症状加重，以夜间明显，遂就诊于我处门诊，查电子胃镜示：贲门炎；胃溃疡；慢性非萎缩性胃炎；十二指肠球部溃疡。病理示：黏膜重度慢性炎症。现主症：胃脘部胀痛，夜间明显，咽干口干，无恶心呕吐，无烧心反酸，纳可，寐欠安，大便质干，2日一行，小便可。

［既 往 史］平素健康状况一般，咽炎病史2年，未规律服药。否认冠心病、高血压、糖尿病病史；否认肝炎、结核或其他传染病病史；否认外伤史；否认手术史；否认输血史。

［过 敏 史］否认食物及药物过敏史。

［体格检查］腹平坦，按之有凝滞、板结感，剑突下压痛不明显，肝脾肋缘下未触及，无腹肌紧张及反跳痛，墨菲氏征阴性，麦氏点无压痛，肝区无叩击痛，肠鸣音正常存在。舌暗红，苔黄腻，脉弦滑。

［辅助检查］电子胃镜示：贲门炎；胃溃疡；慢性非萎缩性胃炎；十二指肠球部溃疡。病理示：黏膜重度慢性炎症。

［中医诊断］胃疡病。

［证候诊断］气滞湿阻，热毒内瘀。

［西医诊断］胃溃疡；十二指肠球部溃疡；慢性非萎缩性胃炎；贲门炎；咽炎。

［治　　法］行气化湿，解毒祛瘀。

［处　方］

柴胡 9g	黄芩 6g	青皮 12g	陈皮 15g
石菖蒲 20g	郁金 12g	芦根 15g	白茅根 20g
蒲公英 20g	白花蛇舌草 15g	延胡索 15g	白芍 15g
当归 12g	合欢皮 12g	天花粉 15g	麦冬 15g

7剂，每日1剂，水煎取汁300ml，分早晚饭后2小时温服。

二诊：2017年11月28日，患者胃脘部疼痛减轻，仍有胀满，伴嗳气，无烧心反酸，寐可，二便调。舌暗红，苔黄腻，脉弦滑。上方加荔枝核15g，延胡索20g、白芍20g、黄芩9g。

7剂，每日1剂，煎服法同前。

三诊：2017年12月5日，患者诸症减轻，饮食辛辣食物后间断胃脘隐痛，无明显胃胀，嗳气减轻，无口干口苦，无烧心反酸，寐安，大便每日1~2次，质偏稀。舌暗红，苔薄黄腻，脉弦滑。调整处方如下。

柴胡9g	生黄芩6g	陈皮15g	荔枝核15g
石菖蒲20g	郁金12g	芦根15g	白茅根20g
蒲公英15g	白花蛇舌草12g	延胡索15g	白芍20g
当归12g	莪术6g	天花粉15g	麦冬15g

14剂，每日1剂，水煎取汁300ml，分早晚饭后2小时温服。

四诊：患者无胃痛，偶有胃胀嗳气，上方加焦三仙各15g，14剂，煎服法同前。嘱规律饮食，忌辛辣、刺激、油腻之品，忌烟酒，注意休息，调节情绪。

按语： 消化性溃疡主要见于胃和十二指肠，以青壮年居多。发病多与外邪犯胃、情志内伤、饮食不节，导致气机郁滞、湿热内蕴、热毒瘀结相关。热毒和血瘀是病机演变的关键所在。《顾氏医镜》记载："须知拒按者为实，可按者为虚；痛而胀闭者多实，不胀不闭者多虚；喜寒者多实，喜热者多虚；饱则甚者多实，饥则甚者多虚；脉实气促者多实，脉少气虚者多虚；新兵年壮者多实，久病年老者多虚；补而不效者多实，攻而愈剧者多虚。必以望、闻、问、切四者详辨，则虚实自明。"本案患者胃脘胀痛，综合舌脉，表现为气、湿、热、毒的实证，胃镜下提示为复合性溃疡，与正虚邪实均有关系，因此治当攻补兼施，祛邪为主，兼以扶正。故方中蒲公英、白花蛇舌草清热解毒；柴胡、黄芩疏肝清热；青皮疏肝行气；陈皮、石菖蒲健脾祛湿和胃；气为血之帅，血为气之母，行气和活血药同用，正如唐容川所言："凡治血者，必调气"，予郁金、白芍、延胡索、当归共奏养血活血，通络止痛之功；配以天花粉、麦冬滋阴清热；合欢皮解郁安神。全方诸药合用，使气机舒，湿热除，瘀毒解，阴津养，溃疡得以愈合。

（三）胃食管反流病

胃食管反流病（gastro-esophageal reflux disease，GERD）是指胃和十二指肠内容物反流入食管引起的反流相关症状和（或）并发症的一种疾病，其发病原因多样，主要与防御机制减弱有关，其中包括一过性下食管括约肌松弛等。目前GERD主要分为非糜烂性胃食管反流病（NERD）、反流性食管炎（reflux esophagitis，RE）和Barrett食管（BE）三大临床类型。

传统中医学认为GERD初起为实证居多，以胃失和降，气机上逆为基本病机，久病伤及正气，脾胃虚弱，主要表现为虚实夹杂，以虚证表现为主，明·张景岳《景岳全书》认为"且人之饮食在胃，惟速化为贵。若胃中阳气不衰，而健运如常，何酸之有？使火力不到，则其化必迟，食化既迟，则停积不行而为酸为腐，此酸即败之渐也。故凡病吞酸者，多见饮食不快，自食有不快，必渐至中满、痞隔、泻泄等证，岂非脾气不强，胃脘阳虚之病，而犹认为火，能无误乎"，故胃食管反流病虚证以脾胃虚弱，脾失健运为主要病机。又因现代生活节奏快，压力大，故本病同生活方式和情志变化等关系密切，治疗从肝胃出发，以升清降浊，运化全身气机，和胃降逆为主。GERD病情容易复发，以中医药治疗一般预后较好。

现代医学方面，反流性食管炎可以合并食管狭窄、溃疡和上消化道出血；胃食管反流病常伴有Barrett食管发生，Barrett食管有可能发展为食管腺癌。而胃食管反流病难点在于如何控制气体或胆汁等非酸反流，非糜烂性胃食管反流病抑酸治疗症状缓解率低，难治性胃食管反流病抑酸治疗效果差，长期抑酸治疗可能导致不良反应，症状重叠时无明确的综合治疗手段，抑酸停药后导致病情反复。西医在治疗效果上较中医欠佳，传统中医药可以通过辨证论治做到专人专方治疗，降低复发率，发挥其作用。例如，可以用疏肝理气法治疗肝胃不和、胃失和降引起的嗳气、呕吐等证；通过疏利肝胆、清热利湿来缓解肝胆湿热引起的胁痛以及胆汁反流引起的症状等。中医因其辨证与辨病结合，整体与局部兼治，可以弥补现代医学对于难治性胃食管反流病、症状重叠等治疗方案的不足，减少长期服用西药带来的不良反应。

1.病因病机

胃食管反流病是一种常见的消化系统疾病，近年来随着人们生活方式的改变，例如饮食、生活作息等方面综合影响，导致其发病率有逐年增高的趋势，临床上的典型症状是烧心、反酸，不典型症状常见胸痛、上腹痛、上腹烧灼感、嗳气等，同时（或）伴随食管外症状咳嗽、咽痛、哮喘等症状。根据患者胃食管反流病相应的症状，在中医学可归属为"吐酸""吞酸""梅核气""咳嗽""嘈杂""胃痛""呕逆"等。关于本病，中医学认识历来已久，对于"吞酸、吐酸"的认识，《素问·至真要大论》最早指出"诸呕吐酸，暴注下迫，皆属于热。……少阳之胜，热客于胃，烦心心痛，目赤欲呕，呕酸善饥"，《伤寒论》说"胃气有余，噫而吞酸"，后世医家记载如《医林绳墨·吞酸吐酸》中的"吞酸者，胃口酸水攻激于上，以致咽溢之间，不及吐出而咽下，酸味刺心，有若吞酸之状也"；《景岳全书》说"吐酸……此病在上脘最高之处"，金元时期刘完素《素问·玄机原病式》、朱丹溪《丹溪心法》、明末清初时期高鼓峰《医家心法》、清·张璐《张氏医通》等均著有"吞酸"篇。"胃脘痛"的认识《黄帝内经》亦有记载，《素问·六元正纪大论》"木郁之发，民病胃脘当心而痛"，《景岳全书》"胃脘痛者，多有因食、因寒、因气不顺者，然因食、因寒亦无不皆关于气"，明·龚廷贤《寿世保元·心胃痛》"多是纵恣口腹……故胃脘疼痛，吞酸嗳气，嘈杂恶心"。关于"嘈杂"，《景岳全书·嘈杂》中也指出"嘈杂一证，或作或止，其为病也，则腹中空空，若无一物，似饥非饥，似辣非辣，似痛非痛，而胸膈懊恼，莫可名状，或得食而暂止，或食已而复嘈，或兼恶心，而渐见胃脘作痛"。明·龚廷贤《寿世保元·心胃痛》"多是纵恣口腹，喜好辛酸，恣饮热酒煎丸嗽，复食寒凉生冷，朝伤暮损，自郁成积，自积成痰，痰火煎熬，血亦妄行，痰血相杂，妨碍升降，故胃脘疼痛，吞酸嗳气，嘈杂恶心"。但中医的"吞酸、吐酸"等仅指泛吐酸水的症状而言，并且就目前的认识，胃食管反流不仅是酸的反流，还有碱性物质如胆盐的反流，部分患者虽胃镜下显示有食管炎的证据，但并无不适症状。

我国传统医学对胃食管反流病的病位、病因病机有着完善的体系论述，其病位在食管和胃，同肝、胆、脾、肺等功能失调密切相关；《灵枢·四时气篇》："邪在胆，逆在胃，胆液泄则口苦，胃气逆则呕苦"，又叶天士提出"肝为起病之源，胃为传病之所"，说明该病病位虽在胃，同肝胆密切相关。刘完素《素问·玄机原病式·六气为病·吐酸》说"酸者，肝木之味也，由火盛制金，不能平木，则肝木自甚，故为酸也。如饮食热则易于酸矣，或言吐酸为寒者，误也。"说明吐酸同肝木之间关系密切。《临证指南医案》中指出"肺气郁闭及阳虚浊阴上逆，亦能为呃"，表明病位与肺相关。

胃失和降、胃气上逆是胃食管反流病的基本病机。因感受外邪侵犯胃腑；或饮食无制，导致食滞不化，水谷不归正化，痰饮积于胃中；或情志不调，肝失条达，气郁化火，气机上逆；或罹患肝胆系疾病，肝失疏泄，横逆犯脾，胃失和降；或素体本虚，中阳不振，胃气不降，或胃阴不足，胃失润降，《古今医统大全》云"久病而吐者，胃虚不纳谷也"。关于本病病机，最早以火热论提出，《素问·至真要大论》中最早提出"诸逆冲上，皆属于火"，"诸呕吐酸，暴注下迫，皆属于热"。金元时期，刘完素在《素问·玄机原病式·六气为病吐酸》中提到"气逆冲上，火气炎上，故也"，李东垣则言"吐酸者，甚则酸水浸于心，令上下牙酸涩，不能相对，以辛热疗之必减。酸者收气也，西方旺也，寒水乃金之子，子能母实，故用热剂泻其子，以泻肺之实。若以病机之法，作热攻之，误也。杂病醋心，浊气不降，欲为中满，寒药岂能治乎。"《临证指南医案》云"三阳结谓之膈"。又云："一阳发病，其传为膈"。仲景云："朝食暮吐，暮食朝吐，宿谷不化，名曰胃反"。丹溪谓："噎膈、反胃，名虽不同，病出一体，多因气血两虚而成。然历观噎膈、反胃之因，实有不同。大抵饮食之际，气忽阻塞，饮食原可下咽，如有物梗塞之状者，名曰噎。"总而言之，本病病性是本虚标实，以实证居多，因各种原因导致气、湿、痰、热、瘀搏结于食管，虚证主要责之于脾胃虚弱，病机为肝胆失于疏泄、脾胃运化失常、肺失宣肃、胃气上逆，痰气互结，临床表现为烧心、反酸、嗳气、胸痛、咳嗽、咽中有异物感等症。

2.治疗特点

（1）病证结合，病下辨证

对GERD的治疗，首先要辨病，明确诊断，例如：辨明胃镜下为阴性还是阳性，是否伴有食管溃疡、Barrett食管、明确反流液性质，然后结合症状、舌脉辨证用药，这样不仅有利于疾病的早期诊断，而且有利于提高治疗效果。

①胃镜阴性反流病

NERD是指出现不适的反流相关症状，但胃镜下食管黏膜未见明显损害者，亦称胃镜阴性反流病，其典型症状是烧心，其他临床症状包括反流、上腹痛、胸痛、嗳气、腹胀、上腹不适、咽部异物感、吞咽痛、吞咽困难等。近年来，NERD的发病率逐年上升，越来越多的人开始关注。虽然NERD在胃镜下未见明显改变，但是有超微结构改变，出现食管鳞状上皮细胞增宽，这可能导致NERD对生理性酸反流的高敏感性，胆汁反流可能同细胞间隙增宽有关。除此之外，本病发病机制有：内脏高敏感性、食管动力异常、胃排空延迟、心理因素等。目前，NERD的治疗包括生活方式的改变，如减肥、抬高床位、戒烟等；药物治疗，PPI和促胃动力药是首选药物。虽然西医治疗NERD见效快，但也有相当患者临床疗效欠佳，且易复发；长期用药患者经济负担重，且会对相关脏器造成一定损害，患者生活质量受到严重影响。传统中医学在治疗中强调专人专方、辨证治疗，"气行则血行，气止则血止，气温则血滑，气寒则血凝"，故从气血运行调节全身机能。中医观点认为本病病位在胃、食管，同肝胆密切相关。肝失疏泄，脾失健运，肝木乘脾土，黄元御《四圣心源》云："木生于水，长于土，土气冲和，则肝随脾升，胆随胃降。"土气中和，肝胆脾胃功能协调正常，如出现土虚木乘或者肝郁土壅，脾气当升不升，胃气当降不降。《四圣心源》又云："肝气宜升，胆火宜将，然非脾气之上逆，则肝气不升，然非胃气之下行，则胆火不降。"故胃火上逆，可出现反酸、烧心等不适症状。通过临床观察，大部分NERD患者存在精神心理因素，例如焦虑、抑郁；中医注重肝的疏泄、脾胃的升降功能在非糜烂性反流病发病中的重要作用，临证用药时应把握疏肝解郁、调畅气机这一治则。根据患者临床症状，临床上常见证型有：胆热犯胃，胆火炽盛，横逆犯胃，治疗清利胆热，和胃降逆，方用四逆散和金铃子散；肝胃郁热，气郁化火，火邪夹胃酸上逆，治疗清泄肝热，火郁发之，和胃降逆，方用四逆散合左金丸；气郁痰阻，气机郁滞，水液聚而为痰，痰气交结，脏腑之气夹痰上逆，治疗以顺气化痰，方用顺气导痰丸；肝胃不和，肝失疏泄，木旺克土，治疗疏肝理气，和胃降逆，方用柴胡疏肝散；中虚气逆，脾胃虚寒或胃阴不足，失其润降，治疗求正复胃。

中医通过结合因人而异的辨证进行区别施治，停药后复发率较低，且安全性、耐受性较好。通过服用中药，降低PPI及促胃动力药的使用率，提高治愈率，将成为未来进一步研究中医治疗NERD的重要方向。

②GERD伴有食管溃疡

GERD因酸反流导致食管表面黏膜受损，根据1994年美国洛杉矶世界胃肠病大会制订的洛杉矶（Los Angeles，LA）分类法将胃镜下食管黏膜情况分为A~D级。胃酸反流进食管是引起胃食管反流患者食管损伤的主要原因，食管溃疡是指由于GERD、幽门螺杆菌、药物，以及不良的生活习惯、精神心理等原因引起的食管各段黏膜层、黏膜下层及黏膜肌破坏而形成的炎性反应，临床上根据食管溃疡的不同部位可表现为吞咽痛，胸骨后疼痛和高位上腹部疼痛，常发生在进食或饮食时，同体位变化密切相关，此外还可有反酸、烧心、呕血、呕吐、胸闷、嗳气等症状。针对病因治疗是食管溃疡治疗的关键，如抗反流、抗真菌、抗病毒等，明确病因后，一般治疗效果好，但如治疗后病情反复发作，要定期检查，防止癌变。中医药治疗具有远期效果好、不易复发等优势。

从中医角度来看，本病为气郁痰阻，郁而化热，灼伤津液，日久阴虚内热，热邪留恋，气血不能运行，管壁络脉失养，出现黏膜损伤，肉腐肌损出现溃疡病灶，热毒阴伤，瘀血阻络为其主要病机。常以化浊解毒、养阴通络为法，临床上多使用蒲公英、连翘、黄连等清热解毒；因病情日久，出现瘀血阻络正虚邪实证候，治宜扶正与祛邪并重，扶正宜选用养阴而不滋腻之品，如石斛、北沙参、百合等，祛邪宜选用去瘀不伤正的药物，如当归、芍药、桃仁等。在治疗中诸药合用，多层次、多靶点的整体调理，促进食管管壁的修复。

③Barrett食管

Barrett食管在1950年由Narmon Barrett首次报道，BE是指食管下段复层鳞状上皮被化生的单层柱状上皮替代的一种病理现象，可伴有或不伴有肠上皮化生。其中伴肠上皮化生者属于食管腺癌的癌前病变。BE早期临床症状不明显，直至并发症发生后才出现症状，BE主要表现为GERD的症状，如烧心、反酸、胸骨后疼痛和吞咽困难等，但是有接近40%的患者并无GERD症状。这是由于化生的柱状上皮对消化液的刺激不如鳞状上皮敏感，因此出现的BE早期症状不明显。食管腺癌中50%来自BE患者。相对正常人群而言，BE患者转变为食管腺癌的机会高出30~50倍，有文献报道约10%的BE病例合并有食管腺癌。因此，BE患者一般需要终身的胃镜监测，以尽早发现食管腺癌，提高存活率。药物治疗中抑酸剂是治疗反流症状的主要药物，在抑酸药物中，质子泵抑制剂优于H_2受体拮抗剂，但尚无确凿证据表明质子泵抑制剂能逆转柱状上皮化生或预防食管腺癌的发生，且治疗效果不佳，未尽人意；伴有轻度异型增生的BE癌变可能亦较小，可先行胃镜随访，若进展为重度异型增生，应行胃镜治疗。对于已经明确有癌变的BE患者，原则上应手术治疗，但是在手术治疗之后，可能会再次刺激食管黏膜，引发不良反应。西医尚未有一劳永逸的办法治疗Barrett食管，中医在缓解症状、降低复发率、逆转柱状上皮化生或预防食管腺癌有一定的效果。

因Barrett食管只是食管黏膜上皮的病理改变，而非一证，并未有确切的中医证名与其相对应，但是根据临床时有吞咽困难、咽部不适的表现，可从中医噎膈论述。噎膈之病，《黄帝内经》称之为"膈"。中医膈之病，首见《黄帝内经》，《素问·阴阳别论》记载"三阳结，谓之膈"。张子和认为"三阳者，谓大肠，小肠，膀胱也，结谓热结也。"而张景岳则认为"《黄帝内经》之言三阳结者，乃只言小肠膀胱，全与大肠无涉。盖三阳者，太阳也，手太阳小肠也，足太阳膀胱也。"关于病因论述中，《素问·通评虚实论》云："隔塞闭绝，上下不通，则暴忧之病也。"表明情志失调是噎膈发病的主要病机；关于病因的其他论述如：《济生方·噎膈》认为："倘或寒温失宜，食饮乖度，七情伤感，气神俱扰，……结于胸膈，则成膈，气流于咽嗌，则成五噎。"《证治汇补》记载："忧郁失志，及膏粱厚味，醇酒淫欲，而动脾胃肝肾之火，致令血液衰耗，胃脘枯槁，气郁成火，液凝为痰。痰火相因，妨碍食道，饮食难进，噎膈所由成也。分气滞，血瘀，火炎，痰凝积滞者，总归七情之变。"《景岳全书·心腹痛》认为："胃脘痛证，多有因食、因寒、因气不顺者……因虫、因火、因痰、因血者……惟食滞、寒滞、气滞者最多，因虫、因火、因痰、因血者，皆能作痛。"《素问·气厥论》："肝移寒于心，狂隔中。"而张景岳之"若下有结闭，而上无热证，此阴结耳，安得谓之热耶？盖阴结者，正以命门无火，气不化精，所以凝结于下，而治节不行，此惟内伤血气，败及真阴者乃有之，即噎膈之属是也"说明本病有热证、寒证之别；《素问·大奇论》："胃脉沉鼓涩，胃外鼓大，心脉小坚急，皆膈偏枯。"《灵枢·邪气脏腑病形篇》："脾脉……微急为膈中，食饮入而还出，后沃沫。"说明了膈证病在中焦脾胃。综上所述，该病的病因主要与七情内伤、饮食不节、久病年老有关，可致气滞、痰凝、血瘀郁结于胃，胃失和降，阻隔食道、胃脘而致，故出现胃脘嘈杂、吞咽困难等证。其病位在脾胃，与肝密切相关，病理性质总属本虚标实，因虚致实；肝胃不和，气机上逆为该病病机。Barrett食管的病因不同，其不同阶段的中医病机也有所侧重，但最终病理产物和共同病理过程则为气滞、痰凝、血瘀、热毒等，气、痰、瘀、热、毒互结于食道，津亏血燥导致食道干涩是Barrett食管发病的病机关键，开郁行气、化痰散结、活血化瘀、清热解毒、和胃降逆、滋阴润燥为本病的治疗大法，在治疗中顾护胃阴、胃气，养血、滋阴、润燥应贯穿于本病治疗过程的始终。

临床上，北沙参既养胃之阴虚，又补肺之气津；柴胡、香附、佛手调畅气机；牡蛎收敛固涩除酸的作用强，同时，常用清热解毒、软坚散结之品，如黄连、冬凌草、白花蛇舌草、延胡索等。

④酸反流与碱反流

● **酸反流**

DeMeester和Janieson认为，食管酸暴露的表达包括3项基本内容：酸暴露的频率即总反流次数；总酸暴露时间即24小时总的、立位、卧位pH<4的时间百分率，其中以总pH<4的时间百分率最为重要；连续酸暴露的持续时间即反流时间大于5分钟的次数和最长反流持续时间。

胃食管反流病同酸反流参数的关系结果表明：总pH<4时间百分率

和反流总百分率在肝胃郁热、肝胃不和、胃热气逆证中显著高于脾胃虚弱证。证型与酸反流症状指数的关系经检验表明，肝胃不和、肝胃郁热、胃热气逆、痰气郁阻、脾胃虚弱各证型的患者所占百分率有极显著性差异。各证型与酸反流混合型的关系经检验表明，酸反流按体位分型为混合型的患者在各中医证型中，肝胃不和、痰气郁阻的混合证型例数显著高于其他各证型。因此在临床中用药要以疏肝和胃、清热解郁药物为主。故临床上应用佛手，《滇南本草》云"佛手消胃寒痰，治胃气疼痛，止面寒疼，和中行气"，《本经逢原》曰，"其专破滞气"；煅牡蛎收敛固涩，除酸作用强，能治疗胃痛、胃酸，还具有养阴清热除湿之功效，张完素曰，"壮水之主，以制阳光，则渴饮不思，故蛤蜊之类能止渴也"，《本草纲目》记载，牡蛎能化痰软坚，清热除湿；因胃食管反流病多为气滞火郁，日久煎灼津液，易致痰浊凝滞，故加入清半夏，化痰散结；同时善用桂枝、薤白通阳，降逆理气通滞，瓜蒌通气散结化浊；黄连味苦，性寒，清热解毒。

- **碱反流**

胃食管反流病的绝大多数是酸性反流，但临床中存在非酸反流，即碱反流的患者，主要发生在胃胆汁反流患者和胃十二指肠术后者。胃十二指肠术后幽门功能丧失者，胆汁、肠液很容易进入胃内，继而反流入食管。胆汁和肠液是碱性的，同样严重损伤反流所到之处的黏膜。因此又有酸性反流、碱性反流和混合性反流之分。至今胆汁在胃食管反流病中的作用仍是颇受争议，有学者认为酸反流是胃食管反流病最重要的发病机制，但在一些抑酸治疗效果欠佳的患者中，胆汁和其他非酸反流可能是其病因之一。研究发现，在经过单剂量质子泵抑制剂治疗至少3个月的GERD患者中，51％的患者仍有食管炎，其中11％的患者有单纯病理性酸反流，38％的患者有单纯病理性胆汁反流，26％的患者同时有病理性酸反流和胆汁反流。仍有食管炎的患者与无食管炎者相比，有着相似的情况，但胆汁反流却明显增高。因此，明确胆汁反流在GERD中的作用，特别是在难治性GERD中的地位，对今后的临床治疗，包括药物和抗反流手术的应用具有重要的指导作用。

胆汁性十二指肠胃食管反流（DGER）也分为原发性和继发性两类。

原发性DGER是指因上胃肠运动功能障碍导致十二指肠和胃内容物反流到食管。继发性DGER是指凡能引起上胃肠运动功能障碍性疾病，如进行性系统性硬化、糖尿病胃轻瘫、慢性假性肠梗阻、胃大部切除术或其他任何原因的呕吐等，均可引起DGER。DGER的临床表现与GERD相似，可表现为反流症状、反流物引起的食管和食管外刺激症状，严重者可引起反流性食管炎以及相关并发症。可以用结合胆盐药物、抑酸剂以及手术介入治疗。中医上胆汁为肝之余气所化生，受肝的疏泄功能调控。肝疏泄正常，胆汁排泄畅达，脾胃运化功能也健旺；反之，肝失疏泄，则胆汁排泄不畅，肝胆郁热，胆汁气逆而上，故出现反酸、烧心等症状，故临床上常用清热化湿利胆、和胃降逆的药物。少阳胆经为半表半里之升降枢机，半夏轻清升散，用于疏利肝胆气机，常与黄芩配伍，清火通降，具有抗菌消炎和利胆作用，促使胆汁疏泄正常，一升一降，共同调畅气机运化。蒲公英、连翘、黄连、冬凌草、叶下珠，清热解毒；白豆蔻、砂仁，芳香化湿；三七活血养血，改善黏膜微循环；柴胡、八月札，调肝理气，和胃降逆；现代药理学研究表明，清热解毒类药物，如蒲公英、连翘、黄连、冬凌草等，有较强的消炎抑菌作用，半夏能加快因胆汁反流所致的黏膜充血、水肿、糜烂等炎症的吸收恢复，枳实、紫苏梗等行气之品，可使胃肠收缩节律增加，使胆囊功能恢复正常，此外，可在辨证论治的基础上，加入肝经药物，达到标本同治。

3.典型病案

患者姓名：郑某某　　　　性别：男　　　出生日期：1956年12月

初诊日期：2016年5月1日　　发病节气：谷雨

主诉：间断烧心、反酸3个月，加重1天。

[现病史] 患者缘于3个月前因饮食不节出现烧心、反酸，夜间及凌晨明显，于我处查电子胃镜示：反流性食管炎，慢性浅表性胃炎伴糜烂，胃息肉（已钳除），给予口服中药治疗，症状时重时轻。1天前无明显诱因出现烧心、反酸加重，自服抑酸药物症状缓解不明显，遂于今日就诊于我处门诊。现主症：烧心、反酸，凌晨明显，饭后胃脘胀满不适，时有胃脘隐痛，口干口苦，咽部异物感，纳可，夜寐欠安，

大便1~2日1次，质尚可，小便调。

[既 往 史]平素健康状况一般。否认高血压、冠心病、糖尿病病史；否认肝炎、结核或其他传染病病史，预防接种史不详；否认外伤史；否认手术史；否认输血史。

[过 敏 史]否认食物及药物过敏史。

[体格检查]发育正常，营养良好，体形肥胖，咽及扁桃体无红肿，心肺查体未见明显异常。腹平坦，全腹触之柔软，剑突下压痛，肝脾肋缘下未触及，无腹肌紧张及反跳痛，墨菲氏征阴性，麦氏点无压痛，肝区无叩痛，肠鸣音正常存在。舌红，苔薄黄，脉弦细。

[辅助检查]胃镜示：反流性食管炎；慢性浅表性胃炎伴糜烂；胃息肉。

[中医诊断]吐酸病。

[证候诊断]肝胃郁热，胃阴亏耗。

[西医诊断]反流性食管炎；慢性浅表性胃炎伴糜烂；胃息肉切除术后。

[治　　法]疏肝泄热，和胃养阴。

[处　　方]

柴胡 12g	生黄芩 9g	连翘 12g	蒲公英 15g
麸炒枳实 15g	醋香附 15g	陈皮 12g	八月札 20g
白芍 15g	川芎 9g	冬凌草 15g	红景天 12g
桑叶 12g	北沙参 20g	石斛 12g	酸枣仁 15g
合欢皮 12g			

7剂，每日1剂，水煎取汁300ml，分早晚饭后2小时温服。

二诊：2016年5月8日，烧心、反酸、嗳气症状减轻，偶有胃脘隐痛，口干口苦减轻，咽部仍有不适，大便每日1次，成形，小便调。舌红，苔薄黄，脉弦细。上方基础上加百合12g，乌药6g，浙贝母15g。

14剂，每日1剂，煎服法同前。

三诊：2016年5月23日，患者诉两周来诸症减轻，每遇天气变化时，偶有烧心、反酸，食后胃脘堵闷感，无明显口干口苦，纳可，寐尚安，调整处方如下。

柴胡 12g	生黄芩 9g	连翘 12g	蒲公英 15g
麸炒枳实 15g	醋香附 15g	八月札 20g	厚朴 6g
百合 12g	乌药 9g	白芍 15g	当归 12g
冬凌草 15g	红景天 12g	桑叶 12g	北沙参 20g
石斛 12g	酸枣仁 15g	浙贝母 15g	

7剂，每日1剂，煎服法同前。

四诊： 2016年5月31日，患者偶诉咽部不适感，嘱其按上方继续服用7剂中药汤剂，2日1剂，煎服法同前。

随后随证加减服用中药汤剂3个月，患者病情基本痊愈，情志不畅或天气变化时偶有不适，纳可，大便通畅每日一行，夜寐转安。

> 按语：本病胃镜诊断反流性食管炎，病位在胃和食管，与肝、胆、脾、肺关系密切，属肝胃郁热，胃阴亏耗证。治疗以疏肝泄热、和胃养阴。方中柴胡疏肝清肝，黄芩清热燥湿，二者合用，既可调胃肠道的气滞，又能清泄内蕴之湿热。连翘、蒲公英清热化湿；枳实、香附、八月札可疏肝理气和胃；患者出现口干、咽堵等津伤之证，故加入桑叶、沙参、石斛等药物以养阴润燥；冬凌草清热解毒、活血止痛；同时加以安神、制酸之药，诸药合用，使肝气疏、内热解、胃阴复，诸症得消。

（四）胃癌

胃癌是指发生在胃黏膜上皮细胞的恶性肿瘤，居全球肿瘤发病率第四位，癌症死亡率第二位。目前我国胃癌发病率和死亡率均高于全球水平。2006年世界卫生组织（WHO）将肿瘤定义为可治疗、可控制甚至治愈的"慢性病"，这就意味着肿瘤的发生、发展经历了漫长的过程，临床上在发现肿瘤之前，已经有一个相当长的潜伏期。肿瘤的发病特点符合发病隐匿性、起病缓慢、病程较长这一特点，这一特点要求肿瘤的治疗必须是长期的、全程的、阶段性的。胃癌的辨病论治应注意根据病情实行阶段论治，即以"病"为切入点，明确诊断。例如，分清是进展期胃癌、胃癌放化疗、胃癌术后、胃癌术后复发转移，然后再辨证用药，这样可以防止误诊误治，有利于疾病的早期诊断和治疗。这种诊疗模式不仅有全局观念和整体认识，而且有阶段性、现实性和灵活性。辨病有助于提高辨证的预见性、准确性，其重点在全过程；而辨证则侧重于疾病某阶段病情状态的整体认识，又有助于辨病的个体化、针对性。辨病、辨证二者相辅相成，缺一不可。

1.病因病机

胃癌当属祖国医学理论中的"癥""瘕""积""聚"，对胃癌病因的论述如《灵枢·九针》指出"四时八风之客于经络之中，为瘤病者"《医宗必读》中云："大抵气血亏损，复因悲思忧恚，则脾胃皆伤，血液渐耗，郁气而生痰，……噎塞所由成也"人体因饮食不节、情志不舒和感受外邪等因素影响脾胃，致脾失健运，胃失和降，胃腐熟水谷功能失司，水反为湿，谷反为滞，日久则气滞、血瘀、湿停、痰结、毒热诸症均起，概而言之，癥之为病，或得之于伤食，或得之于水饮，或得之于忧思，或得之于风寒，凡使气血沉滞留结而为病者，血郁而成瘤。

胃癌的形成是"正气内虚，内外合邪"的结果，病位主要在脾、胃，涉及肝、肾。正如历代医家对本病病因的阐述，《医宗必读·积聚篇》指出："积之成者，正气不足，而后邪气踞之。"《景岳全书》中提到，"惟饮食无节，以渐留滞者，多成痞积于左胁"，"凡脾胃不足及虚弱失调之人，多有积聚之病"且"最虚之处，便是容邪之所"。即"邪之所凑，其气必虚"，以正虚为本，痰瘀毒邪为标，虚实错杂为主要病机。

2.治疗特点

（1）病证结合，病下辨证

胃癌是临床常见的恶性肿瘤之一。手术切除仍是目前主要的治疗方法，但胃癌根治术大多做胃大部分切除，术后创伤必然会抑制正常的胃肠运动及消化功能，手术创伤也使患者机体的免疫功能进一步下降，易导致残余肿瘤的生长与转移及多种并发症的发生，从而影响近期的康复及远期的生存率。此外，术后患者对化疗药物的耐受性减低，并且产生不同程度的毒副反应，西医对症处理疗效欠佳，而中医药在控制原发灶，防止复发，治疗化疗药物的毒副作用，提高患者生存期及生活质量方面显示出其优势，并取得了一定的疗效，逐渐受到医生与患者的重视和认可。在胃癌的临床诊治中，我们力倡辨病与辨证相结合，全面掌握疾病的发生、发展、演化的内在规律，进一步提高胃癌治疗的临床疗效。以病为纲，以证为目，先辨病，后辨证，可起到提纲挈领、纲举目张之作用。正如徐大椿《兰台轨范》云："欲治其病，必先识病之名，能识病之名，而后求其病之所由生，原其所由生，又当辨其生之因各不同，而病状所由异，然后考其治之法，一病必有一方，一方必有主药。"

①胃癌进展期

胃癌进展期常出现的症状为胃脘疼痛，研究表明此阶段为血黏度增高，有瘀血之象，瘀血致病特点之一即为疼痛，临床上常选用莪术、三棱、桃仁、红花、全蝎、蜈蚣、白花蛇舌草、冬凌草、藤梨根、水红花子等药物以破血逐瘀、宣通脏腑，抑制肿瘤的生长速度，缓解疼痛，稳定病情。

辨病与辨证相结合是中西医结合诊治胃癌的基本思路与方法，应贯穿诊疗全过程及疾病的各个阶段，这样才能更全面准确地认识疾病的共性和个性。但在胃癌的不同阶段，辨病与辨证应有不同的侧重点。首先，应将辨病放在首位，根据疾病的病因病机掌握其规律，从而选择具有针对性的药物，以"病"为纲，辅佐辨证，为其指明方向。其次，辨证是中医治疗疾病的主要方法，也是中医个体化治疗的集中体现。胃癌在不同阶段，其证候均存在异质性，因而治疗疾病时采用辨证论治，才能使疗效达到最佳。最后，在胃癌初期或者"无证可辨"的阶段，应以辨病为主，辨证为辅；在胃癌中晚期由于病机错杂，应在选择与患者病情相符的辨病理论学说的指导下，进行辨病与辨证相结合治疗，会很大程度上延长肿瘤患者生存期、提高患者生活质量。

②胃癌放化疗期

对于大部分胃癌患者来说，无论是根治性手术还是非根治性手术，或是不能手术者，化疗均是一种可选择的、有效的治疗方法。化疗可以提高手术效果，控制原发病灶，延长生存期。但由于患者术后全身情况较差，且临床上因白细胞减少和严重贫血等化疗药物毒副作用造成化疗中断或终止者并非少见。许多研究证明，中医药的配合治疗不仅可以降低化疗带来的毒副作用，并且可以提高机体的免疫力，增强疗效。

放疗、化疗是治疗癌症的有效手段之一，但靶向性差，对全身细胞都有杀灭作用，有很大的副作用，且能够严重耗伤人体气阴，造成津亏血枯，机体抵抗力下降。此时尤当注意补益气血，药用太子参、红景天、黄精、鸡血藤、黄芪益气养阴。血小板减少，多为气血两亏、气不摄血，或血虚生热、虚热迫血妄行，治以补气摄血、凉血止血为主；红细胞减少，多为气血两虚，治以补益气血为主，化疗间歇期患者消化道反应消失、骨髓抑制渐恢复，而离下一周期化疗尚有时日，此时应根据患者邪正盛衰个体差异，制定相应对策；化疗后，此时消化道反应渐止、骨髓抑制渐重，若处理不当极易导致感染、贫血、出血等，故此时应以促进骨髓功能恢复为要务，治以补气健脾、滋补肝肾；正气尚未完全恢复者治以健脾益气、滋补肝肾为主，以增强机体免疫力，抑制肿瘤细胞增生；正气已复者则需在益气健脾益肾的基础上，合理选用抗癌中药以杀伤肿瘤细胞，为下周期化疗做准备。中医治疗如此循环反复，伴随化疗进行，起到减毒、增效的作用，以顺利完成化疗。

③胃癌术后期

胃癌生物学行为的强侵袭性，使手术治疗胃癌是首选。但对于胃癌术后的患者，中药与化疗相结合是目前最主要的治疗方法。手术之后，大伤元气，耗气动血，脾胃功能失调，影响纳食消化吸收，全身机能下降。正如西医手术后医生会关注其排气情况，中医会注意胃主通降的功能，合理应用消食去积、理气之中药以通畅肠道。胃癌术后的病机特点多以正虚为本，以邪实为标，即为本虚标实、虚实夹杂。胃癌术后瘀积已去，脾胃受损，多表现为气血亏虚、脾胃不足，所以提出了扶正祛邪、健脾和中、清化瘀热的基本治法，并且认为，虽同样是胃癌术后，但因不同的患者或不同的阶段也会表现不同的证型，因此辨证论治可使机体功能得以调整和恢复。

手术后的患者，往往正气受损。应依据治疗目的不同而区别用药：一是以恢复体质及防止复发和转移为目的，可选用党参、太子参、黄芪、茯苓、白术、红景天、仙鹤草、陈皮、半夏等药物益气健脾、理气化浊。二是以治疗化疗后出现恶心呕吐、食欲减退等为目的，可予香砂六君子汤加味以健脾和胃、降逆止呕，降低消化道反应。

④胃癌术后复发、转移期

手术后的复发和转移是影响疗效的关键。现代医学对于肿瘤的转移及复发尚无良好的预防方法，中医药以其独特的优势在胃癌治疗，特别是防治胃癌术后转移及化疗不良反应方面发挥了不可替代的作用。胃癌是正虚邪实之疾病，而脾虚贯穿胃癌发生、发展的始终，故治疗以健脾扶正为主，健脾中药则能明显提高患者的免疫功能。研究表明健脾活血解毒中药具有较好的抗胃癌术后复发和转移的作用，并且能改善患者的生活质量，降低血黏度及提高免疫功能。

3.典型病案

患者姓名：王某某　　　　　性别：男　　　出生日期：1942年12月

初诊日期：2017年7月26日　发病节气：大暑

主诉：间断胃脘部胀痛1月，加重2天。

[现病史]患者缘于1个月前无明显原因出现胃脘部胀痛，呕血1次，量约5ml，黑便多次，于市某院住院期间查胃镜示：食管乳头状瘤；考虑胃癌。病理示：（食管）鳞状上皮乳头状瘤。（胃窦）黏膜慢性炎症，伴腺上皮重度异型增生。经止血、消炎等治疗（具体用药不详）后无吐血及黑便，胃脘部症状好转后出院。后于我处门诊间断口服中药汤剂，症状时重时轻。2天前，饮食不适后胃脘胀痛加重，患者不愿意行手术治疗，就诊于我处门诊寻求中医药治疗。现主症：胃脘部胀痛，嗳气，口干口苦，偶有烧心，无反酸，无胃痛，无吐血，无发热，乏力，纳少，寐欠安，大便每日2~3次，量少，质偏稀，小便可。

[既往史]平素健康状况一般，既往右肺门淋巴瘤放疗后22年，放疗后出现心包积液、放射性肺炎。否认高血压、糖尿病病史。否认肝炎、结核或其他传染病病史，预防接种史不详。否认外伤史。13年前于省某院行前列腺肥大手术；4年前于某医院行疝气手术。否认输血史。

[过敏史]否认食物及药物过敏史。

[**体格检查**] 发育正常，营养中等，慢性病容，咽及扁桃体无红肿，心肺查体未见明显异常。腹平坦，全腹触之柔软，剑突下压痛，肝脾肋缘下未触及，无腹肌紧张及反跳痛，墨菲氏征阴性，麦氏点无压痛，肝区无叩痛，肠鸣音正常存在。舌暗红，苔黄厚腻，脉弦滑。

[**辅助检查**] 电子胃镜示：食管乳头状瘤；考虑胃癌。病理示：（食管）鳞状上皮乳头状瘤；（胃窦）黏膜慢性炎症，伴腺上皮重度异型增生。心脏彩超示：主动脉硬化，节段性室壁运动异常；三尖瓣关闭不全，主动脉瓣关闭不全；左室收缩功能减低；心包积液。血常规示：血红蛋白126g/L。

[**中医诊断**] 癌病。

[**证候诊断**] 气滞湿阻，瘀血内停。

[**西医诊断**] 胃恶性肿瘤；食管乳头状瘤；右肺门淋巴瘤放疗后；心包积液。

[**治　　法**] 理气化湿，祛瘀通络。

[**处　　方**]

石菖蒲 12g	郁金 9g	白豆蔻 10g	砂仁 10g
醋香附 20g	麸炒枳实 15g	蒲公英 15g	清半夏 9g
茯苓 20g	麸炒白术 6g	醋延胡索 15g	当归 12g
白芍 20g	徐长卿 15g	水红花子 10g	炒僵蚕 12g
藤梨根 20g	白花蛇舌草 15g	半枝莲 15g	冬凌草 15g
仙鹤草 20g	北沙参 20g	炒酸枣仁 20g	

7剂，每日1剂，水煎取汁300ml，分早晚饭后2小时温服。

二诊：2017年8月2日，胃脘部不适明显减轻，烧心减轻，晨起偶有不适，仍有口干口苦，舌暗红，苔黄腻，脉弦滑。上方基础上加酒黄精20g，党参15g。

14剂，每日1剂，煎服法同前。

三诊：2017年8月16日，患者诉两周来诸症减轻，每遇天气变化时，偶有胃脘部不适，无口干口苦，纳欠佳，寐尚安。上方基础上加焦神曲15g，焦麦芽30g。

随后随证加减服用中药汤剂3个月，患者病情较稳定，情志不畅或天气变化时偶有不适，纳可，大便通畅每日一行，夜寐可。

按语： 胃癌形成和发展的原因很多，但不外乎正、邪两方面的变化。《医宗必读》指出："积之成者，正气不足，而后邪气居之。"饮食内伤、劳倦耗损及久病迁延等均可导致机体正气亏虚，脏腑功能失调，加之致癌因素作为外邪作用于人体，内虚与外邪互为因果，引起气滞湿阻，瘀血内停，日久形成肿瘤。初期气滞络阻，胃失和降，标实为主；后期津液阴血耗伤，胃失濡养，虚实夹杂。在胃癌的治疗中，既要遵循又不可拘泥于早期以攻邪为主，中期攻补兼施、晚期以扶正为主的一般规律，而应围绕胃癌本虚标实之病机，给以攻补兼施这一原则。尤其是发展至肝肾阴虚的晚期患者，这一治疗特点更为重要。本案方中石菖蒲、白豆蔻、砂仁化湿和胃，茯苓、白术健脾祛湿，使湿祛脾胃安；香附、枳实行气散结；僵蚕、蒲公英、半夏化痰散结；当归、延胡索、白芍、徐长卿活血行气止痛；白花蛇舌草、半枝莲、水红花子等清热解毒，散结通络。诸药合用行气、清热、化湿、活血、祛瘀以达抗癌之功，同时又不忘顾护胃气，攻补兼施，有利于缓解患者症状，延长患者生存期。

二、基础治疗与阶段治疗相结合

胃病多为慢性病，有其一定的发生、发展规律及较为固定的辨证标准和用药规则。基础治疗是在和胃降逆大法指导下，根据病机之不同，结合辨病及微观辨证，确立的基本治疗方案。在治疗过程中，基础治疗当守方守法服药。如岳美中所云："治慢性病要有方有守"，不可因短期疗效不著而改弦易辙，而转去转远"。阶段治疗是指在疾病的治疗中，初期、中期、后期三期治则各有所侧重。初期或是新病，或是病机单纯，或是年龄较小者，当以祛邪为先；中期病机较为复杂，当祛邪与扶正并用；后期多病程较长，体质多虚，当以扶正为主，兼以祛邪。还要根据是否兼夹其他病证，随时调整处方药味及剂量，用药灵活变通，以求理法方药丝丝入扣。故后期的治疗，应攻补兼施，药量不宜过重，方不宜过大、过繁。正如古人所云："药贵合宜，治当应变"。

（一）慢性胃炎

1.病机演变

Correa曾提出"正常胃黏膜→浅表性胃炎→萎缩性胃炎→肠上皮化生→不典型增生→胃癌"的演变模式，已得到国内外多数学者认可。慢性胃炎随着病程进展，中医病机多呈气滞、湿滞、热郁、瘀阻、阴伤、正虚毒邪损络这几个发展演变规律，其中气滞横贯慢性胃炎病程始终。六腑以通为用，胃属于腑，因此，无论外感六淫邪气，还是内伤七情、饮食所伤，作用于胃，皆可导致气机郁滞。"气有余便是火"（《丹溪心法》），气滞日久，可以生热化火；气滞日久，又可由气及血，由经入络，气血俱病，络道不利，形成瘀血；气机不畅又可导致水反为湿、谷反为滞，在气滞基础上形成湿滞、食积、痰结、血瘀、热毒等。慢性非萎缩性胃炎病机多以胃气壅滞为主，病多在气分，可兼夹肝郁、食积、湿热等，久治不愈则会发展为以热瘀与气阴两虚夹杂的慢性萎缩性胃炎。慢性非萎缩性胃炎阶段也可因湿浊、积滞等困阻脾土，致脾失健运，治疗上以健脾利湿祛邪为主，随着疾病的病程变化，若湿浊等邪气长期困阻脾土，脾不得健运，则耗伤脾气，渐变为脾气虚，治疗上则以补益脾气为主。总体而言，慢性胃炎的辨证应当审证求因，早期以实证为主，病久则虚实夹杂；早期多在气分，病久则兼涉血分。

2.分期治疗

（1）早期理气消滞、清热化湿

"饮入于胃，游溢精气，上输于脾。脾气散精，上归于肺，通调水道，下输膀胱。水精四布，五经并行，合于四时五脏阴阳，揆度以为常也。"胃受纳及腐熟水谷，由脾运化，继而转输至全身；其浊者下行小肠以"泌别清浊"。一旦脾胃的生理功能出现障碍，水谷不化，积湿生热，可导致慢性胃炎疾病的发生。此外，脾胃功能的正常发挥有赖于肝木之疏泄，若肝失疏泄，可致肝郁气滞，横逆克土，脾运化失司，湿浊停滞于胃，郁而化热。疾病早期人体正气不虚，多以邪盛为主，故治疗上以祛邪为主（如理气、解毒、清热、通腑、降浊等），宜用大方重剂阻止、截断病势，扭转病机的演变。

用药选择上以理气药为首，常用柴胡疏肝散，选药有柴胡、香附、枳壳、木香、陈皮、元胡等。若兼食滞胃脘，停积不化者，常用陈皮、半夏、莱菔子、山楂、麦芽、厚朴等。若胃失和降，胃气上逆者，常选丁香散、橘皮竹茹汤等方剂，药物可选半夏、陈皮、竹茹、丁香、柿蒂、生姜等；若因外感加重者，酌加薄荷、防风、白芷等风药以生发阳气、疏泄条达而致气机调畅。若饮食不慎，湿浊停胃，积滞不化，郁而化热，湿热内扰胃腑，常选黄连温胆汤、清胃散等方剂，常用药物有黄连、栀子、茯苓、陈皮、半夏、竹茹、丹皮等。

（2）中期解毒活血、巧用补益

湿浊中阻，郁而化热，热蕴成毒，"热为毒之渐，毒为热之极"；胃气壅滞或肝胃气滞，气滞则可化热生火；胃乃多气多血之腑，气为血之帅，气行则血行。气机阻滞，湿浊热毒中阻，皆可入络，胃络不通，而成瘀血之证。血瘀常兼热毒，而热毒又易伤阴致瘀。治疗此病时，常将清热解毒药与活血化瘀药并用。

清热解毒药多用蒲公英、连翘、半枝莲、白花蛇舌草等。蒲公英能"解食毒，散滞气，化热毒"；连翘清热解毒，疏散风热，取"入营犹可透热转气"及"火郁发之"之意；半枝莲、白花蛇舌草皆可清热解毒，又有抗癌、防止病情恶化之功。此时应注意清热药多苦寒之品，苦寒则易伤阴津，故临床少佐养阴之品，如沙参、百合、天花粉等。瘀血阻滞者，可选用蒲黄、五灵脂、当归、川芎、延胡索等；若瘀血阻滞，出现络伤血溢，选用化瘀不伤正、补血不留瘀的药物，如丹参、赤芍、桃仁、红花、益母草、王不留行、当归等。

临床上兼脾虚者，多用红景天、山药、砂仁、太子参之类以补脾之不足。《本草纲目》载："红景天，本经上品，祛邪恶气，补诸不足……已知补益药中所罕见。"《中药大辞典》谓其："性寒，味甘涩，活血止血，清肺止咳"，既可清热健脾，防温燥伤及胃阴，又可活血化瘀，使补益之中加祛邪之力，一药多用，健脾不碍中。此外，应注意不可见虚则补，因补益之法有多种，辨证所采用的理气、化湿、清热、活血等法，使脾胃健运者皆为补益之法。

（3）后期益气养阴、缓用攻伐

后期多见气阴两虚与毒邪盘踞，表现为"久病正虚""虚多夹瘀"。临床用药要考虑到两方面：一是胃虚不能受药；二是毒邪不去，胃体未复。这一阶段虽然毒邪仍盛，但是正气大虚，故不可过用攻伐，正所谓"治内伤如相"。此时要标本兼顾，治疗宜缓缓图之，切不可只见邪实而过用攻伐，应小制其剂，药少量轻，"缓中补虚"。本病病位虽在胃，但其本在脾，脾贵在运而不在补，脾胃运化失常，气血生化无源，胃黏膜固有腺体则难以恢复，后期常选用健脾益气之品，如党参、黄芪、白术、茯苓、山药、陈皮、砂仁等。若出现阴液耗损，胃阴亏虚者，常用方剂有益胃汤、沙参麦冬汤等。若患病日久，屡治屡发，或久治不效者，多见纳呆脘闷、腰膝酸软、困乏无力、头晕目眩，可选四神丸、理中汤、二至丸等加减运用，重在补益肾之精气。后期攻伐治疗应遵循"能毒者以厚药，不胜毒者以薄药"的原则，清热解毒、通络散结一般选用蒲公英、冬凌草、连翘、当归、徐长卿、水红花子、藤梨根等。

3.典型病案

患者姓名：刘某某　　　　性别：女　　出生日期：1954年3月25日
初诊日期：2009年5月6日　　发病节气：立夏
主诉：间断胃脘胀痛1年。

[现病史]患者于1年前饮食不节后出现胃脘胀满疼痛，于保定某医院查电子胃镜示：食管炎、非萎缩性胃炎伴糜烂；病理示：胃窦黏膜慢性炎症伴急性活动，部分区域呈萎缩性胃炎改变，伴上皮轻度不典型增生及肠化。于该院服用雷贝拉唑、复方阿嗪米特等药1个月后，症状无明显改善，遂放弃治疗。2009年4月20日于上述医院复查电子胃镜示：萎缩性胃炎，病理报告示：胃窦部慢性萎缩性胃炎，伴轻度不典型增生及肠化。为求进一步系统治疗，就诊于我处门诊。现主症：胃脘胀痛，嗳气、烧心、反酸，口干口苦，纳差，寐差，小便正常，大便正常，每日1次。

[既往史]否认高血压、糖尿病及冠心病病史。否认肝炎、结核

等传染病病史。否认外伤及手术史。

[**过　敏　史**] 有青霉素类药物过敏史，否认食物过敏史。

[**体格检查**] 腹平软，剑突下压痛，无肌紧张及反跳痛，肝脾未触及，墨菲氏征阴性，麦氏点无压痛，肠鸣音正常存在。舌暗红，苔黄腻，脉弦滑。

[**辅助检查**] 电子胃镜示：萎缩性胃炎。病理结果示：胃窦部慢性萎缩性胃炎，伴轻度不典型增生及肠化。

[**中医诊断**] 胃脘痛。

[**证候诊断**] 气滞湿阻，热毒蕴结。

[**西医诊断**] 慢性萎缩性胃炎伴肠上皮化生及轻度不典型增生。

[**治　　法**] 理气化湿，清热解毒，和胃止痛。

[**处　　方**]

柴胡 12g	黄芩 6g	厚朴 10g	八月札 20g
木香 6g	香附 20g	砂仁 10g	白蔻仁 10g
茵陈 15g	冬凌草 12g	半枝莲 15g	白花蛇舌草 12g
藤梨根 15g	当归 12g	白芍 20g	川芎 10g
莪术 5g			

7剂，每日1剂，水煎取汁300ml，分早晚饭后2小时温服。

二诊：2009年5月12日，患者胃脘胀满减轻，仍有胃痛，进食过多后胃脘部不适感明显，仍有反酸，口淡无味，大便每日1~2次，夜寐差，舌暗红，苔黄腻，脉弦滑。

考虑患者症状减轻，上法加用石菖蒲12g，郁金9g，大腹皮10g，鬼箭羽15g，千层塔15g，鸡内金20g。因患者为外地患者，要求此次取14剂药物，煎服法同前。

后随证加减至六诊后，患者胃脘胀满疼痛基本消失，偶见夜间不适，加用百合、麦冬、山萸肉、熟地、旱莲草养胃滋肾，继续治疗，建议患者每剂药服用2天。至2009年11月23日，于河北省某医院查电子胃镜示：糜烂性胃炎。病理示：胃窦黏膜重度慢性炎症，急性活动，黏膜糜烂，黏膜肌增厚，个别腺体轻度肠上皮化生。继续服药1个月后，患者自行停药。

按语：慢性萎缩性胃炎伴中、重度肠上皮化生及不典型增生被认为是胃癌前病变（PLGC），热毒和血瘀是本病的病机演变关键所在。热为毒之渐，毒为热之极。阴伤缘于热毒，气滞日久必见血瘀，因此采用解毒活血法治疗胃癌前期病变是治本之法。患者年近六旬，脾胃功能已虚，病情属于慢性胃炎中期，邪气损伤脾胃，和降失调，胃络不通而见胃脘胀痛；郁久化热，而见口干口苦；累及于脾，脾失健运而纳差；湿热蕴结大肠伤津液而见大便不畅；舌暗红，苔黄腻均为湿热内蕴、瘀血阻络之证。方中黄芩、冬凌草、半枝莲、白花蛇舌草、藤梨根等清热解毒；当归、川芎、莪术等活血养血促进胃黏膜修复，改善黏膜微循环，供给胃黏膜修复所必需的物质，并有免疫调节作用。因气行则血行，在活血化瘀药中加入理气药以加强活血化瘀的效果。患者年龄较长，正气不足，且热毒易伤津液，故加用百合、麦冬、山萸肉、熟地、旱莲草以滋养胃肾之阴。诸药合用，使瘀血消散，新血得生，热毒清而正气复，改善血循环，有利于胃黏膜的转复。

（二）消化性溃疡

1.病机演变

中医学认为：外邪侵袭、饮食失调、七情不和、药物所伤、久病体弱等诸多因素均可伤及脾胃，《黄帝内经》曰："饮食劳倦则伤脾""饮食自倍，肠胃乃伤"。就脾胃而言，本因阳明胃燥，太阴脾湿，胃喜润恶燥，脾喜燥恶湿，胃主受纳，脾主运化，胃主降，脾主升，中焦气机升降不利，气郁化火，热甚成毒，波及血分，致经络不通，日久可见血瘀。瘀血浊邪积久，胃壁络脉失养，可见肠化及异型增生等；若肉腐肌损则形成溃疡病灶，热毒内蕴、瘀血阻络为本病的重要病机。故治疗重点以清热、散结、化瘀为主。

2.分期治疗

消化性溃疡分为活动期、愈合期、瘢痕期三期，其治疗须根据患者禀赋之强弱，得病之远近，中邪之浅深，症结之所在，病机之特点，拟定恰当的法则与方法。正确处理邪与正的关系，遣方用药注意量与度的把握；充分考虑到"病有久新，方有大小"的具体情况。

（1）活动期

以实证为主，多见于肝胃郁热、寒热错杂、瘀血阻络、热毒炽盛为主者，胃镜下热证可见胃及十二指肠球部黏膜多见糜烂、充血、水肿、隆起和胆汁反流，且溃疡面深而大（溃疡面直径小于 2cm），表面有黄厚苔，周围黏膜肿胀呈现围堤状，或有表面糜烂渗血。寒证多见黏膜苍白水肿，红白相间，以白为主和血管纹理透见。热盛湿重可加白花蛇舌草、半枝莲、败酱草、薏苡仁、白蔻仁等；出血明显时加仙鹤草、地榆、茜草、白及以凉血止血；畏寒明显者，加高良姜、香附；胃脘痞满者，加檀香、大腹皮；嗳气者，加清半夏、八月札、木香等；嘈杂反酸明显者，加瓦楞子、乌贼骨、浙贝母等。

巧用对药：鸡内金配三七，尤适用于胃黏膜糜烂有出血及做完胃镜检查后胃脘部不适者。鸡内金，甘平，消饮食积滞。凡动物弱于齿者，必强于胃。三七甘苦而温，既能止血，又能活血化瘀，止血而不留瘀。张锡纯云：三七"善化瘀血，又善止血妄行""化瘀血而不伤新血，允为理血妙品"。二者相伍，善治胃痛隐隐及胃黏膜糜烂，食后不能磨食者。

（2）愈合期

多虚实夹杂，多见于肝郁气滞，脾胃受损、余邪残留为主者，胃镜下可见溃疡缩小、变浅，白苔变薄或边缘光滑，周边水肿消失，炎症消退，再生上皮及皱襞集中明显。治疗上重在健脾益胃祛邪，可加红景天、太子参等；泛吐清水明显者加姜半夏、陈皮、干姜；反酸明显者加黄连、吴茱萸、乌贼骨、瓦楞子；大便潜血阳性者加炮姜炭、白及、仙鹤草；溃疡继续变浅、变小，中心覆盖白苔，周围黏膜皱襞向溃疡集中者，加黄芪、当归、白芍；胃蠕动缓慢，加枳实、白术。

巧用对药：百合配乌药，《本经》言："百合，味甘平，主邪气，腹胀心痛……"。乌药味辛性温，能开郁散寒，疏畅经气，调肝宽中，且善止痛。二药一动一静，润而不滞，共奏行气解郁之功。善治气郁阴伤，胃镜下黏膜呈灰白色者。

（3）瘢痕期

以虚证为主，多见于胃阴不足、瘀阻胃络、脾胃虚弱为主者，胃镜下可见溃疡已完全为再生上皮覆盖，再生上皮逐渐增厚，由红色变为白色。治疗重在健脾益气、活血化瘀，可加丹参、赤芍、莪术等；干呕者，加姜半夏、竹茹；反酸嘈杂者，加瓦楞子、浙贝母；神疲乏力者，加黄芪、太子参；大便干燥者，加火麻仁、郁李仁；舌红光剥者，加玄参、石斛、麦冬、天花粉；失眠者，加酸枣仁、合欢皮、合欢花；溃疡呈现红色瘢痕或白色瘢痕者，用香砂六君子汤善其后。

巧用对药：蒲黄配五灵脂，《名医方论》谓本方有"推陈致新之功，甘不伤脾，辛能散瘀，不觉诸症悉除，直可以一笑而置之矣"。可使瘀血暗消于无形，而无破血伤正之弊。善治胃脘隐痛、痛有定处、舌紫暗或有瘀点、脉涩的患者。

3. Hp感染

Hp感染是消化性溃疡的主要原因，属于中医"外邪"范畴，正邪相争必然会发病。关于Hp感染与本病证候分布的相关性，现代医家对此也有不同的报道。冯莲君等通过研究发现，从患者的Hp阳性程度及阳性检出率方面而言，实证多见，同时本病属脾胃湿热证的患者Hp感染率最高，表明该证型有利于Hp的侵入、定居及繁殖，而Hp的感染又可促进脾胃湿热证形成，二者互滋互长。临床多采用联合用药（如阿莫西林+克林霉素+雷贝拉唑+胶体果胶铋）杀灭Hp，加快溃疡愈合，提高溃疡愈合质量，降低复发率。中药杀菌作用不如杀菌药明显，但可在杀菌疗程结束后，用中药来健脾固胃，改善胃脘部不适症状，针对不同证型，区别用药。如热毒壅盛证可加蒲公英、连翘、半枝莲、黄连等以清热解毒。

巧用对药：茵陈配佩兰，茵陈苦能燥湿，寒能清热，并善渗泄而利小便。《本草正义》言："入膀胱经，发汗利水，以泄脾胃之湿热。"佩兰其气芬芳清香，长于醒脾，宣湿化浊，善能祛除中焦秽浊陈腐之气。两者合用，醒脾化湿，对胃黏膜糜烂伴幽门螺杆菌阳性者有一定疗效。

4.特殊情况

若胃镜下示巨大溃疡伴重度异型增生者，则宜手术治疗。

5.典型病案

患者姓名：田某某　　　　性别：男　　出生日期：1944年6月15日

初诊日期：2017年10月11日　发病节气：寒露

主诉：间断胃脘疼痛2年，加重7天。

[现病史]患者缘于2年前因情志不畅出现胃脘疼痛，起初症状较轻，未重视，症状呈间断发作。患者7天前感冒后出现胃脘部疼痛加重，自服奥美拉唑，疼痛无缓解，今为求进一步治疗，遂就诊于我处门诊，查电子胃镜示：贲门多发结节、胃多发溃疡；病理示：贲门黏膜慢性炎症、胃窦黏膜重度慢性炎症，黏膜糜烂，间质肌组织增生；幽门螺杆菌试验呈阳性（＋）。现主症：胃脘疼痛，空腹为甚，脐周时有疼痛，偶有胃胀、嗳气，无烧心反酸，无腹胀，无恶心呕吐，纳可，寐可，大便质稀，每日3~4次，小便可。

[既往史]高血压病病史11余年，血压最高达150/100mmHg，现口服尼群地平10mg，每日1次，血压控制可。冠心病病史1年余，现口服硝酸异山梨酯片5mg，每日1次。痛风病史6年余，胆囊炎、肾囊肿1年余。50余年前因阑尾炎行手术治疗。否认肝炎、结核或其他传染病病史，预防接种史不详。否认外伤史。否认输血史。

[过敏史]否认食物及药物过敏史。

[体格检查]双肺呼吸音清，未闻及干湿性啰音，心率74次/分钟，律齐，心音正常，各瓣膜听诊区未闻及病理性杂音。腹平坦，全腹触之柔软，剑突下轻压痛，肝脾肋缘下未触及，无腹肌紧张及反跳痛，墨菲氏征阴性，麦氏点无压痛，肝区无叩痛，肠鸣音正常存在。舌紫暗，有瘀斑，苔白腻，脉弦滑。

[辅助检查]电子胃镜示：贲门多发结节、胃多发溃疡。病理结果示：贲门黏膜慢性炎症、胃窦黏膜重度慢性炎症，黏膜糜烂，间质肌组织增生。幽门螺杆菌试验呈阳性（＋）。

[中医诊断]胃脘痛病。

[证候诊断]气滞湿阻，热毒络瘀。

[西医诊断]胃多发溃疡；贲门结节；幽门螺杆菌感染；高血压2级；冠状动脉粥样硬化性心脏病；慢性胆囊炎；肾囊肿；痛风。

[治　　法] 理气化湿，解毒活血。

[处　　方]

雷贝拉唑肠溶胶囊	2粒	2次/日	早晚空腹
奥硝唑片	2片	3次/日	饭后半小时
阿莫西林克拉维酸钾	2片	3次/日	饭后半小时
荆花胃康胶囊	2粒	4次/日	饭后半小时及睡前

嘱服药14天，停药28天后复查。服药期间禁止饮酒。

二诊：2017年10月25日，患者诉仍有胃脘疼痛，偶有脐周疼痛，无烧心反酸，口干口苦等症状。纳可，寐可，大便稀，每日3~4次。予理气化湿，解毒活血中药，具体处方如下。

柴胡 12g	黄芩 9g	木香 6g	枳实 15g
延胡索 20g	茯苓 15g	白术 12g	石菖蒲 20g
郁金 12g	茵陈 15g	砂仁 10g	蒲公英 20g
连翘 12g	三七 3g	莪术 6g	白花蛇舌草 12g

7剂，每日1剂，水煎取汁300ml，早晚饭后2小时温服。

三诊：2017年11月4日，患者诸症得减，胃脘疼痛明显减轻，偶有胃胀、嗳气，纳可，寐安，大便每日1~2次，质可，小便调。舌暗红，苔白腻，脉弦滑。上方加荔枝核10g。

14剂，每日1剂，煎服法同前。

四诊：2017年11月18日，患者胃脘痛消失，无明显嗳气，未诉其他明显不适，纳可，寐安，大便每日1次，质可，小便调。舌暗红，苔白腻，脉弦滑。调整处方如下。

柴胡 12g	黄芩 9g	木香 6g	枳实 15g
延胡索 15g	茯苓 15g	白术 12g	石菖蒲 20g
郁金 9g	茵陈 10g	砂仁 6g	蒲公英 15g
连翘 12g	三七 3g	莪术 9g	白花蛇舌草 12g
仙鹤草 10g	丹参 12g	当归 12g	

7剂，每日1剂，煎服法同前。

五诊：2017年11月25日，患者查幽门螺杆菌阴性。未诉明显不适，嘱其按上方继服2周，症状消失。嘱其规律饮食，忌辛辣、油腻、刺激之品，忌烟酒，注意休息，调节情绪。观察病情变化，不适随诊。

> **按语：** 消化性溃疡病位在胃，涉及肝、脾两脏。本病由情志内伤，导致气机郁滞，湿热内阻，热毒蕴结，瘀血阻络。方中蒲公英、茵陈、白花蛇舌草清热解毒；当归、莪术、三七、延胡索活血化瘀、通络止痛；气为血之帅，气行则血行，活血化瘀药配伍理气药，可加强活血化瘀之效。理气之品选用柴胡、木香、枳实等，使理气而不伤正。诸药合用，使气滞消、热毒祛、气血调、脾胃调，血流通畅，促进溃疡愈合。胃溃疡属于胃癌前疾病的一种，现代药理学研究，白花蛇舌草、仙鹤草可增强机体免疫力，抑制肿瘤细胞的生长，具有预防胃癌发生的作用。此外，在治疗过程中强调整体调治，对患者饮食习惯、服药方法、适当休息等综合指导，以改善临床症状，促进溃疡愈合，减少复发。

（三）胃食管反流病

1.病机演变

本病的基本病机为胃失和降，胃气上逆。初病多实，以气、火、痰、瘀为主。《证治汇补·吞酸》曰："大凡积滞中焦，久郁成热……因而作酸者，酸之热也。"胃主受纳腐熟水谷，饮食不节，则胃内积滞难消，气机阻滞、湿热内生，致胃失和降，发为本病。肝胃不和证，多因情志不调，肝失疏泄，气机不畅，肝气犯胃所致，临床常见嗳气，反酸，脘腹胀满，恶心呕吐等；肝胃郁热证，多因肝气郁久，郁而化热，肝气郁滞，郁久化热所致，《临证医案指南》指出"郁则气滞，气滞久必化热"，临床表现为烧心，反酸，性情急躁易怒，胁肋隐痛，口干口苦等；气滞日久，津液运行不畅，聚而为痰；痰气交阻证，患者的主要症状则为咽中异物，或咽中如堵，胸膈痞闷等。气郁久之，气载血行，血行不畅，气滞血瘀，或气虚而致瘀，或气郁久而化热，耗伤阴血，津枯血燥而致瘀，气病及血。久病多虚，主要包括脾气亏虚及胃阴亏损两方面，后期当胃阴虚发展到一定程度时，累及肾阴肾阳，导致阴阳两虚。其中脾气亏虚导致运化失职，脾气不升，胃气不降，可出现嗳气、痞满、纳差等证；胃阴亏损，食管失于濡润，患者可有咽干、吞咽困难、声音嘶哑等证。常反复发作，病程久延，特别是到疾病后期，虚实夹杂。

总之，本病初期多为实证、热证，随病情的进展，常由实转虚，虚实夹杂。在疾病的初期，以肝胃不和证、肝胃郁热证、痰气交阻证多见；中虚气滞证、胃阴不足证及气滞血瘀证多见于疾病的后期；中虚气逆及瘀血阻络证皆为发病日久，正气受损，脏腑亏虚，病程往往较长，故为少见。本病发展到后期脾胃虚弱，生化乏源，气运无权，致瘀血内阻，从而出现血瘀的症状。病程则相对较长，病机复杂。

2.分期治疗

（1）发作期

①肝胃不和证

肝气郁滞，清阳不升，脾胃失清阳之推动，不能正常行使其功能，胃主腐熟水谷，以降为顺，胃气降，水谷消，然清阳不升，胃失清阳之气推动，欲降不能，故见不欲饮食，胃失和降则喜呕。少阳之脉行于两胁，故令胁痛。其经属于胆，胆汁上溢，故口苦。治疗上以疏肝理气和胃为治疗原则，常用药物有半夏、紫苏叶、厚朴、柴胡、香附、郁金、木香、青皮。

②肝胃郁热证

肝属木，主疏泄；胃属土，主受纳、腐熟。脾胃正常的运化有赖于肝胆疏泄功能的正常。如若肝疏泄功能异常，影响脾胃气机升降。《血证论》亦有："木之性主于疏泄，食气入胃全赖肝木之气以疏泄之，而水谷乃化。"《临证备要·吞酸》亦云"胃中泛酸，嘈杂有烧灼感，多因于肝气犯胃"。指明情志不遂，肝郁而化热，肝胃郁热，胆随胃逆，发为本病。治疗上以疏肝泄热和脾胃为治疗原则，常用药物有蒲公英、黄连、黄芩、栀子等。

③痰气交阻证

情志不畅，饮食不节，脾胃升降失常，肝当升不升，胃当降不降，聚湿为痰，痰气交阻，胃气上逆，《证治汇补》记载："忧郁失志，及膏粱厚味，醇酒淫欲，而动脾胃肝肾之火，致令血液衰耗，胃脘枯槁，气郁成火，液凝为痰。痰火相因，妨碍食道，饮食难进，噎膈所由成也。"治疗以化痰理气为原则，临床上常用药物半夏、厚朴、茯苓、紫苏叶、紫苏子、浙贝母。

（2）缓解期

①中虚气滞证

素体脾胃虚弱，久则阴寒内生，中气不足，气行不畅而出现气机阻滞，脾胃运化功能失职，则脾胃失和。治宜益气和胃降逆，临床治疗常用药有白术、砂仁、陈皮、半夏、附子、旋覆花、代赭石、甘草、党参、茯苓、黄芪。

②胃阴不足证

胃阴亏虚，多由于外感燥热病邪，耗伤胃中津液；或气郁化火、灼伤胃阴；或热病后期，邪热久稽，耗阴伤液；或久病不复，消灼阴液等。胃中津液充足，源泉不竭，故能濡润食物，助于消食化谷。若胃阴不足，津液匮乏，水谷之源枯竭，燥气横生，则胃失濡润之气而运化失常。治疗上应注意养阴生津，用药宜甘温而不燥，柔养而不腻，临床上常用药有麦冬、沙参、生熟地、玄参、玉竹、芦根等。

③气滞血瘀证

气为血之帅，血为气之母，气行则血行，气血调和则脏腑、经络、身体机能正常。正所谓"血气不和，百病乃变化而生""人之所有者，血与气耳。"（《素问·调经论》），胃食管反流病后期，正气亏虚，气行不畅，"血之在身，随气而行，常无停积"（《诸病源候论》），是故血行失常，不能随气行之而成瘀血，故治疗时以理气活血化瘀，兼加补益之品为原则。临床常用药有当归、红花、白芍、太子参、红景天、山萸肉、黄精等。

反流性食管炎虽然病机复杂，症状多变，但临床辨证时，当谨守本病之病机关键，再审其虚实寒热、兼夹邪气，然后分而治之。治疗反流性食管炎应根据脾胃的生理功能与主症特点，分为发作期和缓解期，分别治之，并结合调理脾胃枢机、肝胃共举、扶正祛邪等法，疗效显著。以上证型可单独出现，亦可相互兼夹而数型并见，临证虽有夹寒、夹热、夹痰、夹瘀等不同，但临证总根据具体症状辨证论治，对各种证型反流性食管炎随证加减变化，准确把握疾病病机要点。

3.典型病案

患者姓名：任某某　　　　性别：男　　　出生日期：1976年12月
初诊日期：2016年1月9日　　发病节气：小寒
主诉：间断胸骨后烧灼感5年，加重2周。

[现病史] 患者缘于5年前因情志不畅出现胸骨后烧灼感，进食时明显，偶伴胃脘疼痛不适，间断口服雷贝拉唑等药物治疗，症状时轻时重。2周前生气后出现胸骨后烧灼感症状加重，进食时症状明显，偶伴胃脘胀痛，自服雷贝拉唑等药物后症状无缓解，2天前在石家庄某医院查电子胃镜示：反流性食管炎，胃息肉，慢性非萎缩性胃炎。为求进一步系统诊治，遂就诊于我处门诊。现主症：胸骨后烧灼感，进食时明显，伴胃脘胀痛、胁肋胀痛，嗳气，偶有反酸，咳吐白痰，乏力，无恶心呕吐，纳少，夜寐欠安，大便质可，每日1次，小便可。

[既往史] 平素健康状况一般，既往有咽炎及鼻窦炎病史2年，未系统诊治。否认高血压、冠心病、糖尿病病史。否认肝炎、结核或其他传染病病史，预防接种史不详。否认外伤及手术史。否认输血史。

[过敏史] 否认食物及药物过敏史。

[体格检查] 发育正常，营养良好，体形肥胖，咽及扁桃体无红肿，心肺查体未见明显异常。腹平坦，全腹触之柔软，剑突下压痛，肝脾肋缘下未触及，无腹肌紧张及反跳痛，墨菲氏征阴性，麦氏点无压痛，肝区无叩痛，肠鸣音正常存在。舌红，苔黄腻，脉弦数。

[辅助检查] 电子胃镜示：反流性食管炎，胃息肉，慢性非萎缩性胃炎。

[中医诊断] 吐酸病。

[证候诊断] 肝胃郁热证。

[西医诊断] 反流性食管炎；胃息肉；慢性非萎缩性胃炎。

[治法] 疏肝泄热，和胃降逆。

[处方]

| 柴胡12g | 黄芩6g | 蒲公英12g | 炒栀子6g |
| 茵陈10g | 石菖蒲20g | 郁金9g | 炒枳实12g |

茯苓 20g	麸炒白术 6g	白豆蔻 6g	清半夏 12g
川芎 9g	醋香附 12g	白芍 10g	陈皮 12g
生牡蛎 20g	焦神曲 15g	冬凌草 12g	石斛 10g

7剂，每日1剂，水煎取汁300ml，分早晚饭后2小时温服。

二诊：2016年1月16日，胸骨后烧灼感减轻，偶有胃脘胀满胁胀，偶有嗳气，舌红，苔黄腻，脉弦。调整处方，栀子9g，去牛膝、桑叶，加威灵仙9g、麦冬12g。

7剂，每日1剂，煎服法同前。

三诊：2016年1月29日，患者偶诉咽部有痰，不易咳出，余症皆好转，调整处方如下。

柴胡 12g	黄芩 6g	蒲公英 12g	炒栀子 6g
茵陈 10g	石菖蒲 15g	郁金 6g	炒枳实 12g
茯苓 12g	麸炒白术 6g	白豆蔻 6g	清半夏 12g
川芎 9g	醋香附 12g	白芍 10g	陈皮 12g
生牡蛎 15g	焦神曲 10g	冬凌草 12g	石斛 10g
威灵仙 9g	麦冬 12g	紫苏梗 10g	

7剂，每日1剂，煎服法同前。

按语：本例患者以疏肝理气为主，运用柴胡、黄芩、枳实、陈皮理气降逆；加蒲公英、栀子、冬凌草等清热之品；佐以石菖蒲、白豆蔻祛湿化浊；半夏降逆消痞，共奏理气和胃降逆之功。气滞日久，可由气及血，气血俱病，络道不通，瘀血内阻。可酌情加入川芎、香附、石斛等可养血活血，滋阴润燥。冬凌草是治疗咽喉食管病的要药，现代药理学研究，冬凌草甲素具有抗肿瘤的功效。本病病证相结合，既能改善临床症状，又能改善食管黏膜病变。

（四）胃癌

1.病机演变

胃癌是在情志不畅、饮食不节、内伤劳倦、外感六淫等内外致癌因素的基础上作用于人体，初期多发生于素体脾胃虚弱的基础上，脾胃升降失常，肝胃不和，脾胃气滞，此阶段病情较轻。胃癌初期邪毒内壅，气滞络阻，胃失和降，标实为主；中期病则气滞血瘀，痰瘀互结，加之脏腑功能失调，进而影响气血津液的运行而产生病理产物如痰、瘀等，进一步阻滞气机，造成邪积毒蕴，加重病情；后期多津液气血耗伤，《医林改错》云："肚腹结块者，必有形之血"，表明气虚致血行不畅，血瘀凝滞不散，瘀结日久，可致癌瘤停聚脏腑经络、四肢百骸之中，耗伤人体津液阴血。传统医学认为肿瘤的形成多与脏腑失调、精气亏虚、气滞血瘀、痰湿凝聚、热毒蕴结等有关。"脾胃虚弱，癌毒蕴结"乃是贯穿胃癌始终的主要病机，故治疗当在"健脾和胃，解毒散结"的基础上，依据病变阶段的不同、正邪主次之异而辨证论治。

2.分期治疗

在长期的临床研究中体会到：中医治疗应贯彻于胃癌治疗的始终。此即中医治疗癌症的"全程性"：早期胃癌，多呈气滞血瘀，痰瘀互结，术前通过中医治疗可减少肿瘤负荷为手术创造条件，术后通过中医治疗提高患者机体耐受力以尽快适应化疗治疗。进展期胃癌，中医治疗与化疗结合，可有效地减轻化疗不良反应，提高化疗疗效，预防胃癌的转移及复发，起到减毒、增效、控制转移的作用，提高近期及远期疗效。晚期胃癌，中医治疗可起到减轻症状、缓解痛苦作用，在一定程度上改善患者生存质量，维护患者的尊严。

（1）早期胃癌

早期胃癌系指癌组织局限于胃黏膜和黏膜下层，不论其面积大小，也不考虑其有无淋巴结转移。我国早期胃癌约占胃癌的10%左右，一般认为胃癌早期亦可发生淋巴结转移，因此 D2 根治术一直作为早期胃癌的标准手术在国内外都取得非常良好的效果。随着早期胃癌分子生物学及临床病理学的深入研究，对早期胃癌淋巴结转移规律及生物学行为有了一定的认识。早期胃癌的治疗发生了很大的变化，即提出缩小胃切除和淋巴结清扫范围的手术，包括经胃镜下黏膜切除术、镜下黏膜下层切除、腹腔镜下楔形切除术和腹腔镜下胃内黏膜切除术、腹腔镜下胃癌根治术等。

胃癌早期，尚耐攻伐，未接受手术患者疾病状态尚未遭受破坏，邪盛而正不虚，治当遵循《素问·至真要大论》所言"坚者消之，客者除之""结者散之，留者攻之"的原则。胃癌早期多表现为气滞络瘀、邪实毒蕴，正气虚不是很显著，治疗以攻为主，临床多采用莪术、蜈蚣、全蝎、桃仁、红花以活血化瘀。此时是治疗胃癌的关键阶段，切不可片面强调扶正、单纯补虚，否则只能延误病情，错过时机。且邪去则正自安，若能采用合理有效的抗癌手段，不仅能够抑制癌毒，而且可以减轻毒邪对正气的侵袭，从而维护正气。

（2）进展期胃癌

进展期胃癌为肿瘤突破黏膜下层且不伴有远处转移者，常已达到局部晚期或发生侵犯腹膜、包围大血管或远处转移，预后差，故而进展期胃癌又称中晚期胃癌。对于进展期胃癌较为统一的认识是主要以根治性切除为目的及标准所进行的标准手术，其要求切除2/3以上胃及D2淋巴结清扫术。但是采用单纯手术治疗，患者的术后生存率较低，容易复发，因此临床常常结合各种化疗、放疗、术中腹腔内热灌注治疗、靶向治疗以及配合中药汤剂等方式，以取得更好的治疗效果。

通过文献分析，进展期胃癌以虚证、寒证为主，临床表现主要是胃脘疼痛、怕凉、舌紫暗、脉沉迟或沉细，此时多为胃癌中期脾阳不振，脾主运化，脾的功能失常就会影响水液代谢，产生痰饮水湿等病理产物，进而阻滞气机，气滞血瘀终成癥瘕积聚。在治疗时以健脾益气、温中益气为基础，调补后天脾胃扶正基础上，再针对不同证型兼以祛邪。这与目前肿瘤"扶正祛邪"理论一致，现代药理学研究表明，温中健脾中药能显著提高体内免疫细胞的数目，并具有抗肿瘤的作用。诸多医家以健脾益气为基础方治疗进展期胃癌，可不同程度地改善患者生活质量，延长生存期。

（3）晚期胃癌

晚期胃癌由于广泛的淋巴结转移、直接浸润、腹膜播散性转移和种植等情况，处理难度大，失去手术根治的机会；加之手术风险大、并发症多及病死率高，姑息性切除术的临床价值得不到重视。近年来随着外科治疗理论的发展和技术的进步，晚期胃癌的外科治疗观念也发生了改变。姑息性切除术能减轻机体肿瘤负荷，为机体提高免疫功能，抑制肿瘤的生长提供可能，辅以术前术后化疗、术中腹腔化疗和免疫治疗再加之中医治疗，可以延长晚期胃癌患者的生存期，改善其生活质量。

晚期胃癌重调补，因肿瘤是有形之物，攻勿伐伤正气，补勿呆补壅滞。本阶段患者状况极差，既不耐攻伐，又虚不受补，故重在调补，着眼一个"调"字，以期达到"养正积自除"的目的。此时更需要固护脾胃功能，扶助胃气，正如《黄帝内经》言："得谷者昌，失谷者亡"。这句话出自西汉·刘安《淮南子》"有胃气则生，无胃气则死""胃气一败，百药难施"，在胃癌的治疗过程中，手术、化疗以及长期服用某些苦寒攻伐的中药，均可造成脾胃受损，五脏皆秉气于胃，胃气一旦衰弱，则人体元气必将失去充养而衰，故胃癌的晚期治疗过程中，必须要注重保护好脾胃功能，顾护"胃气"，保住"后天之本"。脾胃虚弱，运化失司者常以茯苓、山药、砂仁以健脾助运，配以谷芽、麦芽以增强其助运消胀之功；毒邪内耗，伤酌津液，加之脾不能为胃行其津液，故胃癌患者常有胃阴亏虚，每予方中加入麦冬、石斛、沙参以养阴生津。但必须注意，该阶段虽然以调补为主，但只要条件允许，仍应适当予以攻邪之品。

3.典型病案

患者姓名：张某某　　　　性别：男　　出生日期：1976年12月
初诊日期：2016年8月12日　　发病节气：寒露
主诉：间断胃脘部疼痛半年，加重2天。

[现病史] 患者缘于半年前因饮食不节出现胃脘部疼痛，间断口服雷贝拉唑等药物治疗，症状时轻时重。2天前患者胃脘疼痛加重，为求进一步系统治疗，今就诊于我处门诊。现主症：胃脘疼痛，伴胃胀、烧心、反酸，身热，易出汗，口干，纳差，近半年体重减轻近6.5kg，夜寐可，大便质可，每日1次，小便调。

[既往史] 平素健康状况一般。否认高血压、冠心病、糖尿病病史。否认肝炎、结核或其他传染病史，预防接种史不详。否认外伤及手术史。否认输血史。

［**过 敏 史**］否认食物及药物过敏史。

［**体格检查**］发育正常，营养良好，心肺查体未见明显异常。腹平坦，全腹触之柔软，中上腹压痛明显，肝脾肋缘下未触及，无腹肌紧张及反跳痛，墨菲氏征阴性，麦氏点无压痛，肝区无叩痛，肠鸣音正常存在。舌紫暗，苔黄腻，脉弦细。

［**辅助检查**］电子胃镜示：胃癌。病理结果示：低分化腺癌。

［**中医诊断**］癌病。

［**证候诊断**］气阴两虚，瘀血内阻。

［**西医诊断**］胃癌。

［**治 法**］益气养阴，活血散结。

［**处 方**］

嘱患者行胃癌切除手术治疗后服用中药调理，患者拒绝手术，要求中药治疗。具体处方如下。

太子参 20g	红景天 12g	山萸肉 10g	黄精 10g
北沙参 20g	麦冬 20g	石菖蒲 20g	郁金 12g
砂仁 10g	藤梨根 15g	野葡萄藤 15g	水红花子 10g
浙贝母 12g	清半夏 12g	香橼 15g	佛手 20g
半枝莲 20g	石见穿 15g	白花蛇舌草 12g	

7剂，日1剂，水煎取汁300ml，早晚饭后2小时温服。

二诊：2016年8月24日，胃脘胀满，偶有烧心、反酸，无嗳气，口干，纳差，夜寐可，大便每日1次，质可，小便调，舌紫暗，苔黄腻，脉弦细。

调整处方，加枳实12g，瓦楞子12g，7剂，每日1剂，煎服法同前。于当地药房继续按次方抓药，服用一个月。

三诊：2016年9月31日，患者自诉胃胀稍减，调整处方，服用7剂中药汤剂，煎服法同前。

后一直在原方基础上对症调药，坚持中药治疗，患者病情稳定。

2018年3月19日，患者诉无明显不适，纳可，夜寐安，大便1~2日一行，舌红，苔黄腻，脉弦。处方调整如下。

太子参 30g	红景天 12g	山萸肉 10g	全蝎 6g
北沙参 20g	石斛 20g	砂仁 10g	藤梨根 15g
僵蚕 10g	清半夏 12g	白英 12g	佛手 20g
半枝莲 15g	石见穿 15g	香附 20g	

14剂，每日1剂，嘱咐患者2日1剂，但需坚持服药。

按语：“脾胃虚弱，癌毒蕴结”贯穿于胃癌始终，治疗当健脾和胃，解毒散结。刘教授治疗胃癌时，无论初期、中期、末期，均需时时顾护脾胃，滋养气血生化之源，扶助正气。太子参、红景天健脾益气养阴；山萸肉、黄精滋补肝肾，扶助正气；石菖蒲、郁金、砂仁化湿和胃，杜绝生痰之源；藤梨根、野葡萄藤、水红花子活血散结；浙贝母、清半夏化痰散结；香橼、佛手理气散结；半枝莲、白花蛇舌草、石见穿清热解毒散结，且具有提高机体免疫力、防癌抗癌作用。上药相合而用，针对癌毒病邪，气、湿、毒、痰、瘀等诸病机而采用祛邪之品，以增强解毒散结之力。既针对主病机，又充分发挥中医辨证论治之优势，并可起到执简驭繁，事半功倍之效。

三、治与养相结合

治养结合是指通过各种调摄养护措施，辅助或帮助人体恢复正气，增强体质，使人体各项机能尽快恢复正常，使机体处于阴平阳秘，使五脏六腑各司其职，气机调畅，升降有序，功能正常，从而提高人体自身驱邪能力，邪气去，正气复，以达到疾病康复得目的。同时尽量避免调养失当，加重病情，未能阻止疾病的进展、演变，导致病情加重，甚至转化为其他疾病，最终病情恶化、难以治愈。

（一）无病之养，无病之防，未病先防

1.饮食之养

（1）饮食多元，杂食不偏

《素问·脏气法时论》云：“五谷为养，五果为助，五畜为益，五菜为充，气味合而服之，以补精益气。”五谷，指粳米、小豆、麦、大豆、黄黍。五果，指桃、李、杏、栗、枣；五畜，指牛、羊、豕、犬、鸡；五菜，指葵、藿、薤、葱、韭。五谷多泛指各种粮食，为养育人体之主食，富含碳水化合物、蛋白质和脂肪等，营养配比合乎人体需要。我国人民的饮食习惯是以碳水化合物作为热能的主要来源。因此，五谷的"养"是基本营养物质；五果的"助"是辅助补充营养；五菜的"充"有协同充足的意思；五畜的"益"是配合的，而且"益"本身就是加多，如果用之过多，就成为多上加多，变为过犹不及之物了。合理的膳食结构，意味着食物要合理搭配，种类要丰富多样，谷、肉、果、菜对人体都是重要和必要的，四者之间相辅相成，使膳食丰富而平衡，这也符合现代营养学观点。如果饮食结构单一，偏嗜肥甘厚味，则易于化热生火，出现痈疽疮毒等疾病，即"膏粱之变，足生大丁"。

（2）饥饱适宜，冷热适度

《素问·痹论》曰："饮食自倍，肠胃乃伤。"是指饮食违背规律，过饥或过饱，会导致脾胃损伤。唐·孙思邈在《千金要方·道林养性》中曰："饱则伤肺，饥则伤气，咸则伤筋，酢则伤骨。"因此，避免饮食的饥饱失宜对于胃病养生而言也是非常重要的原则。脂肪类的食物能够使人产生内热，甘甜的食物能够使人胸中胀满。长期过食脂肪类和甘甜类富有营养和高热量的食物能够导致人体营养过剩，造成身体肥胖，引发各种疾病，如胰腺炎、胆囊炎、糖尿病、高脂血症等。

良好的饮食习惯，亦要冷热适度，应以热无灼唇、冷无冰齿为宜。热食有利于体内脾胃气机运行，帮助消化。但饮食不可过热，现代研究证明，所食之物过热会灼伤消化道，至肠胃蕴热，变生他证；所食之物过冷损脾败胃，致胃不能腐熟、脾不能运化水谷精微，甚至损伤肺肾及人体阳气。胃病患者需注意细嚼慢咽，生食、粗糙之物及生硬黏腻等物不得食，临床实践证明，食用过热食物，容易造成食道损伤，引发食道炎症、胃炎甚至癌症等病变。喜爱饮食过冷的人，当过冷的食物如冷饮、冰镇啤酒等进入胃内，会导致胃肠收缩、痉挛，会引起腹痛、胃痛、腹泻等胃肠病变。故应"调其饮食，适其寒温"。

（3）一日三餐，规律进食

一般来说，胃对食物中的碳水化合物（糖类）、蛋白质和脂肪的排空，以糖类最快，蛋白质次之，脂肪最慢；稀食排空快于稠食，混合性食物餐的排空时间一般为4~5小时，故两餐之间以4~6小时为宜。尽管吃好一日三餐很重要，但错误的认识会使三餐搭配不合理、不均衡，使总能量摄入不足。

不吃早餐。上午人体的阳气旺盛，食物比较容易消化。胃经以后是脾经当令，脾可通过运化把食物变成精血，输送到人体的各个部位。没有食物，脾就运化无物，直接影响工作和学习的效率，易引起疲劳和记忆力下降。

只吃菜不吃饭。多见于减肥或经常聚餐者，以为不吃饭没关系，只要多吃菜，尤其是荤菜和蛋白质的摄入就行了。其实，饭（主食）对维持大脑功能至关重要，即使不吃饭，大脑和某些脏器或组织仍需以葡萄糖作为动能。为此，人体通过分解自身肌肉或摄入的蛋白质，将其转化为葡萄糖供能，这样会增加肝、肾的代谢负担，既浪费部分蛋白质，又削弱了体内骨骼肌量。

以水果、蔬菜代饭。片面认为蔬菜、水果含丰富维生素、矿物质和膳食纤维，多吃可美容和饱腹。其实蔬菜、水果中含碳水化合物（糖类）、脂肪和蛋白质很少，远远达不到工作和学习所需要的能量，而且过量的膳食纤维还会影响部分营养素和矿物质的吸收。

食物的选择，通贵于补。胃病患者的饮食应以温、软、淡、素、鲜为宜，戒咖啡、酒、肉汁、辣椒、芥末、胡椒等，这些会刺激胃液分泌；使胃黏膜受损的食物，应避免食用，但每个人对食物的反应都有特异性，所以摄取的食物应该依据个人的不同而加以适当的调整，无须完全禁食；忌食粗纤维多的蔬菜，如韭菜、豆角、芹菜等；少吃腌制食物，这些食物中含有较多的盐分及某些可致癌物；此外，炒饭、烤肉等太硬的食物，年糕、粽子等糯米类制品，各式甜点、糕饼、油炸的食物及冰品类食物，常会导致胃部的不适，应留意选择。

脾升胃降是脾胃重要生理功能之一。脾主升清，胃主降浊，饮食入胃，水谷之精归于脾，散布全身，水谷之浊气下注大肠，排出体外。脾主藏而不泻，胃主泻而不藏。吴昆说："脾胃宜利而恶滞。"因此，食补脾胃贵在肠胃通畅。临床上凡见脾胃虚弱者多由纳运失常所导致。

所以调补脾胃宜进清淡软食，待纳运功能逐渐恢复之后，尚可进荤腥油腻血肉有情之品。万万不可一见脾虚便予大补。进食膏粱厚味，易致脾运无力，食积胃腑，出现脘腹膨胀，上下不通，而变生百病。

2.起居之养

（1）顺应四时，起居有常

《灵枢·本神》提出四时养生的原则："春夏养阳，秋冬养阴"，《素问·四气调神大论》详细论述了顺时养生的方法："春三月，此谓发陈，天地俱生，万物以荣，夜卧早起，广步于庭……生而勿杀，予而勿夺，赏而勿罚。此春气之应，养生之道也……秋三月，此谓容平，天气以急，地气以明，早卧早起，与鸡俱兴，使志安宁，以缓秋刑，收敛神气，使秋气平，无外其志，使肺气清。此秋气之应，养收之道也……冬三月，此谓闭藏，水冰地坼，无扰乎阳，早卧晚起，必待日光，使志若伏若匿，若有私意，若已有得，去寒就温，无泄皮肤，使气亟夺，此冬气之应，养藏之道也。"脾胃病的发生与气候冷暖变化密切相关，而气候冷暖、四季更替是客观变化，不受主观意识控制，故要做到顺应四时来调整起居活动以达到养生的目的。春天气机升发，气血渐走于外，早起锻炼，增加室外活动时间，缓步慢行，放松心情，使阳气顺应季节变化以升发调达。夏季万物繁茂，应晚睡早起，尽量接受阳光的照耀，不要过分贪阴；情志舒畅，不要郁结成怒。秋天气候变燥，要收敛津精，以养内脏，早睡早起，与日同出，防寒保暖，减少户外活动。冬季树木枯萎，动物冬眠，应早睡晚起，待日而出。

（2）睡眠保障，卧安胃和

《素问·逆调论》记载："胃不和则卧不安"，而刘教授认为"卧不安则胃亦不和"。研究发现，长期熬夜睡眠不足的人，胃病的发病率是一般人的2~4倍，这是因为这些人的胃里缺乏三叶因子家族（TFF蛋白）的缘故。人的胃除能分泌胃酸和胃蛋白消化食物以外，还能分泌一种有自我保护作用的TFF蛋白，它能在胃黏膜上形成一种黏液膜，对胃黏膜起到保护作用，防止发生胃病。这种TFF蛋白白天分泌较少，晚上分泌较多，夜间分泌最多，可达白天的50倍左右。爱熬夜而睡觉少的人，胃就不能在夜间熟睡时大量分泌TFF蛋白，减少了它对胃的保护作用，容易引起胃炎、胃溃疡、胃癌等疾病。

（3）劳逸结合，作息有度

人们在工作和生活中必须要有劳有逸，不能过于安逸，也不能过于劳累。无论脑力劳动或体力劳动的时候都不能过于疲劳，否则，不利于胃病的恢复甚至会导致胃病的反复。中医所谓"劳则气耗"就是说的这个道理。所以，劳逸结合，按时作息，对人的长寿很有意义。但是"不妄作劳"并非什么都不做，古人提倡的是"常欲小劳"，不仅要"学而不息"，而且常宜尽可能做力所能及的劳动。

体力劳动要轻重相宜，由于受工种、工序、场所等的限制，自己任意选择劳动条件的机会较少，但仍要注意劳动强度轻重相宜。更重要的是，应安排好业余生活，使自己的精力、体力、心理、卫生等得到充分恢复和发展。脑力劳动要与体力活动相结合，动以养形，静以养神，体脑结合，则动静兼修，形神共养。家务劳动秩序化，操持家务是一项繁杂的劳动，只要安排得当，则能够杂而不乱，有条不紊，有劳有逸，既锻炼身体，又增添精神享受，有利于健康长寿。休息保养多样化，要做到劳逸结合，也要注意多样化的休息方式。休息可分为静式休息和动式休息，静式休息主要是指睡眠，动式休息主要是指人体活动，可根据不同爱好自行选择不同形式。如听相声、听音乐、聊天、看戏、下棋、散步、观景、钓鱼、赋诗作画、打太极拳等。总之，动静结合，寓静于动，既达到休息目的，又起到娱乐效果，不仅使人体消除疲劳，精力充沛，而且使生活充满乐趣。我国古代哲学家荀况有一句名言："美意延年"就是这个意思。

（4）适度锻炼，气血调畅

在避寒凉的基础上适度锻炼，以利于气血调畅，可促使胃病康复及消化功能增强。中医学认为脾主肌肉和四肢，通过肌肉、四肢的锻炼有利于健运脾胃，减少胃病的发生和促进其康复。锻炼可选用跑步、慢跑、打太极拳、练五禽戏、八段锦、爬山登高等，也可选择适当而轻松地出门旅游以使身心得到调节，情志舒畅，有利于胃病的康复。

3.心情之养

对于健康，联合国世界卫生组织（WHO）下了这样的定义："健康不但没有身体疾病和病症，还要有完善的生理、心理状态和社会适应能力"。这一定义从人的生理与心理统一的观点出发，把身体健康和心理健康结合起来，这就要求人们一方面要积极锻炼身体，以"动"为养生要义；另一方面必须注意心理健康，培养开朗、乐观的性格，保持愉快的心境和健康的感情。

脾胃病多为慢性病，长期迁延不愈可导致抑郁、焦虑等心理障碍。焦虑为现代人普遍的"心病"。患者通常对自身症状的意义认知不恰当，对症状曲解、疑虑。这种认知性焦虑反过来又使焦虑加重，成为这类疾病难以治愈的原因之一。有部分慢性胃病患者，患病前就有神经衰弱、长期失眠、焦虑、忧郁，或由于过度的精神刺激、心境不佳、长期情绪低落、工作压力大等症状，结果导致植物神经功能失调，胃黏膜营养不良，胃腺分泌异常等，长期失调失养则发展成慢性胃病。因此，在胃病的预防上要重视精神调和。一旦患病更应注意调畅情志，调整五脏的功能，对外界事件做出正确的评价及应答，或调节欲望使高低适宜。

内静怡情，怡情即要做到淡泊平静，不以物喜，不以己悲，去除私心杂念及无端欲望。《素问·上古天真论》曰："恬淡虚无，真气从之，精神内守，病安从来。"认为怡情的关键在于无所欲求，只有如此方可宁神定心，从而达到健体防病的目的。

移情怡性，即通过一定的方式转移意志，从不良情绪中解脱出来。孔子就善于用音乐来调节情绪，抒发心情。古代医家在五行相克基础上认为人的喜、怒、忧、思、悲、恐、惊等心理活动存在相互克制的关系，从而采用以情制情的方法来治疗心理疾病，这种方法为养生所借鉴，其实也是移情怡性的一种方式。例如，喜，是一种良性刺激，能缓和紧张情绪；喜制悲，在人极度悲伤时，适当加以诱导，使其保持乐观豁达情绪，可以使其从悲伤情绪中解脱出来，从而不至影响健康。因此，经常保持乐观向上的情绪，对机体健康是大有裨益的。

除避风、寒、暑、湿、燥、火六淫之邪外，还要主动寻求良性的环境刺激，色养眼、乐悦耳、闻花香，赏美味，水疗、花疗、阳光疗、海滩疗等。这些对人体脏腑气血产生积极的作用，能达到养生、怡情、疗疾的目的。宋代文坛大师欧阳修，"尝有幽忧之疾，而闲居不能治也"，继而学琴于孙友道滋，受宫音数引，久则乐乐愉然，不知疾之在体也。

（二）有病之养，无毒治病，既病防变

中医治病提倡治养结合，重视养生调摄，主张未病先防、既病防变。在治疗过程中，要重视处理疾病初期、中期、末期不同时期病机演变，正确处理邪正关系，谨遵病有久新，方有大小，有毒无毒，固宜常制矣。谷肉果菜，食养尽之。无使过之，伤其正也。不尽，行复如法。在治疗上不宜过分依靠药物，以防太过，伤及人体自身正气，重视治养并举。在治疗疾病的过程中，配合饮食调护或中药茶饮，往往事半功倍。

粥是我们的主食，也是药膳之一。以粥养生最早见于《黄帝内经》，《伤寒论》中也有多处"啜粥助药"的记载，李时珍十分推崇粥养，在其《本草纲目》谷部专门设有粥篇，认为粥能"畅胃气，生津液……能推陈致新，利膈益胃"，又因其"极柔腻，与肠胃相得"，故"最为饮食之良"。中药代茶饮可据病情需要辨证组方、随证加减，程序简单，既保持了中药汤剂的特色，又克服了传统汤剂煎煮烦琐、携带不便等缺点，与现代生活节奏加快的发展趋势相适应；而且中药代茶饮便于贮存，易于携带，可随时多次饮用，且吸收完全，具有良好的辅助治疗作用。以下针对常见四种胃病，结合临床案例分别做以论述。

1.慢性胃炎

（1）一般调护

慢性胃炎，不论是浅表性、萎缩性、或伴糜烂、或伴胆汁反流，总的原则是：应该吃软的、易消化的、富于营养的；应该禁凉冷的、硬黏的、辛辣的、油炸的；规律饮食，一日三餐，定时定量。胃炎病情较轻的患者虽不必过分拘泥于饮食种类及样式，但多样化饮食能供给机体足够的能量，营养均衡，提高人体抵抗力，有利于疾病的恢复。平时胃炎患者可多进食新鲜蔬菜、水果；肉类可食用鸡肉、鱼肉等性平和之品，少食及勿食狗肉、驴肉、羊肉、鹿肉等温补类，以免助阳化火，火上浇油；进食牛奶、鸡蛋时，可伴碳水化合物一起服用，以助消化；慢性胃炎患者可以适量饮用牛奶，但是不建议空腹食用，以免导致消化不良，产生牛奶性腹泻，同时经常胃胀的患者不适合饮用

牛奶，因为牛奶中所含成分消化后容易产生乳糖和二氧化碳，使胃胀加重，甚至导致胃痛。我们还应学会自我调节，排解不良情绪，避免情志因素对机体产生长久的恶性刺激，导致疾病加重；鼓励患者树立起战胜疾病的信心，积极乐观地对待疾病，坚持按疗程用药治疗。

（2）粥养茶疗

①肝胃气滞证

[**临床表现**] 胃脘胀满或疼痛，或连及胁肋，胸闷，嗳气，遇恼怒而作或症状加重，舌淡红或红，苔薄白，脉弦。

[**主　　方**] 柴胡疏肝散。

[**调养方式**] 多吃小麦、生姜、海带、海藻、萝卜、山楂等具有行气解郁的食物，忌食壅滞气机的食物，如豆类、红薯、南瓜等，睡前避免饮茶或咖啡等提神之品；如气滞日久，变生郁热者，宜食栀子、杏仁、莲子、菊花等。

[**食 疗 粥**] 柚皮粥、萝卜粳米粥、金橘山药粥。

➤ 柚皮粥：鲜柚皮1个，粳米60g，葱适量。将柚皮放碳火上烧去棕黄色的表层并刮净后放清水冲泡1天，切块加水煮开后放入粳米煮粥，加葱、盐、香油调味后食用。

➤ 萝卜粳米粥：鲜萝卜汁100ml，粳米100g。先将萝卜洗净捣烂，取汁100ml，同粳米一块加水500ml，煮为稀粥。早晚温热服用。

➤ 金橘山药粥：金橘20g，鲜山药100g，小米50g，白糖15g。将金橘洗净，切片备用。山药去皮，切片，与金橘片及淘洗干净的小米一同入锅，加适量水，用大火煮开，改用小火熬成稠粥，加入白糖即成。

[**代 茶 饮**] 槟榔饮、佛手茶、玫瑰露。

➤ 槟榔饮：槟榔10g，炒菜菔子10g，橘皮1块，白糖少许。将槟榔捣碎，橘皮洗净。槟榔、橘皮、菜菔子放入锅内，加清水适量，用武火烧沸后，转用文火煮30分钟，去渣留汁，加白糖搅匀即成。

➤ 佛手茶：鲜佛手15g（干品6g），胡桃20g。用水冲泡代茶或用佛手、胡桃各20g，煎水代茶饮。

➤ 玫瑰露：玫瑰花约40g。每年4~6月间，在玫瑰花蕾将开放时，选取朵大、瓣厚、色紫、鲜艳、香气浓者，分批采摘后，用小火迅速烘干；烘时将花摊成薄层，花冠向下，待其干燥后，再翻转烘干其余部分；将干玫瑰花约40g放入烧瓶内，加入适量清水，将瓶塞盖上，接上冷凝管；然后将烧瓶置于酒精炉上加热，烧开后收取蒸馏液即得玫瑰露。

②湿热中阻证

[**临床表现**] 胃脘灼热，嘈杂，或胃脘胀满疼痛，呕恶厌食，肢体困重，大便不爽，小便短赤，口干不欲饮，舌淡红，苔薄黄或黄腻。脉弦数或滑数。

[**主　　方**] 连朴饮。

[**调养方式**] 进食清热除湿的食物，如荸荠、白木耳、西瓜、菠萝、百合、梨、白扁豆、绿豆、赤小豆、空心菜、苋菜、芹菜、黄瓜、冬瓜、藕等，忌食咖啡、羊肉、浓茶、狗肉、红糖等味辛而燥、性温热、助热伤阴之品。

[**食疗粥**] 赤小豆粥、麦饭石粥、扁豆莲藕粥。

➤ 赤小豆粥：赤小豆150g，糯米150g。每次取赤小豆50g，温水浸泡2~3小时，然后放水50ml左右，先煮赤小豆，将烂时，选用粳米50g（淘净），放入赤小豆汤内，共煮为稀粥，早晚温热顿服。

➤ 麦饭石粥：麦饭石100g，大米100g。先将麦饭石捣碎成粉粒状，加水浸泡半小时后，放火上煮沸，用纱布过滤取汁，去石；再将淘洗干净的大米放入锅内，用文火煮至米烂成粥。

➤ 扁豆莲藕粥：白扁豆、莲藕各50g，粳米100g，红糖适量。粳米淘净，加水1000ml，大火烧沸后，再将扁豆捣碎，莲藕洗净放入，转用小火慢熬成粥，放入红糖，熬熔。

[**代茶饮**] 木瓜米醋饮、绿豆饮、黄连茶。

➤ 木瓜米醋饮：木瓜500g，生姜30g，米醋50g。上述食物共同放入砂锅内，加适量水煮成汤。每2天服1剂，每剂分三次服完，可常服食。

➤ 绿豆饮：绿豆50g，莴笋20g。将绿豆头天泡凉水，至第二天泡胀，放入高压锅中，加入适量水，高压15分钟左右；把莴笋切成菱形块。将切好的莴笋和煮烂的绿豆一起放入豆浆机网中，加入适量清水，打成浆。

➢ 黄连茶：黄连10g，蒲公英3g，陈皮10g。将黄连、蒲公英与陈皮放于大茶杯中，沸水200ml浸泡，15分钟后饮用，可重复浸泡，每天3~5杯。

③胃络瘀阻证

[**临床表现**]胃脘疼痛，痛如针刺刀割，痛有定处而拒按，食后较甚，入夜为重，或见黑便，舌质紫暗或有瘀点或唇黑，脉沉涩或细涩。

[**主　　方**]丹参饮合失笑散。

[**调养方式**]以具有活血、散结、行气、疏肝解郁作用的食物为主供，如黑豆、海藻、海带、紫菜、萝卜、胡萝卜、金橘、橙、柚、桃、李子、山楂、醋、玫瑰花、绿茶等，少食肥猪肉等。

[**食 疗 粥**]萝卜山楂粥、桃李山楂粥。

➢ 萝卜山楂粥：鲜萝卜汁100ml，山楂50g，粳米100g。先将萝卜洗净捣烂，取汁100ml，同山楂、粳米一块加水500ml，煮为稀粥。早晚温热服用。

➢ 桃李山楂粥：李子汁100ml，桃仁50g，山楂50g，粳米100g。先将李子洗净捣烂，取汁100ml，同山楂、桃仁、粳米一块加水500ml，煮为稀粥。早晚温热服用。

[**代 茶 饮**]山楂核桃茶、三七、生韭菜汁。

➢ 山楂核桃茶：核桃仁150g，白糖200g，山楂50g。核桃仁用水浸30分钟，洗净后，再加少许清水，磨成茸浆，越细越好，装入盆内，再加适量的清水稀释调匀待用（约200g）；山楂用水冲洗干净，山楂要拍破放入锅内，加清水适量，用中火煎熬成汁，去渣留汁约1000g。再将山楂汁倒入锅内，加白糖搅匀，待融化后，再将核桃缓缓倒入锅内，边倒边搅匀，烧至茶微沸，即成。

➢ 三七：选用生三七研末，每次3g，以温开水冲服。每日2次。

➢ 生韭菜汁：选用新鲜韭菜500g，洗净捣汁温服，每次50ml，每日2次。

④胃阴不足证

[**临床表现**]胃脘隐痛或嘈杂，口燥咽干，消瘦乏力，大便干，舌

红少津，脉细。

[**主　方**] 沙参麦冬汤。

[**调养方式**] 多食甘凉滋润之品，如百合、鸡蛋、蜂蜜、燕窝、白木耳、豆腐、芝麻、黑豆、甘蔗、梨、椰子浆、猪蹄、鸭肉、鹅肉、松子、鳖甲等，忌食羊肉、狗肉、辛辣、煎炸、酒类等助火之品，多吃新鲜的蔬菜及水果，佐以西洋参、沙参、铁皮石斛、麦冬泡茶以养胃阴。此外应注意避免熬夜及剧烈运动，控制大量出汗，及时补充水分。

[**食疗粥**] 糯米百合莲子粥、石斛玉竹粥。

➤ 糯米百合莲子粥：糯米100g，百合30g，莲子（去芯）20g，红糖适量，共煮粥食用。每日1次。

➤ 石斛玉竹粥：选用大米100g，石斛12g，玉竹9g，大枣5个（去核）。先将石斛、玉竹放入砂锅内煮水600ml，后去渣，加入大枣、大米以文火煮粥食用。

[**代茶饮**] 玉竹山药鸽肉汤、沙参玉竹汤。

➤ 玉竹山药鸽肉汤：玉竹15g，山药20g，净白鸽1只，精盐及调料各适量。将鸽子肉切块，放砂锅中加玉竹、山药、精盐、调料，加水500ml，文火炖煮60分钟，肉熟烂后饮汤食肉。随意服食。

➤ 沙参玉竹汤：选用北沙参12g，玉竹9g，枸杞子10g，野水鸭肉150g，切块。将上述食材共放于砂锅内，煮汤，分次饮用。

⑤脾胃虚寒证

[**临床表现**] 胃脘隐痛，绵绵不休，喜温喜按，劳累或受凉后发作或症状加重，腹痛重，得食减轻，稍食即饱，食后脘胀，口淡不渴，纳呆，时吐清水，身倦乏力，神疲懒言，畏寒肢冷，大便溏薄，舌淡，苔薄白或白滑，脉沉迟或细。

[**主　方**] 黄芪建中汤合理中汤。

[**调养方式**] 以具有温中健脾食物为主供，如鹿肉、羊肉、狗肉、牛肉、牛奶、羊奶、童子鸡、鹅肉、麻雀、虾、鳗鱼、鱼鳔、辣椒、韭菜、大蒜、生姜、糯米、甘薯、山药、芡实、扁豆、麦芽糖、桂圆、红枣、栗子、银杏、胡桃、荔枝、菠萝、桃、杏、樱桃、杨梅、黑砂糖、桂皮、胡椒等，忌食黄瓜、藕、梨、西瓜、荸荠等生冷寒凉食物，

少饮绿茶。

[**食疗粥**] 桂枣山药粥、肉桂粳米粥、生姜羊肉粥。

➢ 桂枣山药粥：红枣12粒，山药约300g，桂圆肉两大匙，砂糖1/2杯。红枣泡软，山药去皮、切丁后，一同放入清水中烧开，煮至熟软，放入桂圆肉及砂糖调味。待桂圆肉已煮至散开，即可关火盛出食用。

➢ 肉桂粳米粥：肉桂末1~2g，粳米100g，砂糖适量。先将肉桂研成细末；再将粳米、砂糖共放入砂锅内，加水煮为稀粥，然后取肉桂末1~2g，调入粥中，改用文火，再煮沸，待粥稠停火即可。早晚餐时空腹温食。

➢ 生姜羊肉粥：选新鲜瘦羊肉250g，切成薄小块；大米100g洗净；生姜15g，去皮，切成姜丝。先将羊肉加清水放入砂锅内煮烂，再放入大米，以中火煮成粥，待好时放入姜丝再煮片刻，即可分次食用。

[**代茶饮**] 参枣饮、生姜橘皮汤、姜韭牛奶饮。

➢ 参枣饮：取红枣10枚（去核），党参10g，陈皮6g，煎水代茶饮。每日1次，连服5~7日。

➢ 生姜橘皮汤：生姜、橘皮各20g，水煎取汁。每日内3次分服。

➢ 姜韭牛奶饮：取韭菜250g，生姜25g，洗净切碎绞汁，然后将姜、韭菜汁和250ml牛奶共煮沸即成，每日2次，早晚顿服。

除此之外，胃酸少者，应经常吃一些酸味食物，如慢性萎缩性胃炎、胃酸过少的患者，可吃一些如酸牛奶、加醋的菜肴以及酸性水果（山楂、猕猴桃、橘子、草莓）等，以刺激胃液分泌，帮助消化，增加食欲。胃酸过多者，应忌食容易产酸的食物，如蔗糖、甜的糕点、糯米粽子、红薯以及刺激胃酸分泌的浓茶、咖啡、酒类、浓肉汤等；可多吃苏打饼干、馒头、发面等碱性食物以中和胃酸。慢性胃炎合并贫血者应适当进食一些富含铁的动物内脏、肉类、动物血、黑木耳、大枣、黑豆及绿色蔬菜。

（3）典型病案

患者薛某，女，1982年8月生，石家庄市栾城人，公司职员，就诊于2015年11月13日。患者缘于2年前饮食不节后出现胃脘疼痛，伴烧心，就诊于石家庄某医院查电子胃镜示：慢性浅表性胃炎，予口服药物后症状改善不明显，随后就诊于河北某医院查呼气试验提示幽门螺杆菌感染，予杀菌治疗后就诊于我处门诊，予口服清热化湿、理气和胃类中药治疗1个月后症状缓解而停药。2日前，患者出现胃脘疼痛，恶心，偶有烧心，恶寒，头痛，纳少，二便尚可，再来我处门诊，仔细询问病史得知患者有外出受凉病史。时值11月中旬，天气转寒，外出易为风寒燥邪侵袭，导致肺卫失司，胃气失和，遂出现头痛、恶寒与胃痛、恶心并存的症状。遂给予代茶饮方：荆芥10g、防风10g、桑叶12g、黄连3g，放于大茶杯中，沸水200ml浸泡，15分钟后饮用，可重复浸泡，每日3~5次。3天后患者复诊，胃痛消失，嘱避风寒，及时更添衣物，预防外感。本案巧用风药发散外邪，轻开肺气，开郁畅气，使胃气和降，胃痛自安，遂中病即止。因季节交替，气候多变，嘱继服中药汤剂巩固治疗。

2. 胃食管反流病

（1）一般调护

目前认为胃食管反流病是一种多因素引起的身心疾病，生活方式、饮食习惯、运动及心理干预能减少胃酸反流，提高机体的防御能力，具有协同药物治疗的作用，增加临床疗效，同时加强医患沟通，可提高患者的依从性，使疾病的临床症状得到明显的改善。

改变生活习惯：进食后不要立即平卧，晚间睡前2小时不宜进食，睡眠时可将床头抬高20cm；避免穿过紧衣裤，肥胖者减轻体重；避免使用降低食管下括约肌压力及影响胃排空的药物，如抗胆碱能药、三环类抑郁药、多巴胺受体激动剂、钙离子拮抗剂、茶碱等。

调整饮食习惯：一是少饮酒，特别是烈性酒，由于酒中的乙醇能使食管下括约肌松弛，可诱发或加重胃食管反流症状；二是少吃甜食，包括甜味饮料，如巧克力、可乐、雪碧等均可降低食管下括约肌压力，导致患者一过性食管下括约肌松弛，可能加重不适症状；三是减少高脂餐，少吃油脂，如油炸食品、蛋糕、面包、饼干，以及富含油脂的各类坚果如花生、瓜子、开心果等。由于脂肪可延缓胃排空，刺激胆囊收缩素的分泌引起食管下括约肌张力降低，促使胃食管反流的发生；四是细嚼慢咽，进食过多过快，胃排空能力相对下降，胃酸分泌的时间延长，胃酸分泌量增加，加上食管蠕动功能下降使食管内反流酸廓清能力降低，导致酸暴露时间延长，促使该病的发生。

心理调整：消除并缓解紧张焦虑情绪，分散患者注意力，可采用音乐疗法、电视疗法、宣泄疗法、放松疗法等保持良好心境，舒缓紧张情绪。

（2）粥养茶疗

①肝胃不和证

[**临床表现**]烧心反酸，胸骨后疼痛，或牵及两肋，情绪不畅则加重，或胃脘灼痛，易怒易饥饿，舌红，苔薄白或薄黄，脉弦。

[**主　方**]柴胡疏肝散。

[**调养方式**]宜食杂粮类的如大麦、荞麦、高粱；蔬菜可以多吃刀豆、蘑菇、萝卜、洋葱、苦瓜、丝瓜等，水果适合吃柑橘；少食酸涩收敛的食物。

[**食疗粥**]胡萝卜粥、橘皮粥。

➤ 胡萝卜粥：胡萝卜适量，切块，加大米100g同煮粥，早餐或点心食用。

➤ 橘皮粥：橘皮15~20g，粳米50~100g。洗净橘皮，水煎取汁，去渣，与粳米同煮粥，或将橘皮晒干，研末，每次用3~5g调入煮沸的稀粥中，再煮成粥食。

[**代茶饮**]陈佛麦芽饮、玫瑰开郁茶、三花饮。

➤ 陈佛麦芽饮：陈皮10g，佛手10g，生麦芽20g，将三者一同加适量清水煮沸后去渣。每日1剂，代茶饮。

➤ 玫瑰开郁茶：玫瑰花3g，菊花3g，放入茶杯中，冲入热水，3分钟后即可饮用。

➤ 三花饮：白梅花3g，合欢花3g，白菊花3g，放入茶杯中，冲入热水，3分钟后即可饮用。

②气郁痰阻证

[**临床表现**]咽喉不适如有痰梗，胸膺不适，嗳气或反流，吞咽困难，声音嘶哑，舌淡，苔白腻，脉弦滑。

[**主　方**]半夏厚朴汤。

[**调养方式**]劝戒烟限酒，少吃肥甘厚腻食物，多食冬瓜、绿豆等清热化湿之品。化痰湿而偏温的食物有：陈皮、柚子、柠檬、芋头等；

化痰湿而偏寒凉的食物有：白萝卜、大白菜、芥蓝、花菜、竹笋、豆芽、梨、冬瓜、丝瓜、枇杷、罗汉果等。

[食疗粥] 山药薏米粥、萝贝粥、赤小豆茯苓粥。

➤ 山药薏米粥：山药100g，薏苡仁100g。山药去皮、切丁后，与薏苡仁一同放入清水中烧开，煮至熟软，即可食用。

➤ 萝贝粥：白萝卜适量，切块，浙贝母15g，加大米100g同煮粥，放入少许砂糖调味，早餐或点心食用。

➤ 赤小豆茯苓粥：茯苓15g，陈皮12g，赤小豆18g，粳米60g。先将赤小豆、粳米淘洗干净，加入适量的水熬煮成粥，将茯苓、陈皮研成粉，等粥将成时加入之中并调匀。

[代茶饮] 枇杷芦根饮、桔牛花茶、降气化痰饮。

➤ 枇杷芦根饮：枇杷叶10g，鲜芦根10g，陈皮6g。将枇杷叶用刷子去毛，洗净，烘干；鲜芦根切成片。将上三味药放入锅中，加清水适量，用武火烧沸后转用文火煮20~30分钟。代茶饮，温服。

➤ 桔牛花茶：桔梗5g，枳壳3g，牛膝3g，花茶3g。用300ml开水冲泡后饮用，冲饮至味淡。

➤ 降气化痰饮：紫苏子5g，半夏3g，茯苓6g，橘红6g，杏仁3g。将上述五味药放入锅中，加清水适量，用武火烧沸后转用文火煮20分钟，代茶饮。

③中虚气逆证

[临床表现] 反酸或泛吐清水，嗳气，胃脘胀满或隐痛，食欲不振，神疲乏力，大便溏薄，舌淡，苔薄，脉细弱。

[主　　方] 旋覆代赭汤合六君子汤。

[调养方式] 令其适量运动，避免过度劳累，注意避风寒，少吃伤脾之品如西瓜、雪梨、苦瓜，可选择补气的食品，如小米、粳米、糯米、莜麦、扁豆、花菜、香菇、山药、莲子、牛肉、兔肉、猪肚、鸡肉、鸡蛋、鲢鱼、黄鱼、比目鱼等。这些食物有很好的健脾益气作用，但食用的量不可过多，要根据自己的具体情况进餐，也可以配合药膳，效果会更好。

[食疗粥] 扁豆山药粥、参苓粥、大枣莲子粥。

➢ 扁豆山药粥：白扁豆、山药各30g，大米100g。诸料及大米加水适量，煮成粥食用。可当早餐或点心食用，煮粥时注意白扁豆要煮熟煮透。

➢ 参苓粥：人参3g，茯苓15g，生姜3片，大米100g。先将人参、茯苓、生姜，加水共煎各2次，合并药液，再加大米煮粥，早餐用。

➢ 大枣莲子粥：大枣20枚，莲子15g，大米100g。将大枣、莲子、大米洗净后加入适量清水，旺火煮沸，改用小火熬煮成粥，即可食用。

[代茶饮] 西洋参饮、黄芪饮、参术饮。

➢ 西洋参饮：西洋参6g，陈皮6g，放入杯中，加沸水冲泡，加盖焖5分钟，即可饮用。

➢ 黄芪饮：黄芪3g，党参3g，百合3g，佛手5g。用沸水冲泡开，即可饮用。

➢ 参术饮：党参3g，白术3g，茯苓3g，橘红3g。将四味药材用清水洗净，放入锅中，加清水适量，用武火烧沸后转用文火煮15分钟，代茶饮。

④瘀血阻络证

[临床表现] 胸骨后灼痛或刺痛，后背痛，反酸，吞咽困难，胃脘隐痛或刺痛，舌紫暗或有瘀斑，脉涩。

[主　方] 血府逐瘀汤。

[调养方式] 性温活血的食物有韭菜、洋葱、大蒜、桂皮、生姜等，适合瘀血体质冬季或阳虚间夹瘀血体质吃，但是如果吃后出现眼屎增多、眼睛模糊，说明吃得太多，或不合时宜（晚上或者春夏不宜多吃）。性凉活血的食物有生藕、黑木耳、竹笋、紫皮茄子、魔芋等，适合瘀血体质夏天或瘀血间夹湿热、阴虚内热体质的人吃；但是由于血脉毕竟有喜温恶寒的特点，因此，不宜大量吃，或者需要配温性食物一起吃。

[食疗粥] 白药藕粉糊、桃仁粥。

➢ 白药藕粉糊：云南白药1g，纯藕粉2匙。先取藕粉加温水少许，和匀后再加冷开水调匀，在小火上加热成糊状，再入白药、白糖适量拌匀，卧床吞咽取仰、俯、右、左侧位，各含一口，使药充分作用于患处，1小时内勿饮水。

> 桃仁粥：桃仁、生地各10g，粳米100g，红糖50g。桃仁浸泡后去皮弃尖，与生地洗净后加入适量冷水，与粳米同煮，旺火煮沸，改用小火熬煮成粥，再加入红糖适量拌匀，即可食用。

[代茶饮] 山楂陈皮饮、柴胡丹参饮。

> 山楂陈皮饮：生山楂15g，陈皮6g，开始冲泡，餐后当茶饮用，每日1剂。

> 柴胡丹参饮：柴胡10g，丹参10g，茯苓10g，将三味药材用清水洗净，放入锅中，加清水适量，用武火烧沸后转用文火煮15分钟，代茶饮。

（3）典型病案

患者曹某，男，1967年11月生，河北省石家庄市深泽县人，中石油集团工人，就诊于2018年5月17日。患者缘于4年前饮食不节后出现胃脘疼痛，伴反酸、嗳气，就诊于当地医院查胃镜诊断为慢性胃炎（患者自诉），予奥美拉唑及康复新液口服治疗症状改善后停药。1年前因烧心反酸不缓解，就诊于我处，复查电子胃镜示：慢性浅表性胃炎，查24小时食管pH监测符合胃食管反流病，予兰索拉唑及疏肝理气、和胃降逆类中药汤剂治疗后症状改善。1个月前出现反酸、烧心，伴胸骨后灼热疼痛，夜间为甚，当地服药治疗后症状无改善，遂来我处门诊，症见：烧心、反酸，胸骨后疼痛，夜间加重，两胁胀闷，心烦，寐差，纳少，进餐前后均有胃脘不适，大便2~3天1次，头干，小便可。并追问病情及用药情况，考虑情志波动后出现诸症，此外因近2个月睡眠差，口服安定治疗，且形成睡前饮牛奶的习惯。针对该患者，目前仍考虑胃食管反流病，首先嘱改变习惯：进食后不要立即平卧，晚间睡前2小时不宜进食，睡眠时可将床头抬高20cm。又结合患者症状、舌脉，中医诊断为吐酸病、肝胃不和证；中药处方以柴胡疏肝散合小柴胡汤加减，随证调整1个月后诸症减轻，仍夜寐欠安，时有反酸、心烦，因工作不便，后期给予三花饮巩固疗效：即白梅花3g，合欢花3g，白菊花3g，放入茶杯中，冲入热水，3分钟后即可饮用。2018年7月中旬随访患者诸症缓解。白梅花性平，归肝、肺二经，功用疏肝和胃化痰，《百草镜》："开胃散郁。煮粥食，助清阳之气上升"；合欢花性平，归心、肝等经，功用理气解郁安神，《四川中药志》："能合心志，开胃理气，消风明目，解郁"；两者合菊花同饮，解郁和胃、养心安神、清火除烦，故有较好临床效果。

3.消化性溃疡

（1）一般调护

消化性溃疡发病率高、病程长，严重影响患者身心健康与生活质量。随着社会压力的增大，消化性溃疡的发病率显著上升。饮食习惯、不良生活方式、精神因素与消化性溃疡疾病的发生、发展关系密切。

避免食用刺激胃酸分泌的食物，如咖啡（包括去咖啡因的咖啡）、浓茶、巧克力、可乐饮料、汽水、烟酒以及辛辣调味品如辣椒、芥末、咖喱、黑胡椒等。宜食用质软、易消化的食物，避免体积大、坚硬、粗纤维多的食物，以减少溃疡面的机械性刺激。对于疼痛频繁但是没有并发症的患者，应告知其多进食富含纤维的食物，适当食用蛋白、低脂饮食。

传统餐饮理念主张少食多餐，但是，在具体应用过程中无法全面缓解患者的临床症状，甚至会增加胃酸分泌，故而主张患者一日三餐，与此同时，加强食物选择与饮食结构搭配，按照平衡膳食的原则搭配饮食，及时纠正营养不良。

劳逸结合、注意休息、戒烟酒；并结合天气情况增减衣物，多饮水，预防呼吸道感染与情绪波动，加强胃部保暖，及时进行体育锻炼，全面增强体质。养成规律的作息习惯，睡眠充足，每天至少6小时高质量睡眠十分重要，尤其是夜间23：00~3：00的时间段，是人睡眠黄金时间段，对胃病患者尤其重要。经常熬夜的司机、医护人员，胃溃疡发生率明显升高。

合理用药，必须加强用药指导。服用抗酸药物，注意避免与酸性食物、奶制品同食。应在三餐前以及晚上合理应用铋剂，睡前半小时服用胃动力药物以及抗胆碱能药物，每天清晨与睡前服用质子泵抑制剂、H2受体阻滞剂（奥美拉唑、雷贝拉唑、雷尼替丁等）。要明白按疗程服药的重要性，不能随意停药、增减药量。

消化性溃疡合并出血者，大便外观基本正常，但大便隐血试验阳性者，证明有小量出血，应采用低脂、低盐、无渣半流食。若疼痛加剧、黑便者应禁食。贫血者应增加富含铁的食物，如豆制品、扁豆、猪肝、猪血等。此外，定期复查胃镜及病理，早期发现胃癌前病变，早期治疗，避免发展成胃癌。

（2）粥养茶疗

①肝胃不和证

[临床表现]胃脘胀满或疼痛，两胁胀满，每因情志不畅而发作或加重，心烦，嗳气频作，善太息。舌淡红，苔薄白，脉弦。

[主　方]柴胡疏肝散。

[调养方式]适宜吃的食物有红薯、香菇、山药、栗子、红枣、鸡肉、兔肉、牛肉、扁豆、红豆等，最好是要戒烟戒酒，在饮食方面不要吃辛辣刺激和油腻的食物，像多喝绿茶、金橘茶都可以对脾胃进行很好的调理，帮助疏肝理气、调和脾胃，同时要养成好的作息习惯。

[食疗粥]砂蔻粥、理气豆腐、玉糯糕。

➢ 砂蔻粥：砂仁、白豆蔻各3g（打碎），大米250g，熬粥服用，每日1次。

➢ 理气豆腐：白扁豆10g，陈皮3g，白豆蔻粉1.5g，豆腐250g，加水同煮。

➢ 玉糯糕：以玉米粉、糯米粉各250g，加山药、茯苓粉各1.5g，白豆蔻粉1.5g，糖适量，拌匀，蒸熟成糕。作主食，每日食用。

[代茶饮]槟榔茶、二绿茶。

➢ 槟榔茶：槟榔20g，炒莱菔子10g，陈皮6g，水煎代茶频服。

➢ 二绿茶：绿萼梅6g，绿茶6g，沸水冲泡5分钟即可。

②脾胃虚弱证

[临床表现]胃脘隐痛，喜温喜按，得食痛减，四肢倦怠，畏寒肢冷，口淡流涎，便溏，纳少。舌淡或舌边齿痕，舌苔薄白，脉虚弱或迟缓。

[主　方]黄芪建中汤。

[调养方式]忌食性质寒凉、易损伤脾气的食品，如苦瓜、黄瓜、

冬瓜、茄子、空心芹菜、苋菜、茭白、金针菜、柿子、香蕉、枇杷、梨、西瓜等。味厚滋腻，容易阻碍脾气运化功能的食品有鸭肉、猪肉、甲鱼、牛奶、芝麻等；容易耗伤脾气的食品有萝卜、香菜等。

［**食 疗 粥**］椒面粥、良姜粥、山药三七粥。

➤ 椒面粥：白面粉100g，生姜3片。取蜀椒5g研为极细粉末，同面粉100g和匀，加水煮粥后，加生姜3片，稍煮即可，加盐或红糖适量。

➤ 良姜粥：良姜30g，加水2000ml，煎至1500ml，去渣，下粳米100g，熬煮成粥，加盐或红糖调节口味。

➤ 山药三七粥：取桂圆肉20g，炮姜炭6g，加水500ml，煮30分钟，去渣，取汁，再加山药粉100g，三七10g，文火熬煮成粥，加红糖适量调匀，每日分2~3次服，每次50g。

［**代 茶 饮**］内金饮、丁香饮。

➤ 内金饮：鸡内金3g，莱菔子6g，烧黄研末，温开水调服，代茶饮。

➤ 丁香饮：丁香3g，砂仁6g，香白芷3g，沸水冲泡5分钟即可。

③脾胃湿热证

［**临床表现**］脘腹痞满或疼痛，口干或口苦，口干不欲饮，纳呆，恶心或呕吐，小便短黄。舌红，苔黄厚腻，脉滑。

［**主　　方**］连朴饮。

［**调养方式**］在饮食方面，应注意要有规律，饥一顿饱一顿对脾胃伤害大，还要注意饮食有节制，不吃得过饱，不酗酒，不过多食用肥甘厚味（肉类）或辛辣刺激的食物，夏季清热的西瓜和绿豆汤、薏米水适量用会非常好，另外保持愉悦的心情。中医的九字养生箴言"避寒暑，节饮食，和喜怒"很适合。

［**食 疗 粥**］鲜芦根粥、麦冬粥。

➤ 鲜芦根粥：新鲜芦根100g，青皮6g，粳米100g，生姜2片。将芦根洗净后，切成1cm长的细段，与青皮同放入锅中，浸泡30分钟后，武火煮沸，改用文火煎20分钟，捞出药渣，加入洗净的粳米，煮至粳米开花，关火前5分钟放入生姜。

➤ 麦冬粥：麦冬30g，煎汤取汁，粳米100g煮半熟，再加麦冬汁同煮为粥，依据口味可加冰糖或食盐适量，作早晚主食。

［代茶饮］鲜藕汁饮或白萝卜饮、连菊饮、香兰菖蒲饮。

➤ 鲜藕汁饮或白萝卜饮：夏选鲜藕，冬选白萝卜，洗净捣烂，清洁纱布包，绞压取汁，加冰糖适量，每日3~4次，每次40ml，冷服。

➤ 连菊饮：黄连6g，菊花9g，冰糖适量，开水冲泡代茶饮。

➤ 香兰菖蒲饮：藿香叶9g，佩兰叶10g，石菖蒲3g，陈皮6g。水煎服或开水浸泡代茶饮。

④胃阴不足证

［临床表现］胃脘痛隐隐，饥而不欲食，口干渴，消瘦，五心烦热。舌红少津或舌裂纹，无苔，脉细。

［主　　方］益胃汤。

［调养方式］宜食食物如小麦、牛奶、鸡蛋、猪肉、鸭肉等可滋养胃阴，银耳、燕窝、枇杷、梨、苹果、番茄、乌梅、豆腐等可润养胃津。忌食核桃仁、狗肉、羊肉、鸡肉、河虾、海虾、海参、草鱼、鲢鱼等温热之品，以免助火伤阴。

［食疗粥］白及藕粉羹、黑木耳粥、二冬粥。

➤ 白及藕粉羹：白及粉30g，藕粉30g，冰糖适量，加水调煮成羹状，加糖适量，每日分3次服，冬温服、夏凉服。

➤ 黑木耳粥：取黑木耳30g，先用温水浸泡1~2小时，洗净切碎，大枣8枚去核切细，与粳米100g，同煮为稀粥，加冰糖适量调匀，每日2次，早晚为主食。

➤ 二冬粥：麦冬10g，天冬10g，与大米200g熬粥服用，每日1次。

［代茶饮］麦杞饮、麦冬石斛乌梅饮。

➤ 麦杞饮：麦冬10g，枸杞10g，玫瑰花6g，开水冲泡后代茶饮。

➤ 麦冬石斛乌梅饮：麦冬20g，石斛20g，乌梅20g，一起将三味药放入锅里，武火煮沸，改用文火煎20分钟，去渣留汁饮用。

⑤胃络瘀阻证

［临床表现］胃脘胀痛或刺痛，痛处不移，夜间痛甚，口干不欲饮，可见呕血或黑便。舌质紫暗或有瘀点、瘀斑，脉涩。

［主　　方］失笑散合丹参饮。

［调养方式］可以适当多吃桃仁、油菜、山慈菇、茄子、山楂、韭

菜等具有活血化瘀作用的食物；忌粗糙、坚硬、油炸、厚味之品，忌食生冷性寒之物。此外，运动是最单纯、有效的活血方式，可以改善血液的高凝状态，每日用半小时左右活动筋骨，促进血液循环和机体代谢，可明显改善不适症状。也可进行穴位按摩，取穴：足三里、内关、丰隆、合谷、中脘等。

[**食疗粥**]鸡蛋三七羹、红花枣蜜汤、桃仁猪肚粥。

➢ 鸡蛋三七羹：取鸡蛋1个，三七3g，放碗中搅拌均匀，隔水蒸熟，加入蜂蜜30ml，调匀服。

➢ 红花枣蜜汤：红花15g，大枣20枚，加水400ml，煎汁200ml，再调入蜂蜜100g。每日空腹服50ml。

➢ 桃仁猪肚粥：桃仁、生地黄各10g，熟猪肚片、大米各50克，盐适量。桃仁洗净，用清水浸泡2小时，除去皮尖；猪肚切细。将桃仁、生地黄放砂锅，加适量水煎取汤汁，去渣，加入猪肚、大米煮为稀粥，待熟时加盐调味即可。

[**代茶饮**]山楂红糖饮、鲜韭汁。

➢ 山楂红糖饮：山楂10枚，红糖适量。山楂洗净，去核打碎，放入锅中，加清水煮约20分钟，调以红糖进食。

➢ 鲜韭汁：韭菜500g，洗净，捣碎，绞取汁液。每服50~100ml，每日3次。

（3）典型病案

患者郭某，男，1984年3月生，河北省石家庄市栾城人，新乐市农村信用社职工，就诊于2017年9月11日。患者缘于1年前饮食不节后出现胃脘胀满，自诉查胃镜示：胃溃疡，且幽门螺杆菌阳性，予杀菌治疗（具体用药不详）后症状缓解，之后自主停药，未再复查。6天前出现胃脘疼痛，就诊于我处门诊，查电子胃镜示：慢性非萎缩性胃炎伴糜烂、十二指肠溃疡（大小0.3cm×0.4cm左右），病理诊断示：黏膜重度慢性炎症，重度活动，黏膜糜烂，灶性淋巴细胞密集。症见：胃脘疼痛，口干口苦，纳呆，偶有恶心，小便短黄。舌红，苔黄腻，脉滑数。结合患者症状、舌脉及辅助检查，中医诊断为胃疡病、脾胃湿热证；中药处方以连朴饮加减，并推荐了鲜芦根粥食疗。芦根性寒味甘，归肺、胃经，既能清肺热祛痰，又能清胃热而生津止呕，虽属性寒，但味甘淡而力缓，性不滋腻，生津而不恋邪，凡温病热恋卫、气，或热病后如有伤津口渴的证候，都可应用；《本草经疏》："芦根，味甘寒而无毒。消渴者，中焦有热，则脾胃干燥，津液不生而然也，甘能益胃和中，寒能除热降火，热解胃和，则津液流通而渴止矣"。患者服药调理1个月后自觉症状缓解，2个月后复查胃镜溃疡愈合良好，称赞中医药治疗是治疗疾病可靠有效的好方法。

4.胃癌

胃癌属中医"反胃""噎膈""胃脘痛""痞满""呃逆""积聚"等疾病范畴，胃癌的治疗方法包括手术治疗、化疗、靶向治疗及免疫治疗、基因治疗等。我国目前胃癌的早期诊断率仍较低，中医药治疗或疾病调养对于胃癌的干预往往作用在胃癌术后、胃癌放化疗后及胃癌晚期，旨在减轻患者痛苦，改善生活质量，延长生存期。在治疗过程中要分清邪正虚实，予以立方遣药。

（1）一般调护

对于能进食者鼓励其尽可能进食易消化、营养丰富的流质或半流质饮食，提供清洁的环境饮食；应以合乎患者口味、又能达到身体热量的需求为主要目标；给予高热量、高蛋白、丰富维生素与易消化的食物，禁食霉变、腌制、熏制食品。宜少量多餐，选择患者喜欢的烹调方式来增加其食欲。化疗患者往往食欲减退，应多鼓励进食。

预防感染及其他并发症的发生，观察患者的血压、心率、体温等生命体征的变化，观察腹痛、腹胀及呕血、黑粪的情况，观察化疗前后症状及体征改善情况。晚期胃癌患者抵抗力下降，身体各部分易发生感染，应加强护理与观察，保持口腔、皮肤的清洁。长期卧床患者，要定期翻身、按摩，指导并协助进行肢体活动，以预防压疮及血栓性静脉炎的发生。

保持安静、整洁和舒适的环境，有利于睡眠和休息。早期胃癌患者经过治疗后可从事一些轻工作和锻炼，应注意劳逸结合。中晚期胃癌患者需卧床休息，以减少体力消耗。恶液质患者做好皮肤护理，定时翻身并按摩受压部位。做好生活护理和基础护理，使患者能心情舒畅地休息治疗。

根据患者的性格、人生观及心理承受能力来决定是否告知事实真相。耐心做好解释工作，调动患者的主观能动性，使之能积极配合治疗；帮助分析治疗中的有利条件、使患者看到希望，消除患者的顾虑和消极心理，增强对治疗的信心，能够积极配合治疗。

疼痛是晚期胃癌患者的主要痛苦，可采用转移注意力或松弛疗法，如听音乐、看新闻等，以减轻对疼痛的敏感性，增强其对疼痛的耐受力。疼痛剧烈时，可按医嘱予以止痛剂。

（2）粥养茶疗

①晚期胃癌

[**疾病特点**] 胃癌晚期患者因为肿瘤生长迅速，机体代谢反常，常出现食欲减退，呕逆，致使营养不良，使病况进一步恶化，所以应注意调整患者的饮食，宜进高蛋白、高热量、高维生素的饮食。

[**饮食宜忌**] 食物宜多元化，避免偏食。饮食以细、软、易于消化为主，以维护消化道黏膜。烹调办法应以炖、蒸、煮、烧、烩为主，尽量少用煎、炸、烟熏、腌腊、生拌等办法。宜按病情分别选用普食、半流质、流质等进食方法，切忌硬、多渣。严禁烟酒，少食用腌菜、咸鱼等食物。

[**饮食疗法**] 若出现胃脘胀满、时时作痛，窜及两胁，口苦心烦，嗳气酸腐等肝胃不和证者，可予陈皮瘦肉粥；若胃脘刺痛，灼热疼痛，口干思饮，心下触及痞块，或呕血便血，考虑瘀毒内阻，可予半枝莲蛇草饮；若出现胸闷满痛，呕吐痰涎，痰核累累等证，考虑痰瘀互结证，可予牡蛎汤；若患者胃脘胀满隐痛，喜按喜温，或暮食朝吐，朝食暮吐，时呕清水，面色白无华，肢凉神疲，则考虑脾胃虚寒证，可予陈皮枣姜饮。

➢ 陈皮瘦肉粥：陈皮9g，乌贼骨12g，猪瘦肉50g，粳米适量。用陈皮、乌贼骨与粳米煮粥，煮熟后去陈皮和乌贼骨，加入瘦肉再煮，食盐少许调味食用。作为每日早晚餐用。

➢ 半枝莲蛇草饮：半枝莲30g，白花蛇舌草60g，蜂蜜20g。将前两味混合入锅，加水2000ml，用大火煎煮1小时后，去渣取汁，待药转温后兑入蜂蜜调匀即成。早晚分服。具有清热解毒，活血化瘀，抗癌的作用。

➢ 牡蛎汤：牡蛎、石决明、海蒿子、昆布、蛤粉、紫菜各15g。将上6味洗净，入锅，加水适量，煎煮40分钟，去渣取汁即成。早晚分服。连服7天为1个疗程。

➢ 陈皮枣姜饮：橘子皮1块，红枣3枚，生姜5片。红枣去核与橘皮、生姜共煎水即成。每日1次，连服10天，具有行气健脾，降逆止呕的作用。

②胃癌术后

[疾病特点] 脾胃受伤、运纳失司，或胃阴不足，或气血双亏。

[饮食宜忌] 宜食易消化食物，如新鲜蔬菜、豆制品、蒸蛋、蛋汤等，主食以半流质为宜。忌食厚味油腻及生冷瓜果。

[饮食疗法] 若胃癌术后出现心悸气短、头晕乏力等脾胃虚弱之证者，可予人参粥、羊肉粥、参芪粥；若出现嘈杂，口干，五心烦热，大便干结，舌红无苔，脉细数等胃阴不足之证者，可予玉竹粥、枸杞粥及生地粥；若出现中、重度贫血，面色无华，面目虚肿等气血双亏之证者，可予人参阿胶当归羹。

➢ 人参粥：生晒参3~5g，大米50~100g煮粥，早餐食用，可补脾益气。

➢ 羊肉粥：羊肉温中补虚，用羊肉适量切末和大米50~100g同煮粥，作点心或早餐用。

➢ 参芪粥：党参、黄芪各10g，切片，按水煮提取法浓缩药液。大米50~100g加水煮粥，粥将成时加参芪浓缩液再煮片刻即可，作早餐用。

➢ 玉竹粥：玉竹20g洗净切片，加水煎汁2次去药渣取汁，大米50~100g，加玉竹汁及适量清水煮粥，粥成后加入冰糖适量，稍煮片刻即可，早餐食用。

➢ 枸杞粥：枸杞子50g，大米100g，加水煮粥，食时酌量加入白糖，早晚各分一半食用。

➢ 生地粥：干生地15g，加水煎半小时后去渣，加大米50~100g，再加适量水煮粥食用。

➢ 人参阿胶当归羹：西洋参3g（切成饮片）、阿胶（研粉）、龙眼肉各20g，当归15g，赤小豆100g，将赤小豆、当归洗净，同放入砂锅内，加适量水，用大火煮沸后，改用小火煨煮1小时，待赤小豆熟烂如酥，羹将成时调入阿胶细末，并加入西洋参片、龙眼肉，再煨煮至沸，拌和匀即成。早晚分服，饮羹汁，嚼食西洋参片和龙眼肉，具有补气养血，益心健脾的作用。

③胃癌放化疗后

[疾病特点]放化疗手术后，化疗有一定毒副反应，经常出现纳呆，恶心，甚至呕吐等消化道反应。

[饮食宜忌]宜食流质或半流质饮食，菜肴以易消化为原则，忌食厚味油腻之品。

[饮食疗法]若恶心呕吐明显，可予半夏山药粥、醋浸生姜饮、陈皮瘦肉粥，若出现白细胞或/和血小板下降，倦怠乏力，脱发头晕等骨髓功能受抑制的表现，应用有补益气血功效的食疗，可予龙眼红枣粥、首乌当归粥；宜食新鲜蔬菜、豆制品、瘦肉、鱼、鸡蛋等高蛋白、高维生素食品；不宜食生硬厚味等难消化食物。

➢ 半夏山药粥：制半夏10g，怀山药20g，加水煎半小时，合并2次药汁，加大米50~100g，适当加水煮粥分2次食用。

➢ 醋浸生姜饮：生姜洗净切片，醋浸24小时，用时取生姜3片，加白糖少量，以沸水冲泡，代茶饮。

➢ 陈皮瘦肉粥：陈皮10g，乌贼骨12g，猪瘦肉50g，粳米适量。用陈皮、乌贼骨与粳米煮粥，煮熟后去陈皮和乌贼骨，加入瘦肉再煮，食盐少许调味食用。作为每日早晚餐用。

➢ 龙眼红枣粥：龙眼肉15g，红枣去核10枚，大米50~100g，煮粥（可加白糖适量），分1~2次食用。

➢ 首乌当归粥：首乌、当归各15g，加水煎，合并2次药汁，加大米50~100g，加适量水煮粥，早餐食用。

（3）典型病案

患者赵某，男，1949年12月生，山东省淄博市周村人，蓝雁集团退休职工，就诊于2018年3月27日。患者缘于1年前无明显诱因出现进食不畅、异物感，就诊于山东淄博市某医院，确诊为贲门癌，并于另一医院行手术治疗，术后一般情况可，进食以流食为主，3个月前于当地复查胃镜及胸腹部CT，未发现肿瘤复发或转移，1个月前逐步出现乏力头晕，进行性加重，遂慕名来我处门诊，查血常规提示红细胞计

数 3.26×10^{12}/L，血红蛋白91g/L。症见：流食，食后上腹部胀满不适，嗳气，时有反酸，无恶心呕吐，周身乏力，头晕，寐差，大便2~3日1次，量少，小便可。结合患者症状、舌脉及辅助检查，中医辨证为气血亏虚证；中药处方以八珍汤（易人参为党参）加减，并推荐了食疗的方法——人参阿胶当归羹（用法同上描述）。2018年5月25日复诊，诸症改善，复查血常规提示红细胞计数 4.07×10^{12}/L，血红蛋白118g/L。赤小豆性平，味甘、酸，能利湿消肿（水肿、脚气、黄疸、泻痢、便血、痈肿）、清热退黄、解毒排脓，是日常生活必备的家用食材。

  胃癌术后食疗的目的是保证患者有足够的营养补充，提高机体的抗病能力，饮食应做到多样化、营养化、均衡化，一般来说，食物要新鲜，尽量现买、现做、现吃，避免吃剩饭剩菜，多吃新鲜蔬菜水果，少吃或不吃腌制、煎烤、油炸的肉类及鱼类食品。